바로 읽고 올바로 적용하는

한의원 실무 매뉴얼

한의원으로 출근하기

황진철 (사무장) 지음
최혜은 (한의사) 감수
허신혜 (간호조무사·실장) 감수
조선영 (한의사) 추천

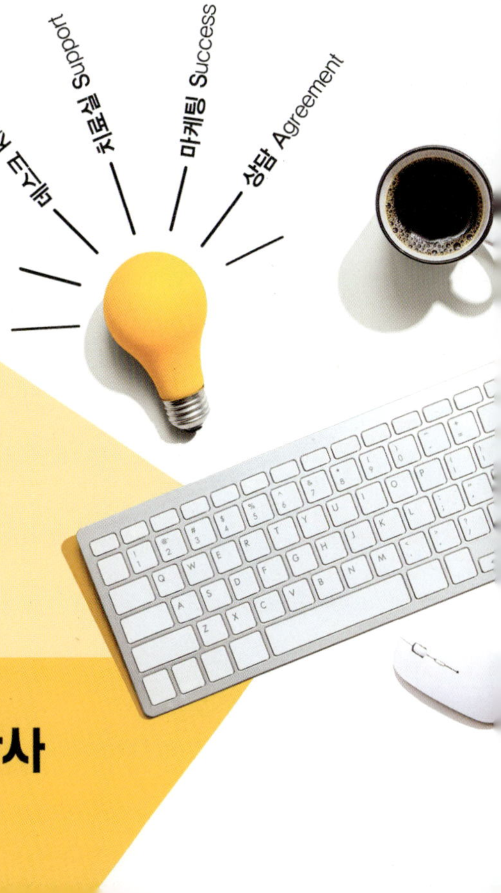

이런 분들에게 꼭!! 필요합니다.

- '한의원은 뭐가 다르지?' 한방과로 처음 들어서는 **스태프**
- 신입 스태프의 교육 매뉴얼이 필요한 **실무자**
- 초진/재진을 늘리는 홍보 노하우가 필요한 **팀장님**
- 다른 한의원의 매뉴얼과 내공 상승을 원하는 **실장님**
- 직원과 함께 win-win 하고픈 **원장님**

dh 대한나래출판사

DaehanNarae Publishing, Inc.

SK V1 Tower 1507
Younmujang 5 gagil 25, Sungdong-gu
Seoul 04782, Korea
TEL: +82-2-922-7080
FAX: +82-2-922-0841
E-mail: nrpub@naver.com
Website: www.nrbooks.kr

바로 읽고 올바로 적용하는 한의원 실무 매뉴얼

한의원으로 출근하기

발행일 2023년 8월 5일(1판 1쇄)
2024년 4월 5일(1판 2쇄)
2025년 3월 1일(1판 3쇄)
저자 황진철
발행인 최용원
편집디자인 장순임
표지디자인 장순임
교정·교열 윤수현
일러스트 정유빈
발행처 **대한나래출판사** (등록 제2012-000051호/1994.6.10)
주소 서울시 성동구 연무장 5가길 25, 성수역 SK V1 Tower 1507호
전화 (02) 922-7080
팩스 (02) 922-0841
이메일 nrpub@naver.com
홈페이지 www.nrbooks.kr

ISBN 978-89-5741-950-2

정가 30,000원

Printed in Korea

한의원으로 출근하기

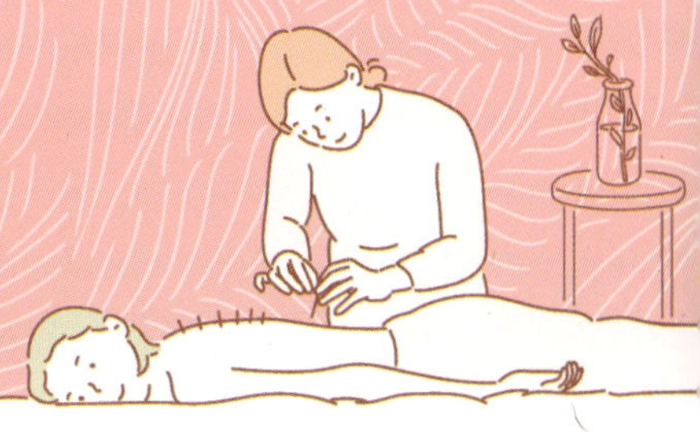

저자/감수

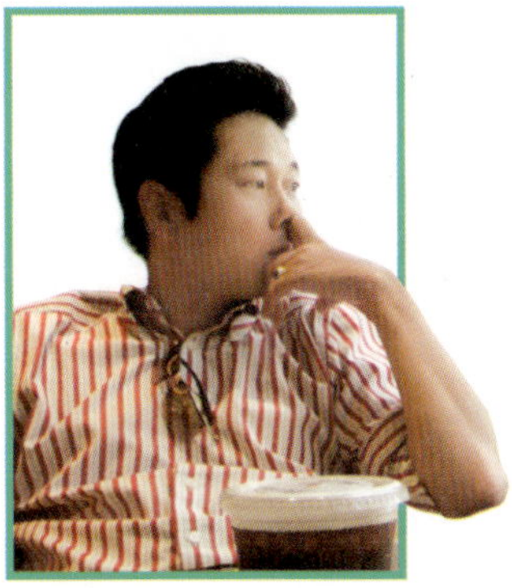

지은이 **황진철** 사무장

조선해양공학과를 졸업하고, ROTC 장교로 임관하여 군 생활을 한 후 해운회사의 영업사원으로 사회생활을 시작하여 sales에 눈을 떴다. 2000년대 중반 개인사업으로 펜션을 운영하면서 웹 홍보를 공부하고, 지역의 박물관에서 부관장을 하며 박물관 마케팅, 홍보, 도록의 디자인과 제작을 하는 등의 활동을 하였다. 다양한 영업 경력을 토대로 현재 수지강한의원의 사무장으로 10년째 재직 중이다. 직원의 관리와 비보험 매출의 증대, 각종 시스템과 프로그램의 개발 등을 연구하면서 지금도 책상 앞에 앉아 있다.

감수 **최혜은** 한의사

경희대학교 한의학과 졸업 후 수원 원광한의원장, 강남 신창한의원 부원장, 영등포 신창한의원장, 청담 아이누리한의원장, 편강한의원 부원장, 신촌 일맥한의원장, 참누리한방병원 진료원장을 거쳐 현재 수지강한의원의 대표원장으로 10년째 운영을 이어 가고 있다.
저서: 한방으로 치유하는 ADHD(공저. 북피아 2007)

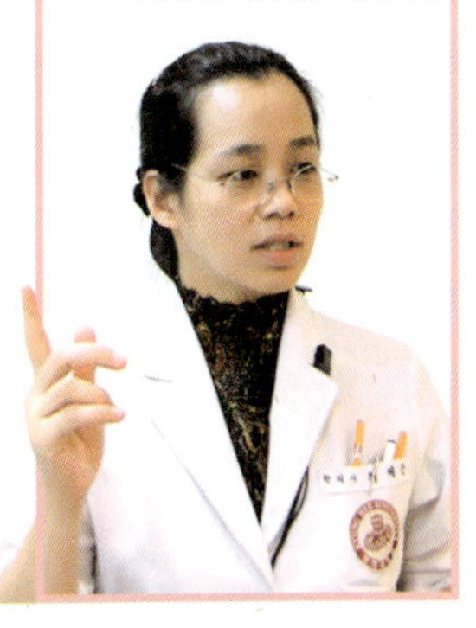

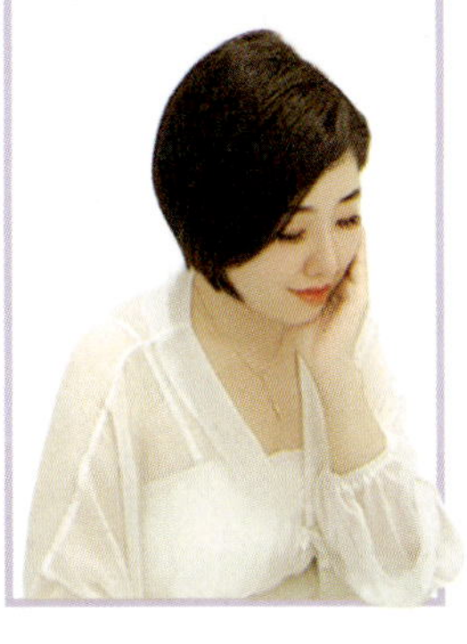

감수 **허신혜** 실장

간호조무사, 요양보호사, 약용식물관리사, 아로마테라피, 한방 의료관광 코디네이터 등 한방과 연계된 자격증을 다수 취득하고, 여러 한의원 및 한방병원에서 총괄실장, 상담실장, 코디네이터, 치료실 스태프 등으로 근무해 온 10여 년 경력을 자랑하는 베테랑이다.

추천사

한방진료에 대한 이해를 바탕으로 간호 실무서가 발행된 것을 진심으로 환영합니다. 간호 자격 혹은 면허증 취득 후 이미 여러 병원에서 근무한 경험이 있더라도, 한방 병·의원에 처음 근무하는 분들은 **생소한 용어나 환자 그룹의 차이 때문에** 적응하는 데 꽤 시간이 소요되는 것을 경험합니다. 그런데 본서는 한방 병·의원 업무 전반에 대해 큰 그림을 그려 줄 뿐만 아니라 양·한방 차이와 용어, 실무에 이르기까지 디테일하게 묘사되어 있어서, 업무에 익숙해지는 시간을 대폭 줄여 줄 것입니다. 원장인 한의사 입장에서는 "한의원으로 출근하기"를 한방 병·의원에 처음 근무하게 되는 스태프에게 소개하고 싶습니다. 이 책을 통해 스태프들도 빨리 전문성을 갖추는 데 큰 도움이 될 것이라 기대합니다. 또 스태프 입장에서도 한방 병·의원 진료에 대한 큰 그림을 머릿속에 그리면서 환자 케어 및 진료 보조를 하게 되면 부담이 한결 덜할 것입니다.

한의학이라고 하는 학문, 의술이 주는 깊이에 있어서 한의원의 실무자, 특히 간호조무사에게 한의학을 이해시키려 노력해 보지 않은 것은 아니지만, 그것이 쉽지 않음을 현장에서 느끼고 있습니다. 기존의 실무서가 한의원 간호조무사의 진료 보조영역에 대한 내용 위주에 그쳤다면, 이 책은 한의원에서 진료하는 한의사와 한의원을 방문하는 환자에 대한 이해, 한의학에 대한 필수 용어 등 실무에 꼭 필요한 것만 간추렸습니다. 따라서 단순 진료 보조가 아닌 보다 심층적인 업무를 할 수 있게 도와줍니다. 한방 병·의원에서 처음 근무하는 직원뿐 아니라, 기존의 직원들도 전체 업무를 파악하고 시야를 넓히고 싶다면 읽어 보기를 권합니다. 비록 한방스태프가 읽는 실무서이긴 하지만, 저도 다시 한번 한의원의 상황을 돌아볼 수 있는 계기가 되었습니다. 원장의 입장에서 '이런 내용은 어떻게 설명해야 이해하는 데 도움이 될까?'라고 고민했던 부분은 물론이고, 한방 병·의원 경험이 없이 입사하여 빠른 시간 내에 하나부터 열까지 습득해야 하는 직원의 입장까지, 이 책은 이러한 양자(兩者)의 입장을 모두 충족시켜 줄 수 있는 훌륭한 가교역할을 할 것으로 기대합니다.

대학의 간호 교육에서 한의 관련 파트는 협소하며, 실무 교육에서도 일차진료를 위주로 하는 한의원 실무를 충분히 담고 있지 못합니다. 이러한 교육 여건은 간호조무사 교육에서도 마찬가지입니다. 그래서 이러한 내용의 책 출판이 늘어나고 교육 콘텐츠가 확장된다면, 훗날 한의 진료 보조에 대한 실무 지식이 어느 정도 겸비된 신입 직원을 만나게 될 것이라 기대해 봅니다. 한의원을 운영하는 원장님들 입장에서는 진료하고 임상 지식을 익히면서 직원 교육까지 신경 써야 했던 부분을 이 책을 통해 다소 덜 수 있을 것으로 생각합니다.

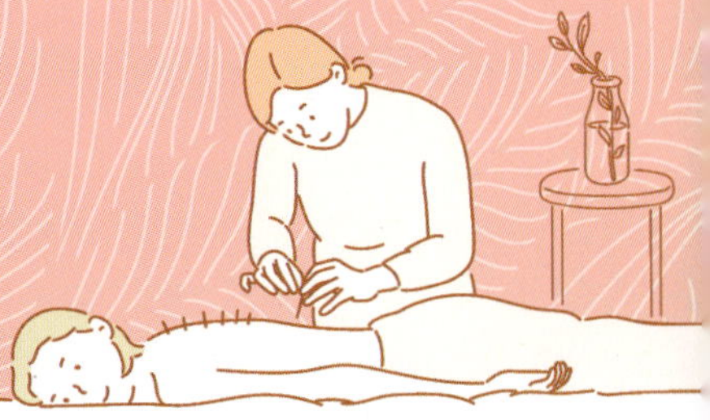

저자 황진철 선생님은 한의원 관리 업무 경험과 예리한 관찰력을 바탕으로 한의사와 스태프 간 소통 및 필요한 지식을 이 책에 담았습니다. 현장을 반영하지 못하는 방만한 책이 아니라 꼭 필요한 현장 접근형 실무 지식을 담아 주신 황진철 선생님께 한의사의 한 사람으로서 감사의 말씀을 전합니다. 앞으로 한방 병·의원의 발전을 위해 더 많은 이야기를 펼쳐 보이시기를 바란다는 말로 추천사를 갈음하고자 합니다. 이 책이 많은 실무자에게 읽히기를 기원합니다.

2023년 8월

루아한의원 **조선영**(KBS 사내 한의원장)

머리말

한의원 직원, 스태프로서의 노하우

매일 출근해서 환자를 만나고 원장님을 보조하면서 일과를 보냅니다.
환자는 저에게 이런저런 질문을 해대는데 마음 한구석에서 조용히 들려오는 목소리,
'나도 몰라요...'

필자도 한때는 하루에도 몇 번씩 들었던 생각입니다. 그러나 꽤 오랜 시간에 걸쳐 환자의 질문에 하나하나 답변할 능력을 키워 오면서 한의원의 일원으로서 성장해 온 경험이 이런 책도 쓰게 만들지 않았나 싶습니다.

한방 관련 실무서는 많습니다. 모두 도움이 되는 양서임이 분명하지만 과연 그 맛난 지식과 노하우라는 음식을 잘 씹어 먹고 소화시켜 몸에 잘 저장하였는지, 그리고 그렇게 알게 된 노하우를 지금 근무하는 한의원에서 잘 써먹고 있는지 질문하지 않을 수 없습니다. 이러한 질문과 고민을 통해 필자가 생각한 것은 노하우의 습득과 활용 이전에 반드시 선행되어야 할 것이 있다는 것이었습니다.

그것은 **한 사람의 스태프로서 신뢰를 얻는 것**이라고 생각합니다. 스스로 잘하는 것을 경영자나 동료에게 보여 주고 능력을 점차 인정받게 되면 시도할 수 있는 일이 늘어나게 될 것입니다. 이렇게 되면 자연스레 노하우도 써먹고 활용할 수 있을 것입니다. 그래서 필자는 '신뢰를 얻기 위한 방법은 무엇일까?'라는 생각으로 글을 써 내려가기 시작했습니다. 한의원의 경영자인 원장과 동료의 신뢰는 바로 자신을 그곳에 '**없어서는 안 될 꼭 필요한 스태프**'로 만들어 주는 초석이 되기 때문이고, 무엇보다 사람의 신뢰를 얻는 것이 직장 내에서나 인간관계에서 중요한 부분이기 때문입니다.

그간 필자가 근무하고 많은 동료를 거치면서 느꼈던 부분이 바로 이런 부분이었습니다. 모두 일 잘하는 스태프, 유능하고 인정받는 스태프가 되길 원합니다. 그러기 위해서는 개인적인 '직업인으로서의 소양의식'도 중요하지만, 더욱 중요한 것은 작은 **한의원의 경영 특수성을 인지해야 한다는 것**입니다. 이것을 이해하려는 노력이 바로 필자가 독자께 들려드리고 싶은 중요한 노하우 중 하나일 것입니다.

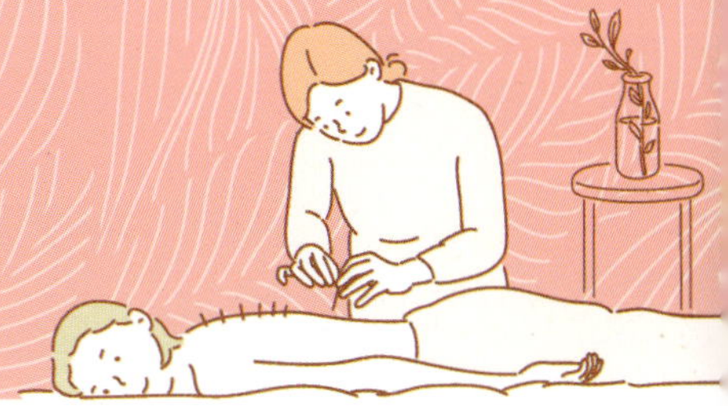

이 책에서는

한의원에서는 신입 교육이 필요하지만, 단순한 업무 매뉴얼만을 암기시켜 상담과 진료 보조에 투입시키는 경우가 많습니다. 한의학적 용어의 사용이 익숙하지 않은 스태프를 원장이 일일이 교육시켜 가며 일하는 것은 사실상 버거운 일이기도 합니다. 한의원에서 일하면서 스태프에게 한방 관련 지식이 조금 더 보강된다면 좋을 것이라는 생각은 과연 단순한 욕심일까요? 이것은 우리 한의계가 가진 숙제라고 생각합니다. 그래서 이 책에서는 한방스태프가 알아 두어야 할 용어와 한의학의 개념을 쉽게 풀어 보려 노력하였습니다. 우주만큼 넓고 깊이가 있는 한의학이지만, 한방스태프가 쉽게 이해하고 전체적인 한의원 업무를 머릿속에 그려 볼 수 있도록 과감하게 정리해 보았습니다.

데스크에서의 응대, 치료실과 탕전실 업무, 작은 한의원의 소소한 홍보 업무와 우리 한의원의 분위기를 파악하기 위한 노하우를 담았고, 생생하고 구체적인 예시를 곳곳에 넣었습니다. 아울러 병원 생활을 하면서 느끼게 되는 직원 간의 소통 부분도 잠시 다루어 보았고, 스태프가 궁금해 하고 알아 두면 좋을 깨알 같은 이야기는 Q&A에 담았습니다.

한의원으로 처음 출근하는 분들은 생소하고 어려운 용어가 많을 것입니다. 하지만 한의원에 입사해서 당혹스러운 상황에 직면했을 때 이 책을 활용해 본다면 더욱 빠르게 적응할 수 있을 것이며, 이미 한의원에서 근무하는 분들이 이 책을 읽는다면 본인의 경험과 융합하여 더욱 발전할 수 있으리라고 생각합니다. 스스로 배우려는 자세는 우리를 프로로 만드니까요.

여러분을 응원해요. 여러분의 편입니다.

이쯤에서 필자가 근무하는 한의원이 아주 잘되는 곳인지 궁금증을 가질 분도 있을 것 같습니다. 글쎄요, 상대적인 부분이라 명쾌하게 답해 드릴 수는 없지만, 확실한 건 '**어제보다 오늘이 낫다**'는 것입니다. 발전하고 성장하고 있으며 살아 있는 직장이라는 것은 확실하게 느끼고 있고, 그 속에서 필자도 성장하고 있습니다. 이렇게 느끼니 이곳에서 10년을 근무했나 봅니다. 여러분과 같은 입장에서 같은 일을 해 왔고 하고 있기에, 필자는 여러분을 응원하고 여러분의 편에 설 수 있습니다. 여러모로 부족한 부분이 많겠지만, 이 책이 작은 부분이라도 여러분에게 도움이 되길 바랍니다. 진심으로 여러분의 한의원 근무를 응원합니다.

끝으로 이 책에 부족한 부분을 채우고 검토, 감수해 주신 수지강한의원 최혜은 원장님, 방대한 경험과 경력으로 감수에 참여해 주신 해피바이러스 전파자 허신혜 총괄실장님께 감사드립니다. 아울러 책 내용에 조언과 자료 도움을 주신 시원한의원 이지영 원장님과 웹 마케팅 전문회사 ㈜ 다오 김수영 대표님, 광고/홍보 프리랜서 절친 동기 신종훈 부장님, 마지막으로 우리 한의원 가족들 – 사람 마음 녹이는 준이 마마 이지영 간호조무사님, 목소리만 들어도 자동으로 치료되는 홍은미 간호조무사님에게 고맙다는 말을 전합니다.

2023년 여름

수지강한의원 사무장 **황진철**

차 례

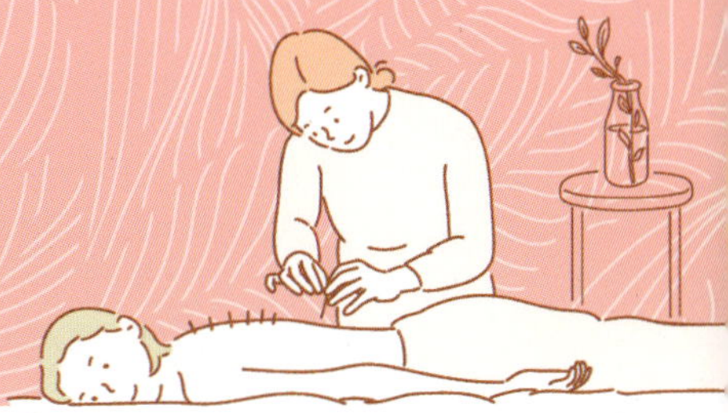

PART 2

한의원 실무편

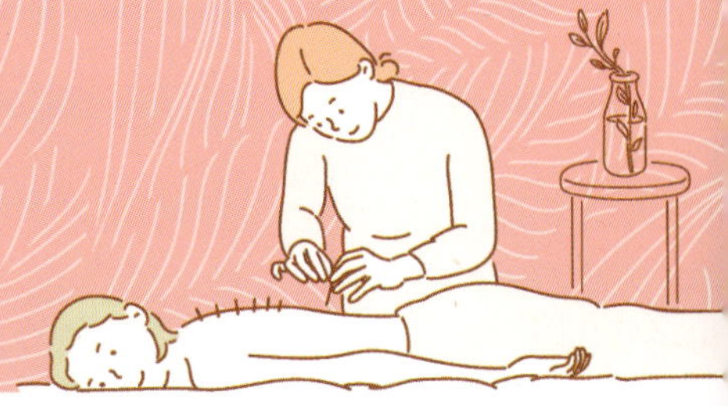

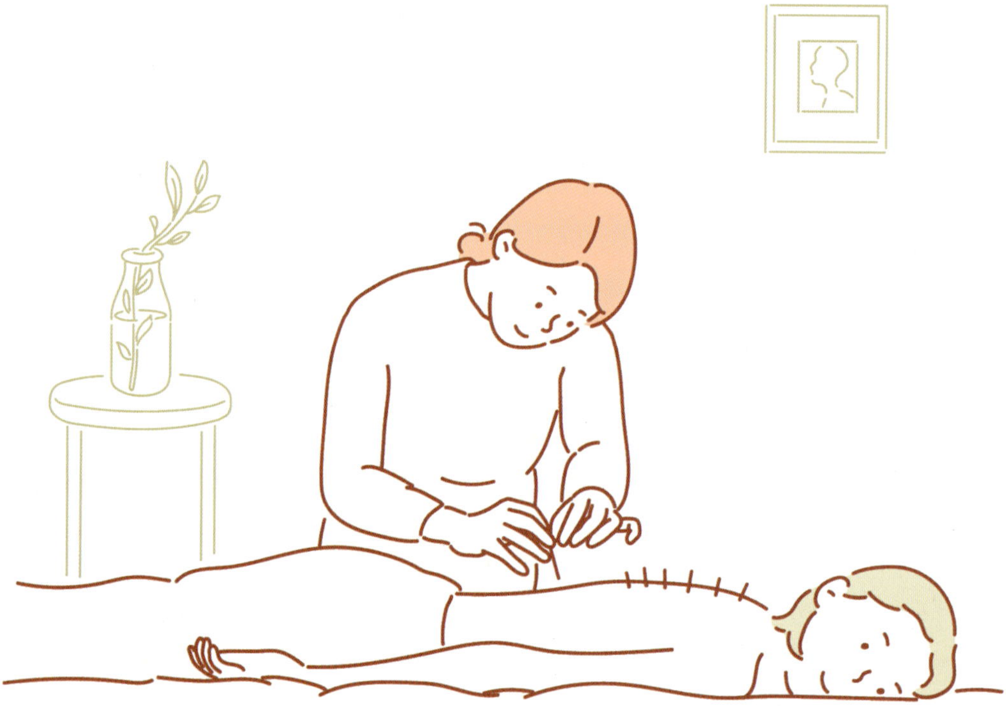

한의원에 처음 적응하는 한방스태프의 이해를 돕고자 한의학 기본 개념과 용어, 한의원 관련 제반 사항을 담았다.

※ 본서에서는 이해를 돕기 위해 한의원에 근무하는 간호사, 간호조무사, 코디네이터 등의 직원을 통칭하여 '한방스태프' 또는 '스태프'라 표현하였다.

PART

1

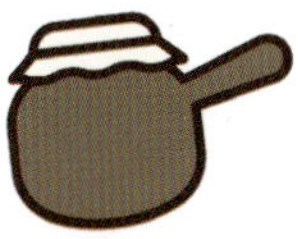

한의원 기초편

제1장... 어려운 한의학, 필요한 만큼만 알자
제2장... 한의원은 처음이지? – 한의원 취업하기
제3장... 한의원 스태프, 이것만은 알아 두자

Chapter 1

어려운 한의학, 필요한 만큼만 알자

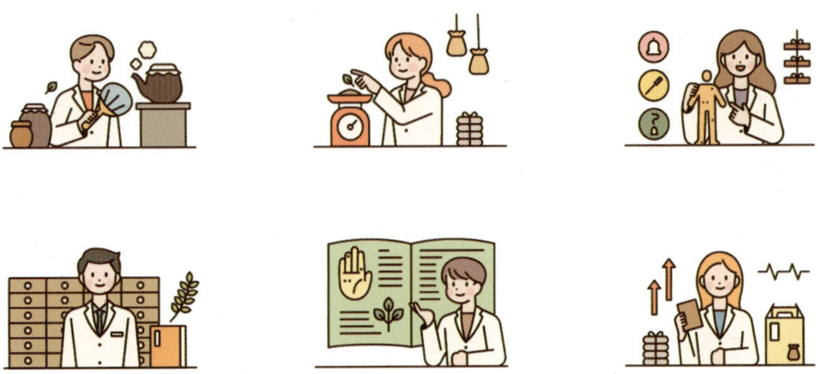

1 한의학의 개념과 용어

한의학의 세계는 실로 방대하다. 기나긴 역사 속에서 발전한 한의학은 서양의 의술과는 다르게 질병을 바라본다. 아무리 국부적인 증상이라도 몸 전체를 하나로 보아 전체에서 원인을 찾고 치료한다. 이러한 한의학적 치료는 일반인들로서는 이해하기 어려운 부분이 있으므로 한의원에 종사하는 사람은 업무에 필요한 기본적인 한의학 지식을 익혀 업무에 활용해야 한다(그림 1-1).

한방에서는 한의사, 한약 자원 관리사, 한약사 등 한방과 관련된 전문 분야와 직종이 있다. 그러나 임상병리사, 방사선사, 물리치료사, 간호사 등과 같은 서양의학에 비하면 한의학에서는 세분화된 직종이 태부족이다. 의사에게는 간호사가 있으나, 한의사에게는 한방간호사가 별도로 존재하지 않는 것처럼 말이다. 한의사 1인이 운영하는 작은 한의원에서는 간호사의 업무와 간호조무사의 업무에 별 차이가 없다. 물론 간호사 교육기관에서 한의학을 공부하기도 하지만 대부분이 서양의학적 지식을 배우고 익힌다는 측면에서 보면, 한의원 내에서 전문적 한방지식을 가진 사람은 오로지 한의사뿐인 것이다. 그러므로 한방스태프로 일하려면 새로운 한의학적 지식을 어느 정도는 습득해야 할 것이다. 한의원에 종사하는 사람으로서 환자를 대할 때 한의학적 개념이 정리되어 있다면 훨씬 수월하게 일할 수 있고, 원장(한의사)이나 고객(환자)과의 의사소통이 더욱 편해질 것이기 때문이다. 그러기 위해서는 수박 겉핥기식으로라도 공부하고 알아 나가는 수밖에 없다.

실제로 대부분의 한의원장은 현장에서 '한의원에 근무하는 스태프가 한의학적 기본 지식과 개념을 좀 알았으면 한다'는 생각을 가지고 있다. 이는 실무에서 필수적으로 요구되는 부분이고, 아무리 오랫동안 한의원에서 근무했다 할지라도 개념 정리가 되지 않은 지식은 뿌리 없는 기둥처럼 쓰러질 수 있는 한계에 봉착할

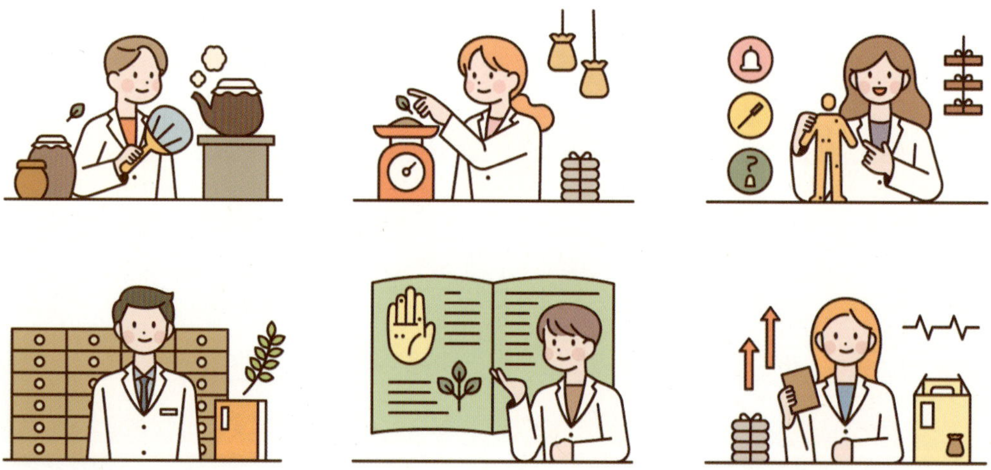

그림 1-1. 한의원에 근무하는 한방스태프는 기본적인 한의학 지식을 알아야 한다.

수 있다.

이번 장에서는 심오하고 어려운 개념이 아닌, 직원으로서 기본적으로 알아 두면 좋은 내용으로 최대한 쉽게 정리하려 노력하였다.

1) 개념

한의학의 특징은 경락과 음양으로 신체를 설명하고 있으며, 신체의 변화·병증 또한 이 이론을 바탕으로 진단·치료한다는 것이다. 해부학과 생체화학을 기반으로 발전해 온 서양의학과는 차이가 있다.

한방의 치료는 대개 **보법(補法)**과 **사법(瀉法)**을 통하여 치료하게 된다. 즉, 나쁜 기운인 사기가 몸을 침범하지 못하도록 **보호**해야 하고, 나쁜 기운이 들어오면 몸 밖으로 **내보내야** 하는 이치다. 보법의 관점에서 보면 치료의 전반적인 과정에서는 시간이 좀 걸릴 수 있다. 반대로 서양의 의술은 사법(瀉法)에 치우쳐 있다고도 한다. 즉, 방어하고 보호해 주는 기능보다는 빼내고 해열시키고 진통시키는 능력이 우수함을 인정하는 것이다. 그러나 일종의 보약인 예방약 등의 경우 수액주사나 백신 정도에 그치고 있기 때문에 보법에서만큼은 한약의 효용, 한방의 치료가 더욱 우수하다고 보는 측면이 있다.

2) 개념 중심의 기본 용어

한의학에는 사람의 몸을 경락과 경근 등으로 구분하여 어느 부위에 어떤 식으로 침을 놓고 뜸을 뜨는지 설명한다. 한의원에서 자주 쓰이는 말이고 수시로 접하는 단어들이니, 그 의미 정도는 알고 가자.

(1) 경락(經絡)

기(氣)가 흐르는 길을 말하며 침과 뜸, 각종 기기적 치료를 실시할 때 이곳에 한다. 침자리, 뜸자리를 이야기할 때 사용된다(그림 1-2).

(2) 경근(經筋)

인체의 근육을 12부위로 나눈 것이다. 따라서 질환 부위를 이야기할 때 활용되기도 한다(그림 1-2).

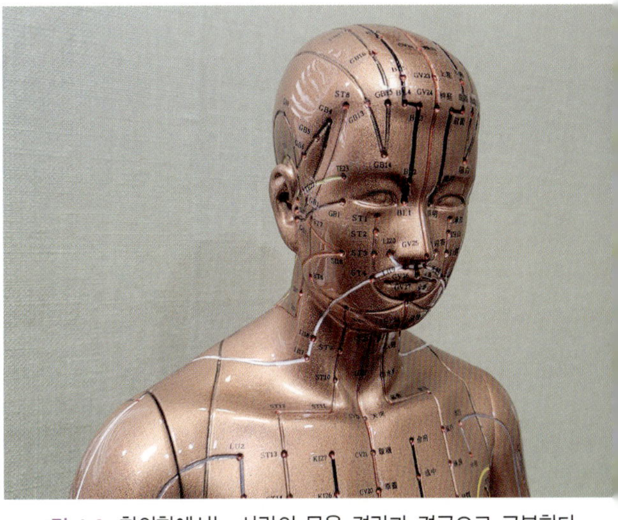

그림 1-2. 한의학에서는 사람의 몸을 경락과 경근으로 구분한다.

(3) 혈(穴)자리

혈자리를 말할 때면 사실 생각이 많아진다. 한의사 고유의 영역이므로 한의사에게는 매우 중요한 사항이지만, 실무자가 모든 혈자리를 알고 외우고 있을 필요는 없기 때문이다. 그러므로 여기서는 대표적인 개념과 주로 쓰이는 명칭, 총칭에 대해 정리해 보았다.

① **경혈(經穴)**: 경락의 개념 속에 침을 놓는 자리, 즉 흔히 말해 침놓는 자리이다.

② **경외기혈(經外奇穴)**: 한문으로만 봐도 대강 감이 온다. 경락 이외의 기이한 혈자리, 즉 경락에 포함되지 않는 혈자리이다.

③ **아시혈(阿是穴)**: 눌렀을 때 아프거나 시원한 자리, 즉 민감한 자리를 말한다. 아픈 곳에 침을 놓는 것을 아시혈이라 통용한다.

④ **신혈(新穴)**: 말 그대로 임상을 통해 새로이 발견된 혈자리를 말한다. 귀에 놓는 이침혈과 같은 혈자리에 속한다.

⑤ **오수혈(五腧穴)**: 사암침법을 이야기할 때 사용되는 혈자리로서 모든 혈의 위치가 팔과 다리의 팔꿈치와 무릎 아래에 5종류의 혈자리가 존재한다는 특정 혈에만 침을 놓는 방식이다.

(4) 침을 놓는 방식으로 분류되는 말

① **원위취혈**: 아픈 곳으로부터 먼 곳에 침자리를 잡는다는 뜻이다. 아픈 부위가 팔꿈치인데 엉뚱한 곳에 침을 놓는다는 말이 이 원위취혈의 침놓는 스타일 때문에 종종 나오기도 한다.

② **근위취혈**: 아픈 곳으로부터 가까운 곳에 침자리를 잡는다는 뜻이다.

(5) 혈의 두 종류

혈(血: 피 혈)과 **혈(穴: 구멍 혈)**이 다르다. 혈자리라 했을 때 어떤 때는 경혈(經穴)이라 하여 경락이 순환하는 길을 나타내기도 하며, 어혈(瘀血)이라고 하면 죽은 피를 말하기도 하니, '혈'이라는 단어만 듣고 '피'라고 인식하는 것은 금물이다.

2 한의학의 진단방식

한의원에 방문하거나 영화나 드라마를 통하여 한의사가 환자의 손목을 잡고 진맥하는 장면을 보곤 한다. 그러나 한의학에서 진맥 이외에도 다양한 방식의 진단이 활용된다.

사진(四診)	망진(望診), 시진(視診)	눈으로 보아서 진단
	문진(問診)	물어보아서 진단
	문진(聞診), 청진(聽診)	들어 보아서 진단
	절진(切診), 촉진(觸診)	만져 보아서 진단

1) 사진(四診)

(1) 망진(望診) – 눈으로 보아서 진단

환자를 눈으로 보아서 진단하는 방식이다. 즉, 환부를 직접 보는 경우도 해당되지만 눈, 귀, 코, 얼굴에 난 반점의 위치(열이 오르는 상태를 진단), 혀의 상태(설진)(그림 1-3) 등을 한의사가 직접 보아 진단하는 방식이다. 배설물의 형태를 보는 것도 망진의 일종이다. 즉, 형태, 색, 모양, 정신상태, 신체의 움직임 등을 관찰하고 진단하는 기술이다. 이에 따른 보조적인 장비로서 적외선 체열진단기, 설진기 등이 있다.

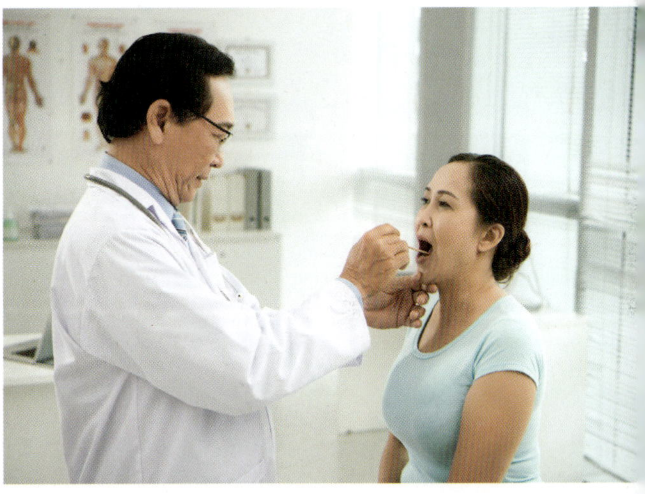

그림 1-3. 환자의 혀를 관찰하고 있는 모습. 망진 중의 하나인 설진.

참고로 환자의 관상을 보고 신체를 진단한다고 생각하는 경우가 있는데 이것은 점성술의 관상학과 달리 의술의 체질판별에 신체와 얼굴의 모양을 분석하는 사상체질에 의한 것이니 오해하지 않기를 바란다.

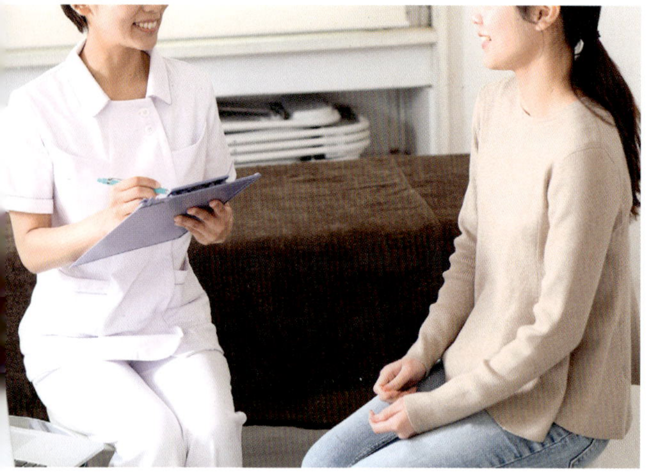

그림 1-4. 환자에게 물어서 진단하는 문진.

(2) 문진(問診) – 물어보아서 진단

환자에게 과거에 앓았던 질병이나 현재의 상태를 물어보고 진단하는 방식이다(그림 1-4). 따라서 문진표라는 설문지 방식으로 질환을 미리 기록하는 경우도 있다. 환자의 상태를 판단하기 위하여 키와 몸무게, 대소변의 상태, 평소 흘리는 땀, 평소에 하는 운동, 음주/흡연습관 등을 미리 기록하거나 진료 중에 환자에게 직접 물어본다. 이는 환자가 뚜렷한 의식이 있을 때 가능한 진료방식으로서 의식이 없거나 뚜렷하지 않을 때는 사용할 수 없는 방식이다.

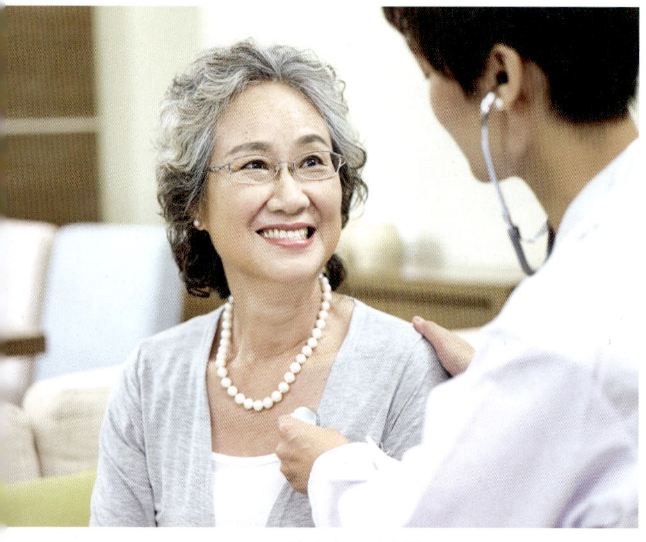

그림 1-5. 청진기를 이용한 문진.

(3) 문진(聞診) – 들어 보아서 진단

환자의 뱃속에서 나는 소리, 환자의 발성 상태 등 신체에서 내는 다양한 소리를 들어 진료하는 방식이다(그림 1-5). 과학의 발달로 이러한 소리를 그래프로 표시한다든지, 녹음한다든지, 청진기로 소리를 증폭한다든지 하는 보조적 수단이 동원될 수 있다. (현재는 잘 활용되지는 않지만) 환자의 구취 등 냄새를 맡고(후진, 嗅診) 환부에서 나오는 진물의 맛을 보는 등의 진단 행위도 이 문진에 들어간다.

(4) 절진(切診) – 만져 보아서 진단

환자의 신체를 직접 만져서 진단하는 방식으로 흔히 '손목을 잡고 진맥[診脈, 맥진(脈診)이라고도 함]을 한다'라는 말이 이에 해당한다(그림 1-6). 실제로 환자가 본인의 몸 상태에 대하여 말로서 형용할 수 없을 때 한의사는 절진을 통하여 몸의 상태를 파악하며, 이때 환자 스스로도 인지하지 못한 질환이 발견되는 경우도 있다.

배를 눌러 보는 복진(腹診), 환부, 통증 부위를 만지고(촉진, 觸診), 관절의 가동범위를 확인하는 등 환자의 몸을 손으로 만져 보는 방식도 절진에 해당되며, 안진(按診)이라고도 한다.

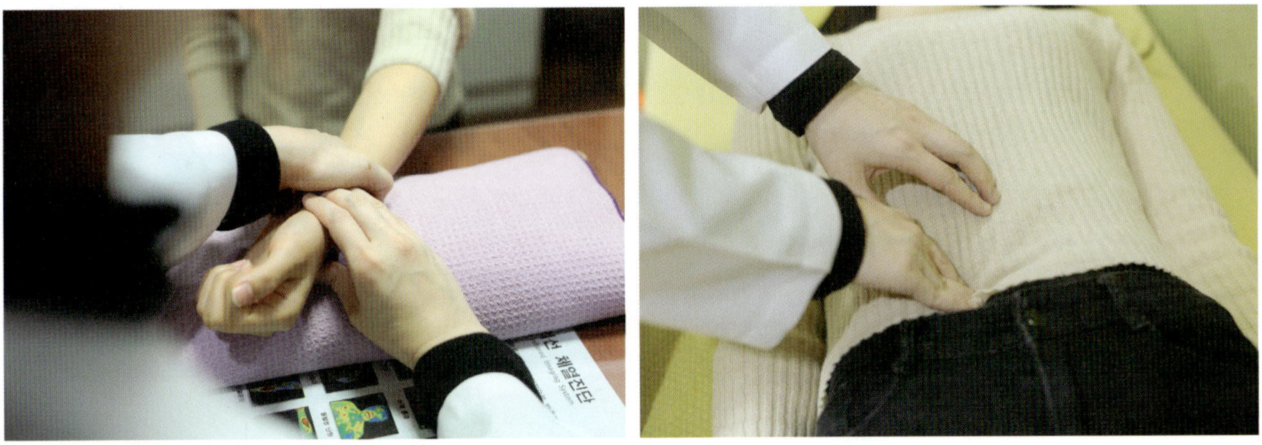

그림 1-6. 흔히 맥을 짚거나 통증 부위를 만져 보는 절진.

2) 체질의 판별 – 사상의학

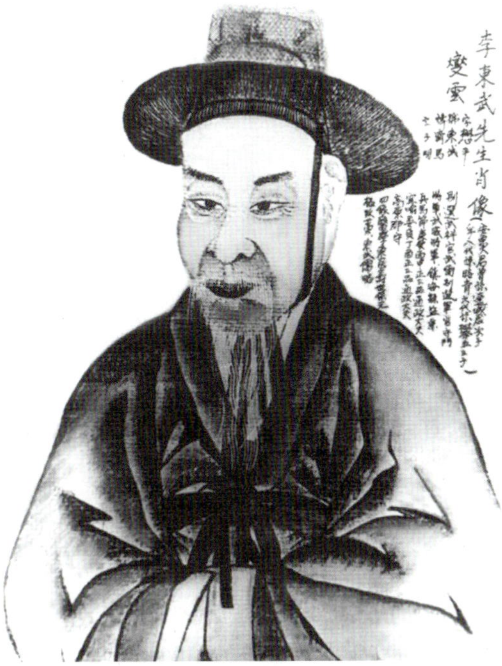

그림 1-7. 사상의학을 창시한 의학자 이제마(1987~1900).

조선 말기의 의학자 이제마(그림 1-7)가 창시한 사상의학은 사람의 체질을 4개로 분류하여 진단하는 방식으로, 앞서 설명한 망/문/문/절진을 통하여 체질을 판정한다. 이러한 의학기술을 익힌 한의사가 그 체질을 판별하는데, 한의원 한방스태프에게 판별기술은 필요하지 않으나 기초적인 지식은 알고 있을 필요가 있다.

체질은 오행체질, 이십오체질, 사상체질, 팔체질 등 다양하게 존재하나 일반적으로는 모두 한 카테고리의 사상의학이라고 통용되고 있다.

일반적으로 사상체질의 진단이라 하면 사람의 형태를 보아 태양/태음/소음/소양인으로 나눈다고 알고 있지만, (어려운 단어는 차치하고 단순한 방식으로 설명하자면) 사상의학적 진료를 하면서 그 체질을 판별, 즉 (1) **외모**를 보아, (2) **환자의 성격과 기질**을 확인하여, (3) **환자에게 체질 한약을 먹여 보아**서 파악한다.

즉, 어떠한 한의사이든 그 방식과 숙련도에 차이는 있겠으나 눈으로 환자를 보아 단번에 체질을 맞추어 내는 방식이 아니라 여러 단계를 이용하는 것이고 대학에서 교육하는 한의학의 분야이니, 한방스태프는 환자에게 안내할 때 이 점을 알고 있을 필요는 있다.

3) 그 외의 진단방식

과학기술의 발전으로 기기의 도움을 통해 4진(망/문/문/절진)을 돕는 것으로서, 사실 새로운 진단방식이라고는 말하지 않는다. 앞서 말했듯이 소리를 그래프로 나타내고, 맥이 뛰는 것을 화면에 보여 주는 보조수단에 지나지 않기 때문이다. 이 부분에서는 보험으로 인정하는(그림 1-8) 진단기기와 한의원에서 많이 사용하는 기기를 소개해 보겠다.

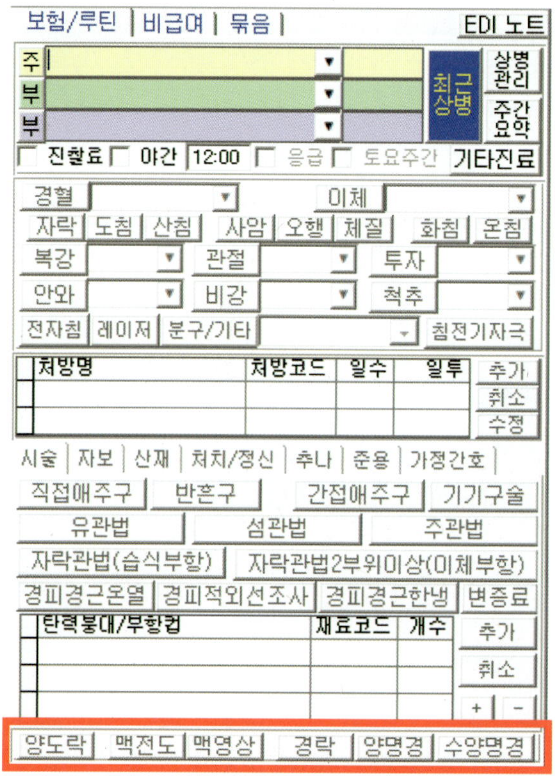

그림 1-8. 차트상으로 본 검사의 종류.

(1) 양도락검사(良導絡檢査)

인체의 전기가 잘 통하는 점에 전류를 흘려보내는 방식으로, 경혈점(양도점)에 전류를 보내어 신체의 상태를 파악한다(그림 1-9, 1-10).

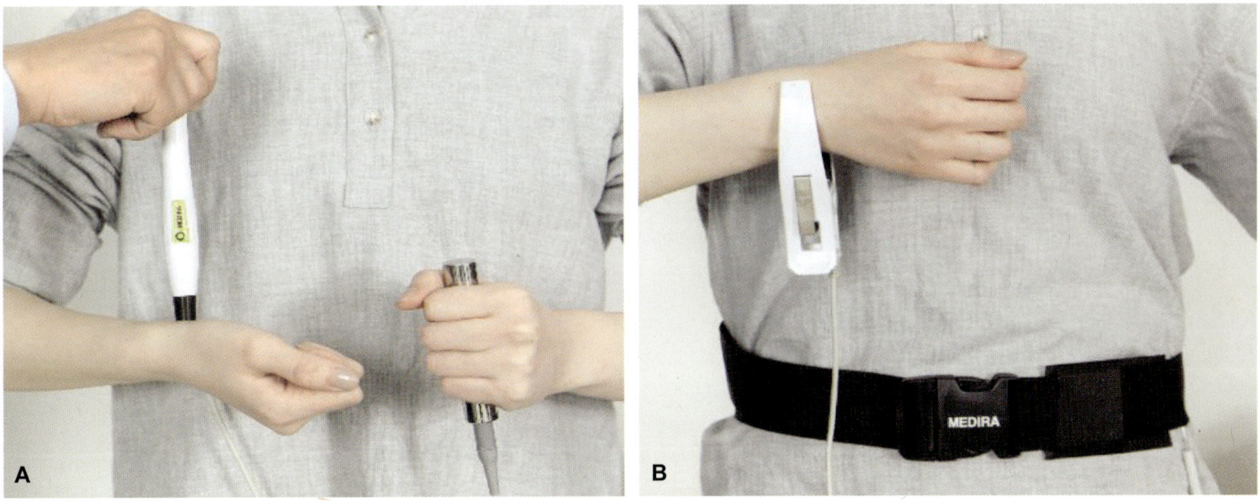

그림 1-9. A, 양도락검사. B, 맥전도검사.

(2) 맥전도검사(脈電圖檢查) – 맥진기를 이용한 검사

흔히 한의사가 짚게 되는 진맥을 기기적 신호로 변환하는 장치이다(그림 1-9, 1-10).

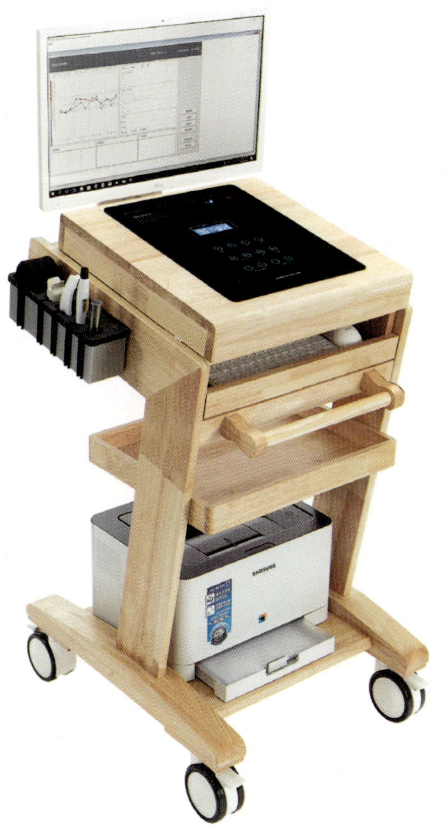

그림 1-10. 양도락검사와 맥전도검사가 가능한 장비.

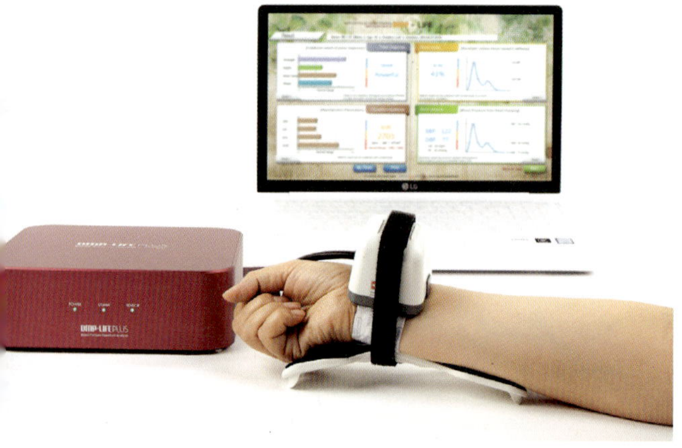

그림 1-11. 맥전도검사(3차원 맥 영상촬영).

(3) 맥전도검사(脈電圖檢査) - 3차원 맥 영상촬영

맥전도검사와 비슷하나 시각적 측면을 부각한 장비이다(그림 1-11).

(4) 경락기능검사(經絡機能檢査)

심장박동을 중심으로 소리를 측정하고 수학적 해석을 통해 스트레스 지수 등을 보여 주는 장치이다.

(5) 양명경 경락기능검사 - 인체 팔강 분석기

양명경 경락기능검사(autonomic bioelectric response test)는 기혈의 대사 작용을 검사함으로써 인체의 팔강을 검사하는 방식이다.

(6) 수양명경 경락기능검사

양명경은 수양명경과 족양명경으로 나뉘는데, 수양명경 경락기능검사(heart rate variability) 기기는 수양명경을 검사함으로써 스트레스 지수와 심장의 상태, 혈관 노화도 등을 파악할 수 있는 장비이다(그림 1-12).

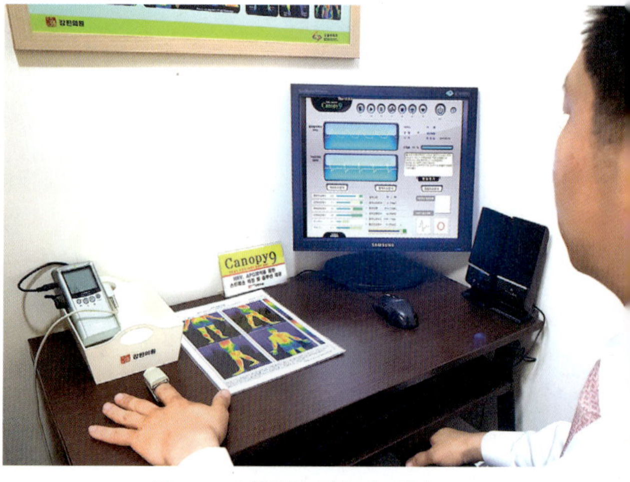

그림 1-12. 수양명경 경락기능검사.

(7) 적외선 체열진단

적외선 체열진단(DITI)은 신체의 온도 분포를 통하여 경근, 경락을 따라 온도의 불균형을 측정하여 진단하는 시각화된 검사 장비이다(그림 1-13).

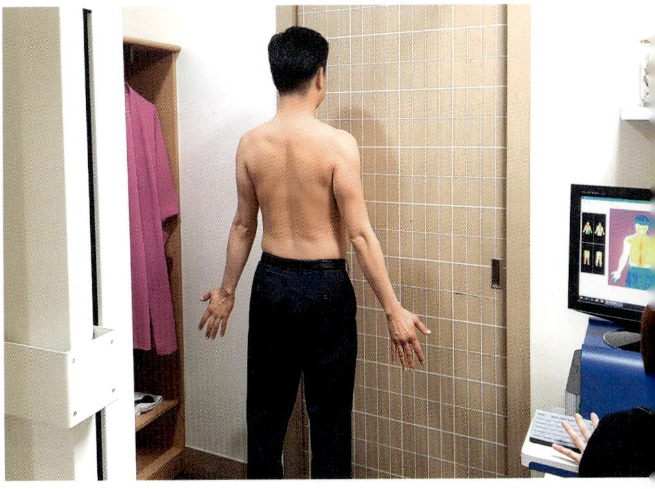

그림 1-13. 적외선 체열진단(DITI).

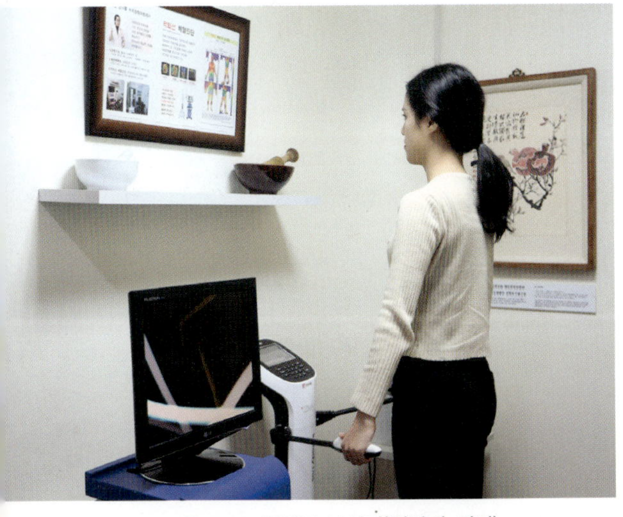

그림 1-14. 체성분 분석기(인바디 검사).

(8) 체성분 분석기

인바디는 의료기기회사의 브랜드명으로서 체성분 분석기(body composite analyzer, 인바디 검사)라고 해야 옳다. 신체의 제지방, 체지방, 근육량, 무기질 등을 체성분이라 하는데 이를 측정하는 망진의 일종으로서, 신체의 균형을 시각적으로 표현해 주는 장비이다(그림 1-14).

(9) 경근무늬 측정 및 골도검사(모아레 검사)

체형을 등고선 모양으로 표현하는 모아레 검사(moire pattern)는 한의학적 신체의 근육 구분인 경근의 무늬를 육안으로 식별하기 좋게 나타내 주는 장비로서(그림 1-15), 최근에는 족압검사(발바닥의 압력분포), 신체의 운동범위를 검사하는 골도검사와 병행 가능한 장비들이 각광을 받고 있다(표 1-1 참고).

(10) 기타 검사

소변 성분 검사, 혈액 성분 검사(채혈 검사), 초음파검사 등의 장비가 있다.

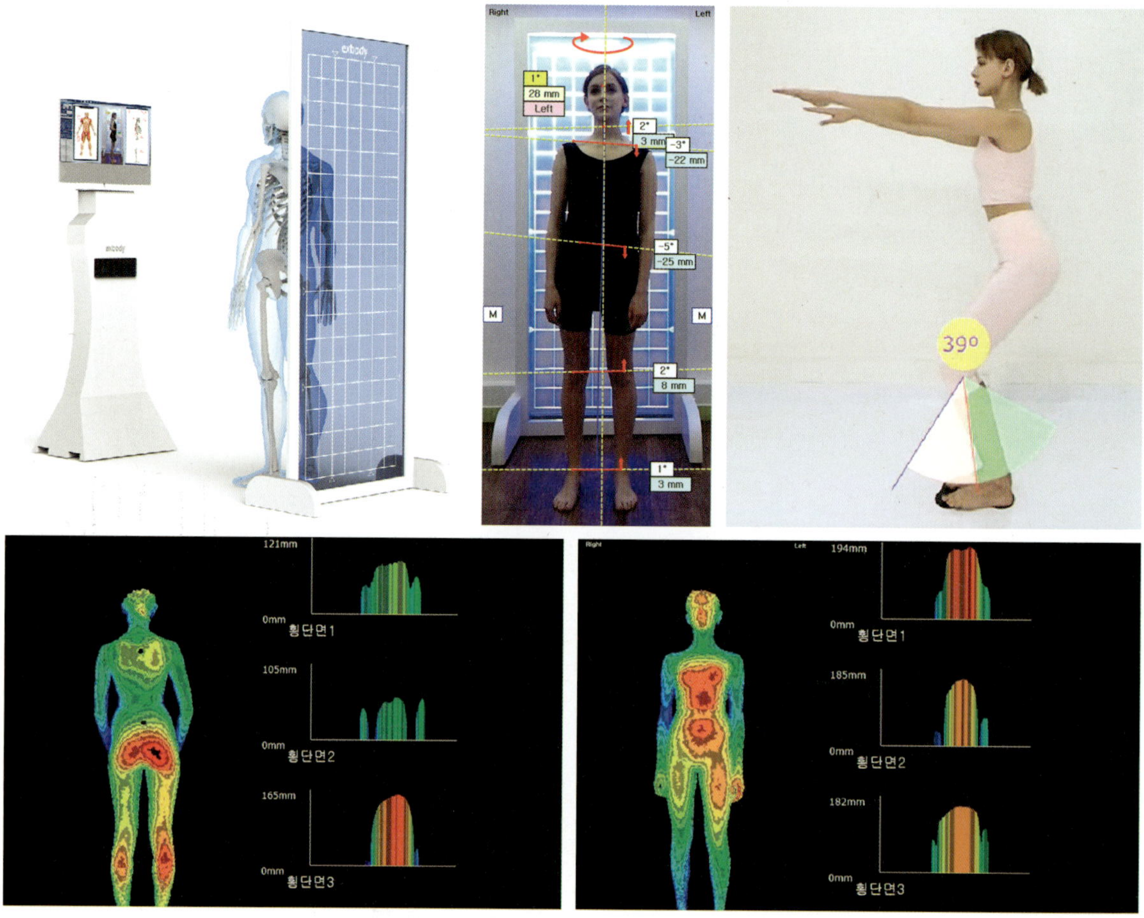

그림 1-15. 경근무늬 측정(엑스바디 검사).

표 1-1. 급여 진료비용 등의 공개에 관한 기준[2021.03.29.]

소분류	비고	참고
골도검사	근골격계 질환 등에서 척추나 전신 관절의 운동 가동범위를 확인하여 질환의 기능 상태를 측정 및 평가	장비로 족압/체형 등을 평가
사상체질검사	• **QSCC II 설문지에 의한 심성검사** 자기보고식 설문지인 '사상체질분류검사지'를 이용하여 체질을 진단하는 검사 • **QSCC II 설문지에 의한 심성검사 및 상담** 체질진단검사와 도출된 결과를 바탕으로 사상체질양생법 및 향후 치료계획 등에 대한 심층 상담	설문지 검사
혈맥어혈검사 (맥파 전달속도 측정)	맥파 전달속도를 측정하여 혈관 경화도, 의학적 병태인 혈관 내 어혈에 대한 평가를 위해 실시하는 검사	장비로 맥파 속도 측정
경근무늬측정검사	등 부위의 체형 변이도를 객관적인 수치로 분석하여 통증과의 연관성, 치료 전후 비교 및 척추측만증 등을 선별하는 검사	신체에 등고선으로 굴곡을 측정
경피온열검사 (전신/부분)	근골격계 또는 척추질환 등의 통증으로 인한 병태·생리현상을 진단하기 위하여 인체에서 생성되는 열의 분포에 따른 체온의 차이를 비교 분석하는 생리적 검사	적외선 체열검사

3 치료개념 이해하기

'일침이구삼약'이라는 말이 있다. 이 말은 '치료에 으뜸은 침이요, 뜸은 그다음이며, 약은 그다음이다'라는 의미를 담고 있다. (어느 일부 관점에서 보면) 한의사에게 침치료는 어찌 보면 숙명과도 같지만 현대에 이르러 각종 진단 보조장비가 좋아지고 사람들의 위생 상태 및 건강에 대한 관심도의 증가로 딱히 아파서만 한의원을 찾지 않고, 보약을 짓는다든지, 예방적 차원에서 한약을 복용하는 경우도 많으니, 단순히 침이 모든 치료에 으뜸이라 보기는 어렵다.

유구한 역사 속의 한방의학이지만 과거의 치료술에 정체되어 있는 것만은 아니다. 현대의 한의사들은 각고의 노력과 임상 연구를 통하여 어떤 질환에 맞는 전기침 치료, 전자뜸 치료, 한약 치료, 추나, 약침술과 같은 근대 한의학 치료를 꾸준히 개발하고 발전시켜 왔다. 따라서 반드시 침치료만 고집하지는 않는다.

본 챕터에서는 건강보험에서 보장하는 보험진료의 영역과 한의원에서 잘 사용하는 현대적 기기 치료에 대해 설명하고, 알고 있으면 좋을 치료술들을 이야기해 보겠다.

부항술을 어떤 개념에서 침치료라고 보는 관점이 존재하지만, 현재의 보험치료 체계에서는 부항술을 침치료라 보지 않으므로, 한방스태프가 될 독자들을 위하여 부항술은 침치료와 분리하여 설명하겠다.

1) 침치료

(1) 침의 부위별 명칭 (그림 1-16)

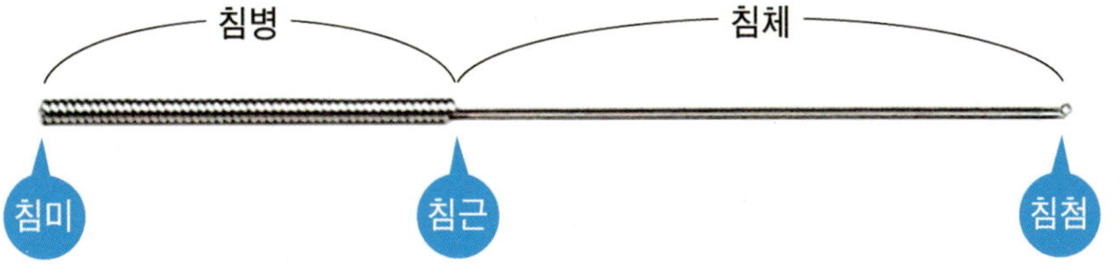

그림 1-16. 침의 부위별 명칭.

> **참고**
>
> 일침이구삼약의 다른 해석이 존재하여 소개하고자 한다. 환자를 치료할 때 가장 먼저 침으로 치료하고 잘 듣지 않으면 뜸으로 치료하며, 그다음에는 약으로 치료한다는 해석을 하기도 한다. 즉, 한약 치료가 가장 우수하다는 말이 된다.
>
> 그렇다면 왜 모든 환자를 약으로 치료하지 않는 것일까? 약은 만드는 데 시간이 걸리고, 한의학에서 치료술 중 빠른 편에 속하는 것은 침치료이기 때문에 가장 먼저 침술을 사용하는 것이다.

(2) 침의 종류

분류방식	종류	특징
일반침	침	가장 일반적인 침
	도침	침첨이 칼같이 납작함
특수침	T침	이침(耳針)이라고도 함
	자석침	자석을 이용한 침
	롤러침(MTS)	피부 표면을 관리하는 침
	스프링침(정안침)	빠르게 자침할 수 있는 침
전자 기기를 활용한 침	레이저침	레이저 光을 이용한 침
	은침(SSP)	경피적 침전기 자극
봉·약침	약침	약액을 환부/경혈에 투입
	봉침	벌의 독을 환부/경혈에 투입
침술의 보조	전침	침전기자극기 이용

(3) 침법의 방식과 침의 종류별 세부내용

한의사는 저마다의 침놓는 기술이 있다. 침술의 경우 그 수를 헤아릴 수 없고 그 학문의 깊이 또한 매우 깊다. 아울러 본인이 선호하는 한 종류의 혈자리를 이용하는 한의사도 있지만, 다수의 한의사는 아시혈/경혈/MPS/사암침을 두루두루 섞어 사용하기도 하므로, 근무지의 침 스타일을 쉽게 규정짓는 것은 실례가 될 수 있다.

여기서는 일반적으로 한방스태프가 알아야 할 기본 용어와 침술, 특수한 침을 소개하였는데, 실무자의 이해를 돕고자 간단히 기록하였고 의학적 판단이 들어간 것은 아니다.

① **경혈침법**: 일반적으로 경혈이라 부르는, 신체의 기운이 통하는 길을 따라 침을 놓는 방식이다. 허리가 아파서 침을 맞게 되어도 허리와 관련된 길을 따라 침을 맞게 되므로 환자의 입장에서는 의아해 할 수도 있다.

② **사암침법**: 사암침 한의원에서 근무하면 팔다리에만 놓는 침술을 보게 된다. 이것이 사암침법인데 이에 불신을 가지는 사람들도 더러 있다. 그러나 체했을 때 손을 따는 혈자리가 바로 오수혈에서 비롯한 사암침법이니, 효과가 없을 것이라는 생각은 비한의학적 비난이라 할 수 있다.

③ **아시혈침법**: 환자가 통증을 느끼는 곳에 침을 놓는 방식이다.

④ **환도침법**: 길이가 긴 침으로 대둔부, 골반과 같이 살이 많은 곳을 찌르는 침술이다. 침의 길이가 긴 침을 환도침(장침)이라 불러 다이어트 침술로 배에 자침을 할 때도 이것을 사용하는 경우가 있다(그림 1-17).

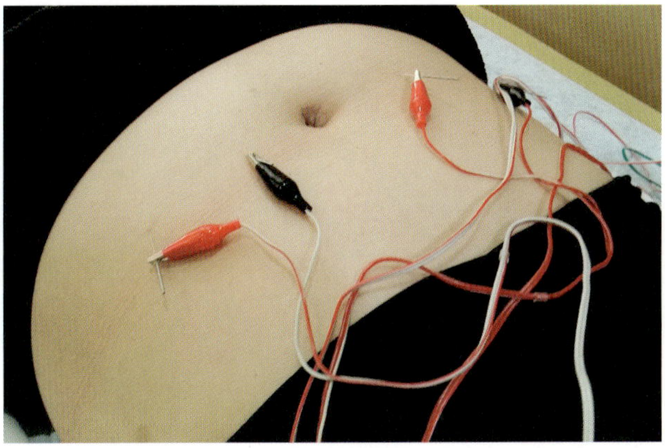

그림 1-17. 장침.

⑤ **MPS 침법**: 뭉쳐 있는 근육에 침을 놓아 근육을 이완시키거나 수축시켜 혈행을 돕는 방식으로, 막혀 있고 눌려 있던 신경/혈관이 일시에 뚫리게 되므로 효과는 경혈침술에 비하여 드라마틱할 수도 있다. 결국 혈자리라기보다는 경근에 침을 놓아 풀어 주는, 외과적 시술에 조금 가깝다고 할 수 있다. 침 몸살을 한다는 말이 들리기도 하는 것은 MPS에 기인하는 경우가 많다. 도침(칼침)이라 하여 끝이 칼과 같이 납작한 침을 사용하기도 한다(그림 1-18).

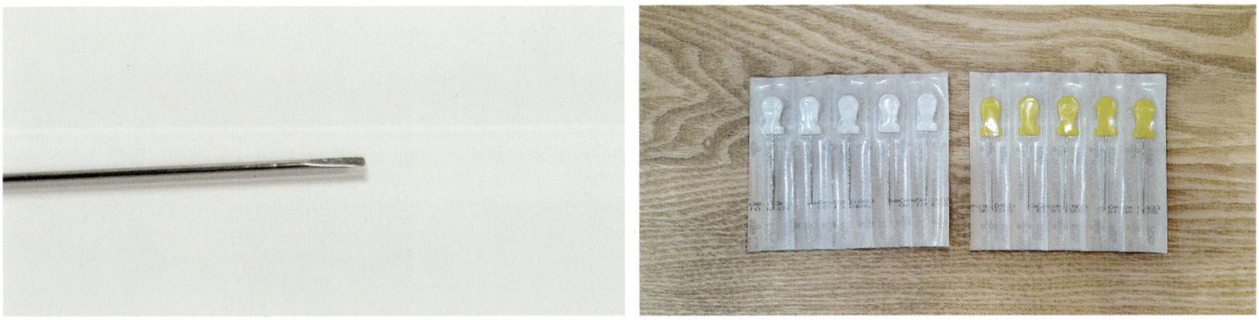

그림 1-18. 도침.

⑥ **T침(이침, 耳針)**: 분구침술에 많이 사용되며, 특히 이침(耳針)으로 불리기도 한다(그림 1-19). 일반적으로 경혈침법이나 사암침법에서는 침을 자입한(침을 찔러 넣은) 후 20여 분이 지나면 발침(침을 뽑음)하지만, T침의 경우 더 오랜 시간 동안 부착하도록 지도한다. 침 효과가 지속되어야 하는 만성비염, 후비루, 효천증, 금연침술 등에 활용되며, 이때 환자에게 침 부위를 가끔 눌러 주라고 지도하기도 한다. 침을 계속 꼽고 있는 시간과 관리는 한의사의 지도하에 이루어진다.

⑦ **자석침**: T침과 유사한 용도로 침 자극 및 효과의 지속성을 가지도록 고안되었다. 경혈에 놓게 되면 지속적 자기장의 자극을 준다는 이론이다. 침의 통증이 두렵거나 한의사가 의도한 치료효과를 보기 위해 부착하기도 한다. 분구침술에 사용된다(그림 1-20).

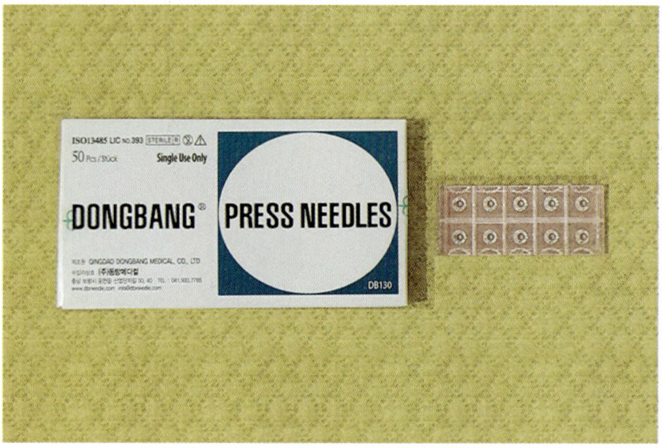

그림 1-19. T침(이침).

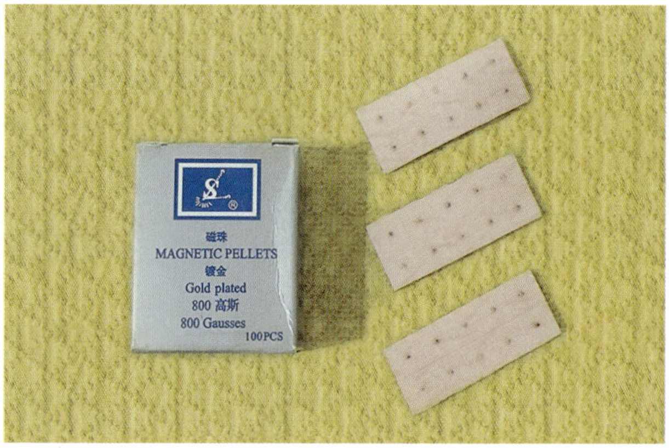

그림 1-20. 자석침.

⑧ **레이저침**: 펜처럼 생긴 기기에서 레이저 빛이 나오는 형태로서 경혈자리에 조사하는 방식, 정맥을 찾아 자침하는 경우 등 다양한 방식으로 활용된다(그림 1-21).

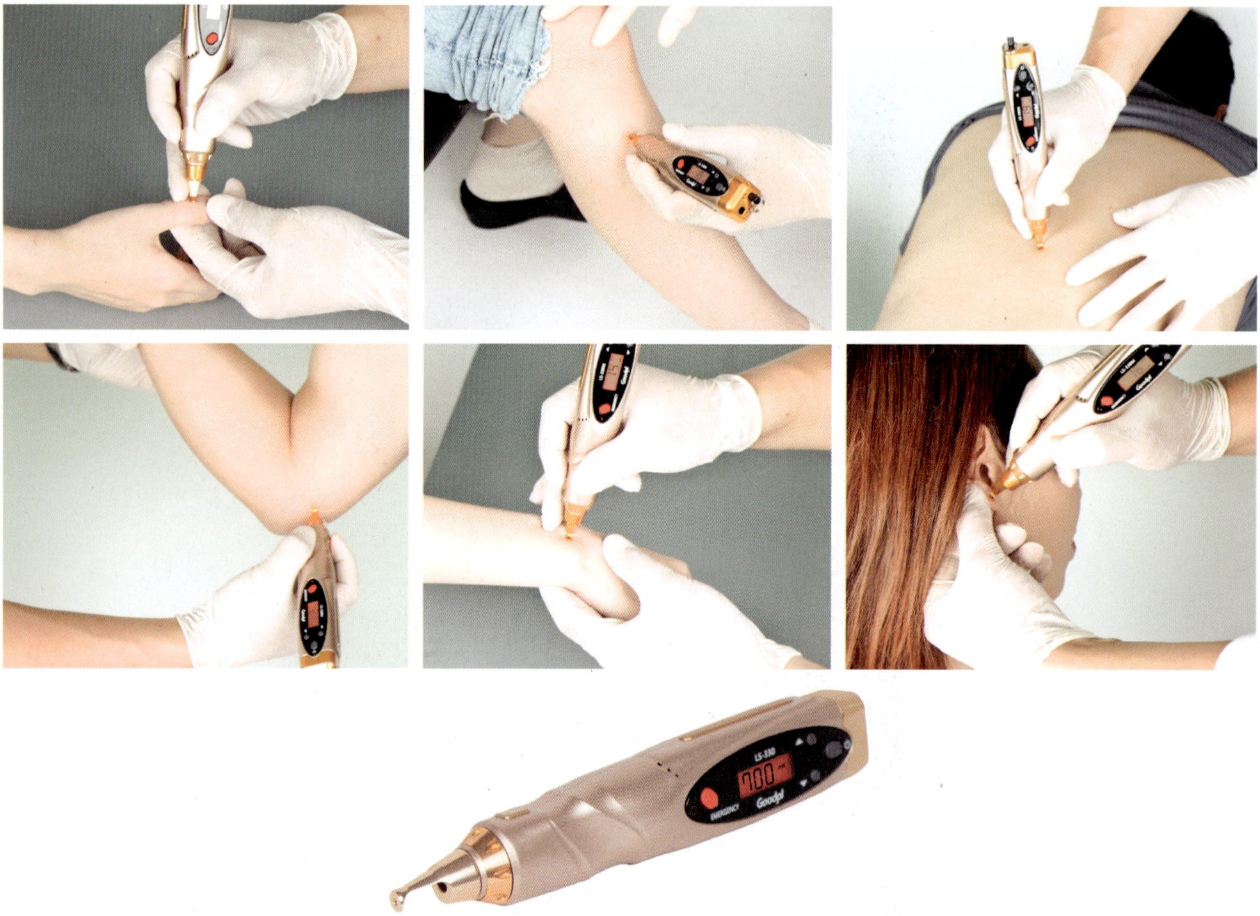

그림 1-21. 레이저침.

⑨ **카트리지 침(정안침)**: 미용을 목적으로 얼굴에 놓는 침을 정안침(면침)이라 한다(그림 1-22). 이때 많은 수의 침을 얼굴에 놓게 되는데, 많은 수의 침을 빠르게 놓을 때 카트리지 침을 사용하기도 한다. 일반적으로 얼굴에만 카트리지 침을 사용하는 줄로 오해하고 있으나, 침 환자가 매우 많은 한의원에서는 카트리지 침을 환자의 일반적인 침자리에 자침하기도 한다.

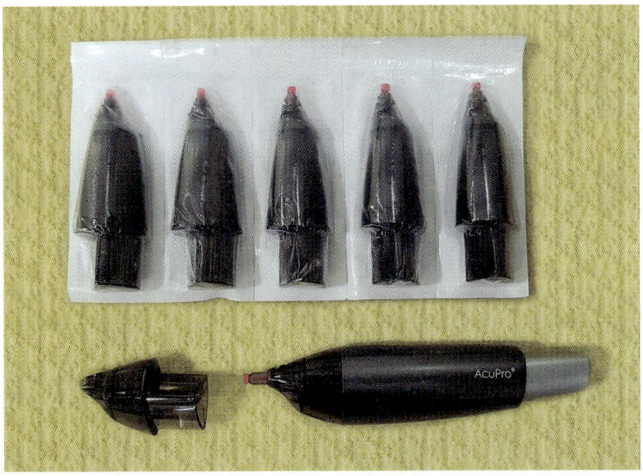

그림 1-22. 카트리지 침(정안침)(아큐프로®).

⑩ **매선침(약실자입요법)**: 미용을 목적으로 사용되는 경우가 많다. **약실을 주사바늘을 이용하여** 찔러 넣는 방식으로 침술에 응용되었는데 안면부, 목, 가슴 등까지 광범위하게 활용된다. 침술 부위의 주변 혈자리를 자극함으로써 순환을 돕고 혈행을 좋게 해 준다고 한다. 시술 부위의 탄력 회복에 활용하는 한편 무릎, 허리, 팔꿈치와 같은 통증 부위에 매선을 하여 통증을 억제하고, 힘줄, 근육, 인대의 재생력을 높여주는 치료를 하게 된다(그림 1-23).

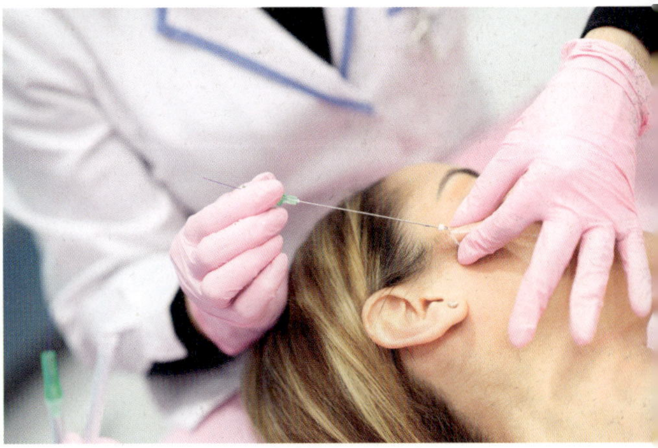

그림 1-23. 매선침.

⑪ **은침(SSP)**: 이 장비는 흡인 컵 내부에 뾰족한 도자가 있어 전기 자극을 통해 침과 비슷한 효과를 내는 방식의 기기이다(그림 1-24). 침을 놓고 전침을 걸기 어려운 국소부위 또는 여타 치료목적으로 활용된다.

⑫ **봉침**: 약침의 일종이다. 일부 국가에서 파생한 벌침요법(살아 있는 벌을 사용)과 다르게 우리의 봉침은 한약의 한 제형으로서 약침액으로 사용되는 것이며, 매우 잘 알려진 약침의 한 종류이기에 '봉침'이라는 별칭으로 통용되고 있다(그림 1-25).

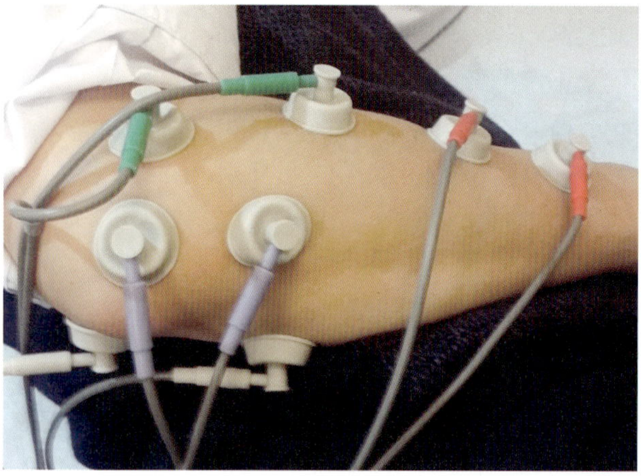

그림 1-24. 은침.

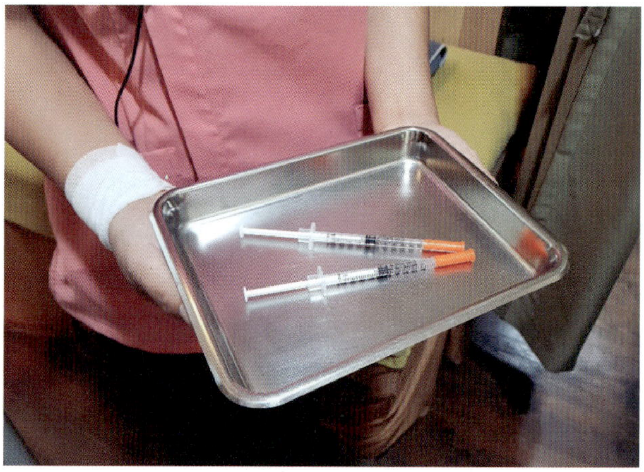

그림 1-25. 봉침.

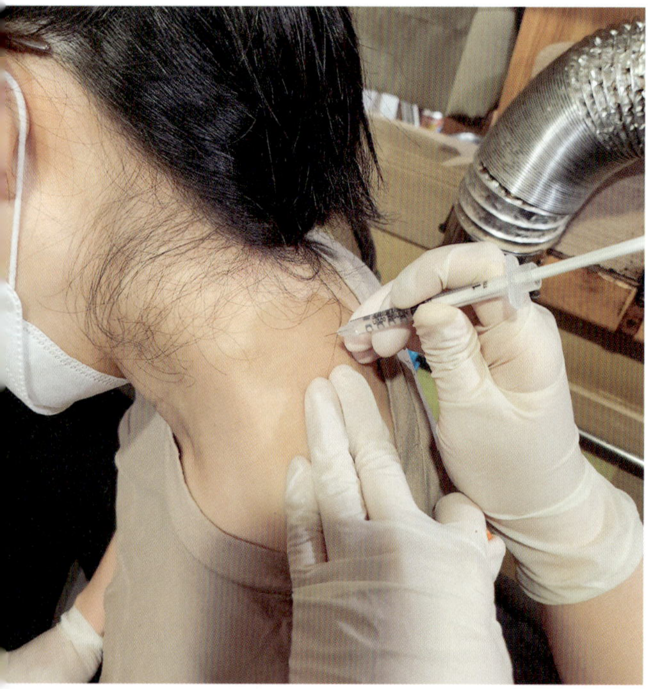

그림 1-26. 약침.

여러 마리의 벌에서 봉독(벌의 독)을 채취하여 혼합, 균일한 독성으로 희석하여 봉약을 제조한 뒤 피하주사의 형식으로 경혈점 또는 아시혈점에 놓게 된다. 과거 양봉업에 종사하는 사람들은 살아 있는 벌을 사용하였지만, 벌마다 독성이 다른 점과 위생 등에 의해 문제가 되기도 하였다. 한의원에서는 약액 또는 분말제의 약을 이용하여 조제하기 때문에 살아 있는 벌을 이용하는 것보다 독성이 균일하고 위생적이며 효과적이고 안전하다.

⑬ **약침**: 한약을 조제하여 위생적인 상태에서 환자의 몸에 피하주사의 형식으로 한약을 주입하는 침으로, 방식은 봉침과 동일하다. 중성어혈약침, 자하거약침, 비만약침 등 한의사 처방으로 조제된 한약을 사용한다(그림 1-26).

(4) 봉침/약침의 조제와 사용

통상 한의원에서는 한약을 다룬다. 봉·약침의 제조는 한의원에서 한의사가 처방하여 만들도록 했지만, 경구 투여하는 한약과 달리 신체에 직접적으로 주사하는 형식을 띠기 때문에 조제가 까다롭다. 이 때문에 외부의 탕전 시설인 원외탕전이라는 곳에 처방전을 전달하고 그곳에서 조제한 위생적으로 밀봉된 약을 사용하는 것이 일반적인 현상이 되었다. 일부 한의원에서는 위생적인 설비를 도입하여 원내에서 약침을 조제하여 사용하는 곳이 더러 있다.

주사기를 사용하기 때문에 환자나 스태프가 '주사를 놓는다'고 생각할 수 있다. 그렇지만 약침술도 엄연한 침술의 일종이고, 약액 또한 한약(침제)으로 처방이 이루어지기 때문에 제약회사에서 전문의약품으로 나오는 주사제, 수액, 약액을 사용하지 않는다.

(5) 차트상으로 본 침술 (그림 1-27)

① **화침술**: 온침과 비슷하여 혼동하는 경우가 있는데, 화침의 경우 침을 놓은 뒤 침에 직접 화력을 가하여 강한 열기를 냄으로써 타격감 있는 치료가 이루어지는 것이기에 온침과 차이가 있다. 필자가 경험해 본 결과 피부의 표면에 살짝 붉은 화상을 입었으며, 피부 속은 약간의 통증이 있다가 서서히 치료되는 느낌을 받았다. 화침술 또한 라이터/토치를 이용하여 직접 열을 가하는 방식과 기기적인 방식이 있다 (그림 1-28).

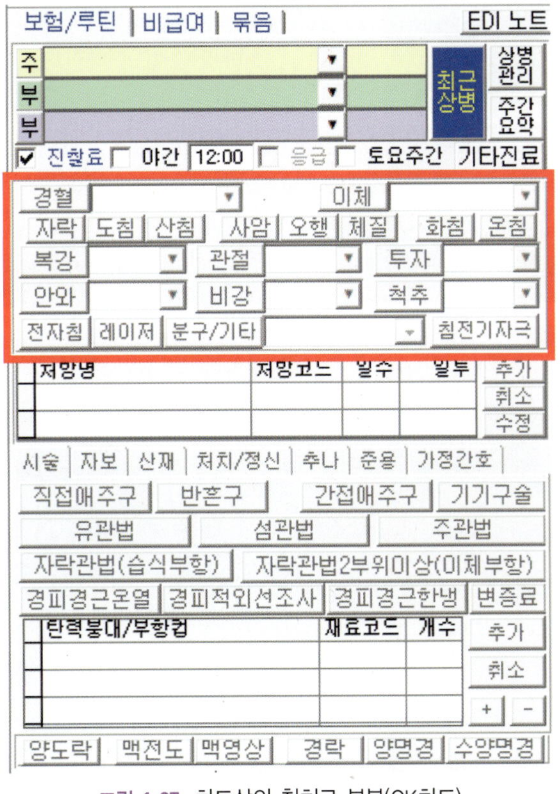

그림 1-27. 차트상의 침치료 부분(OK차트).

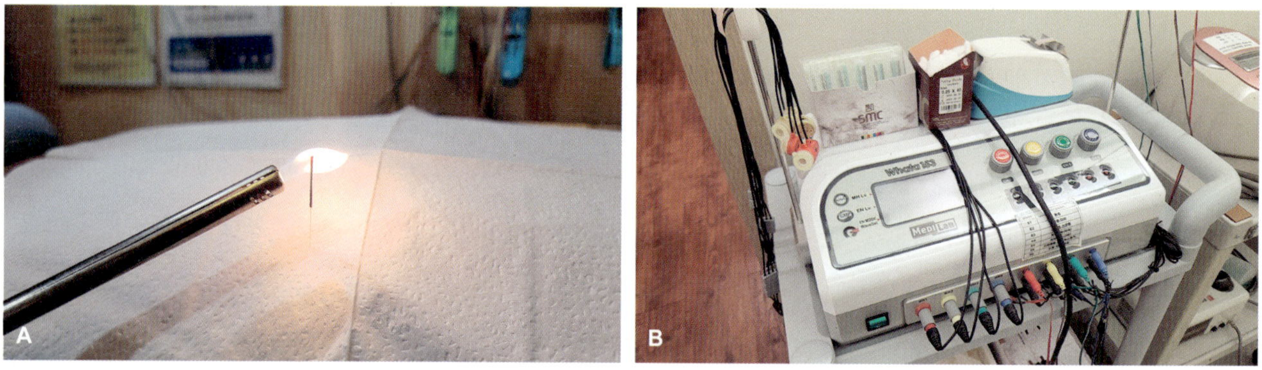

그림 1-28. A, 불을 직접 사용하는 화침. B, 화침 장비(화타 153®).

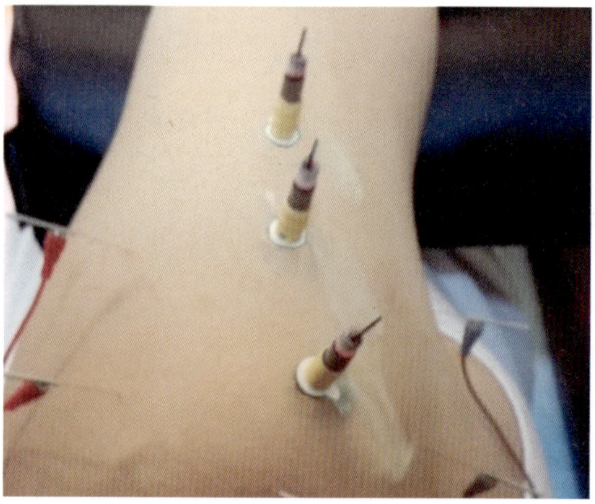

그림 1-29. 온침과 전침을 병행하고 있는 모습.

② **온침술**: 일반적인 침을 놓은 후 침의 손잡이 부분에 뜸을 놓아 따뜻한 온기가 전달되도록 하는 방식의 침술이다(그림 1-29). 현재는 온침이 가능한 기기적 장비도 있다. 뜸 또는 뜸 기기의 사용 중 무엇이 좋은지는 한의사의 진료 스타일에 따라 다르다.

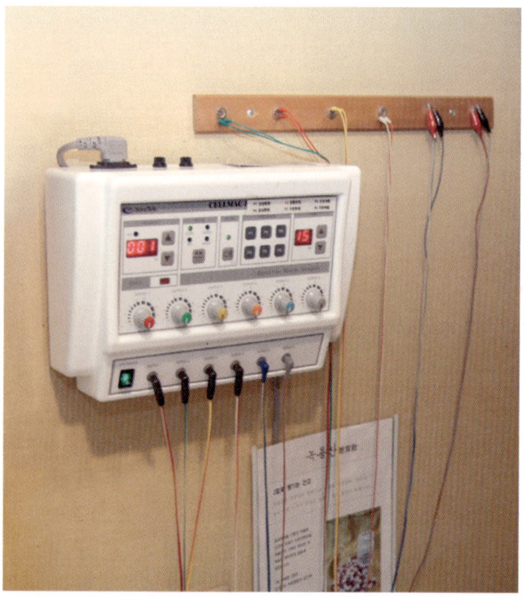

그림 1-30. 침전기자극기.

③ **분구/기타**: 분구침술이라는 것은 몸의 어느 일정한 부위에 침을 놓는 것으로, 손/발/귀/코/머리(두피)/얼굴(안면) 등으로 몸을 나누어 놓는 것이다. 이러한 침술에 자석침 등과 같은 침을 더하여 '분구/기타'로 차트상에 표현되고 있다. 귀에 놓는 침을 '이침'이라 하는데, 보통 T 침을 많이 활용한다.

④ **침전기 자극(침술의 보조기기)**: 이제 한의원에서 전침기(침전기자극기)를 사용하지 않는 곳이 거의 없을 정도로 이 기기는 매우 흔하다. 한의사가 환자에게 침을 놓은 후 침병에 전기선을 연결한 뒤 전기 자극강도를 조절한다. 이때 찌릿한 전기 자극이 환자에게 전달되며, 일정한 전기 자극 파형을 형성하면서 침의 효과를 높여 주는 방식이다(그림 1-30).

⑤ **그 외 차트상의 항목**: 경혈침술, 경혈이체침술, 자락관법/도침/산침, 사암침술/오행침술/체질침술, 경혈부위 등의 내용은 한의사의 고유 영역으로서 깊은 학문지식이 필요한 부분이므로 한방스태프는 이러한 것이 존재한다는 정도로 파악하면 되겠다.

2) 뜸치료(灸法)

침이 우물의 물을 퍼내고 뚫어 흐르게 하는 것이라 보면, 뜸은 '비어 있고 말라 있는 우물에 깨끗한 기운을 채우는 것'과 비슷한 개념이다. (어느 일부의 관점에서 보면) 이를 '**침은 사(瀉)하고, 뜸은 보(補)하다**'라고 한다.

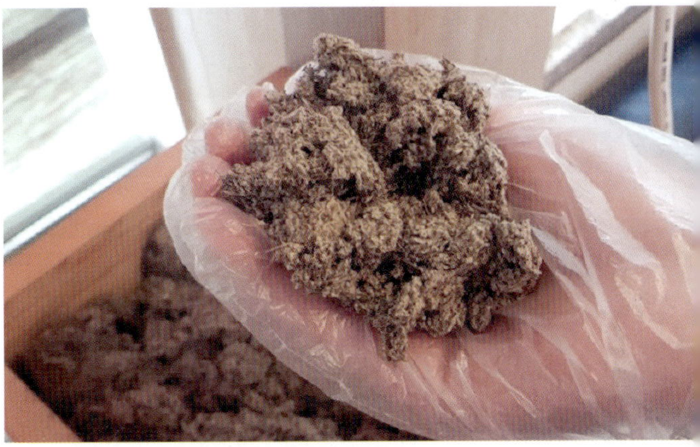

그림 1-31. 뜸치료에 사용되는 쑥.

뜸의 재료에 대해 이야기하자면 쑥을 사용하는 것이 전통이지만, 다양한 재료가 과거로부터 시도되어 왔고 현재는 다른 재료를 사용하기도 한다. 쑥이 연소되면서 발생하는 열은 신체 내부에 깊이 도달하게 되는 속성이 있다. 과거 선조들은 대나무 잎, 솔잎 등 수많은 재료를 환자의 몸에 사용해 보았을 것이다. 그러나 어떠한 물질이 연소하면서 발생하는 열, 연기, 재 등이 치료 과정에 해로울 수 있었을 것이다. 쑥의 경우 그 연기가 인체에 독하지 않고, 열기 또한 치료에 적절하였기에 고대로부터 현재까지 널리 사용되는 것이 아닐까 한다(그림 1-31).

(1) 뜸과 온열치료

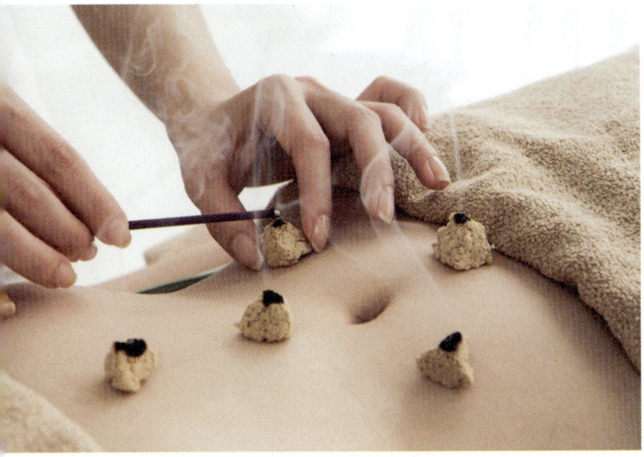

그림 1-32. 뜸시술 모습.

뜸(그림 1-32)은 온열치료의 일종이라고 보지만 확실히 다른 면이 있다. 핫팩, IR(적외선 온열치료), 찜질, 돌 찜질, 전기 찜질 등과 같이 다양한 온열치료가 존재하는데, 뜸의 경우는 여타 온열치료와는 완전히 다른 개념이다.

한 예로, 욕조에 미지근한 물을 붓고 몸을 담근 후 뜨거운 물을 계속 부어 주면 물의 온도가 서서히 올라가며 거의 50℃까지 물속에서 뛰쳐나오지 않고 버틸 수 있다. 그러나 초반부터 50℃ 이상의 뜨거운 물에 몸을 담그라고 한다면 누구도 쉽사리 들어가기가 힘든 것이다.

뜸은 사람의 몸에 직접 붙여 불을 붙이기 때문에 온도가 서서히 올라가게 된다. 그리고 피부 가까이 도달했을 때는 따끔한 정도의 열기가 전달된다. 피하 내부의 온도가 올라가는 정도를 연구한 자료를 보게 되면 꽤 깊은 곳까지 열이 전달(심부열)되어 치료효과를 보인다. 후술하겠지만 온열치료는 기기 또는 핫팩을 몸에 대면 바로 따뜻한 열기가 퍼지게 되는 것이다.

한의학적으로 쑥의 기운을 이야기하자면 복잡해지겠지만, 쑥은 아래로 깊이 들어가는 열기의 속성을 가지고 있어서 우리 몸의 경혈을 따라 흐르는 맥 위에 뜸을 올리는 것은 여타 온열치료와는 다른 치료효과를 보인다고 하겠다.

(2) 뜸의 종류

뜸의 종류는 방대하다. 열을 전달하는 방식으로는 애주구(직접구와 간접구, 현재 많은 한의원에서 사용하지 않으므로 설명은 생략)/애조구(피부에 직접 뜸을 붙이지는 않고, 뜸을 피워 몸에 가까이 댐), 크기로 보면 실뜸/미니뜸/왕뜸, 이 중 왕뜸은 형태에 따라 온통구/마야구/별뜸/항아리뜸 등으로 매우 다양하다(그림 1-33). 본서에서는 보험진료 영역의 뜸과 왕뜸에 대해 설명해 보도록 하겠다.

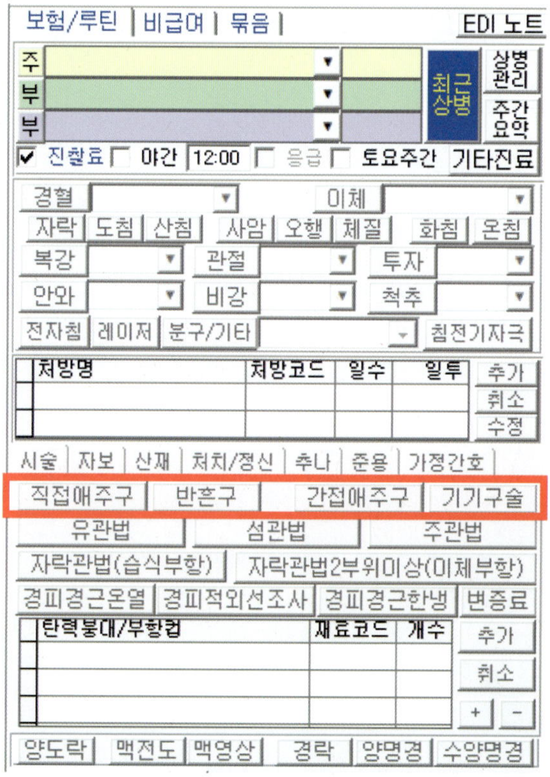

그림 1-33. 차트로 본 뜸의 종류.

① **직접구(직접애주구)**: 고운 쑥, 거친 쑥을 작은 크기로 뭉쳐서 혈자리에 소량의 물로 붙인 다음 불을 붙여 태운다(그림 1-34). 이 경우 화상을 입게 될 수 있으므로 반드시 한의원의 규정이나 한의사의 지침을 받아야 한다. 현재는 화상의 위험성 때문에 많은 한의원에서 간접구를 사용하고 직접구를 사용하는 일은 많지 않다고 하지만, 아직도 직접구를 하는 한의원이 꽤 많이 있다.

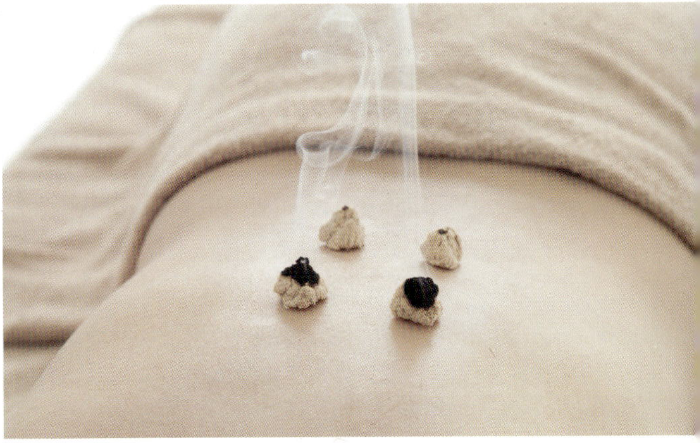

그림 1-34. 직접구.

② **반흔구(화농구)**: 영구적인 흉터가 남기에 반흔구라고 한다. 이는 직접구로 인식되나 한의사의 진료영역에서 이를 반흔구라 할지 직접구라 할지는 혈자리, 치료의 목적에 따라 다르므로 한방스태프가 파악하고 선택할 영역은 아니겠다.

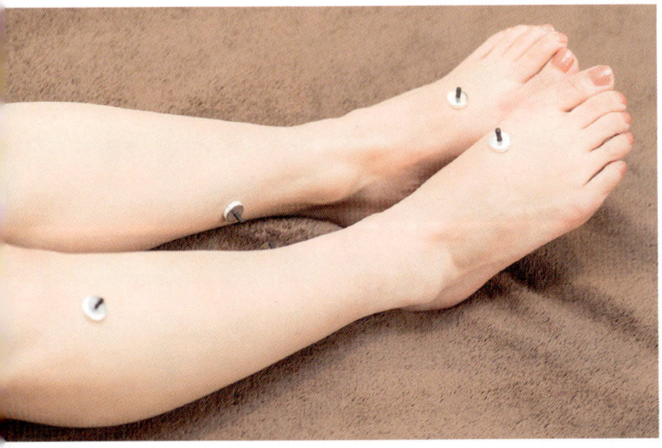

그림 1-35. 간접구.

③ **간접구(간접애주구)**: 뜸과 피부 사이에 물리적인 공간을 두어 화상을 방지할 수 있는 뜸이다(그림 1-35). 뜸과 피부 사이에 약재(생강, 부자, 마늘, 소금 등), 종이, 플라스틱, 쇠로 판을 만들어 그 위에 뜸을 태우는 방식인데 제품마다 효능과 성능, 사용방식이 조금씩 다르므로 한의사의 지도를 받아 숙달해야 한다.

④ **기기구술(전자뜸)**: 기기로써 뜸의 효능을 재현한 제품을 활용하기도 한다. 가운데에 구멍이 있어 온침으로도 활용이 가능하다(그림 1-36).

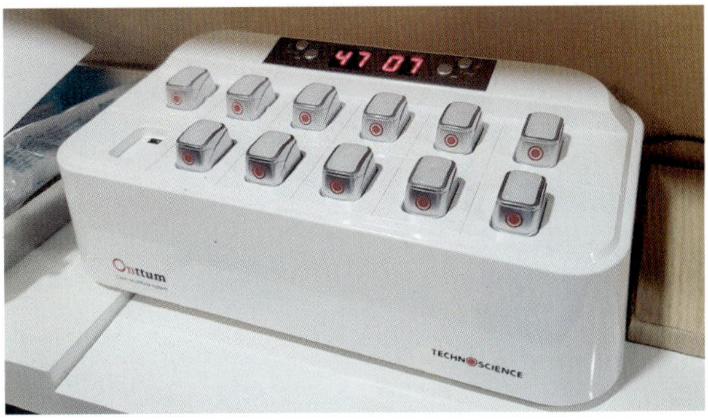

그림 1-36. 전자뜸.

⑤ **왕뜸(대애주구)**: 왕뜸은 사실상 한의원에서의 마케팅 용어이며, 대애주구라 불리는 것이 맞다. 대애주구는 일정 정도 커다란 뜸을 광범위한 혈위 또는 신체의 깊은 장부에 열기가 도달하도록 하는 목적을 가진다. 뜸의 양과 지속시간은 한의사의 처방으로 이루어진다.

대애주구의 일종인 마야구(그림 1-37)의 경우 보건복지부에서 '간접애주구'로 사용할 수 있음을 통보하였다. 많은 한의원에서 이러한 왕뜸의 운용은 한의원의 운영방식에 따라 비급여로 책정하는 경우도 있다.

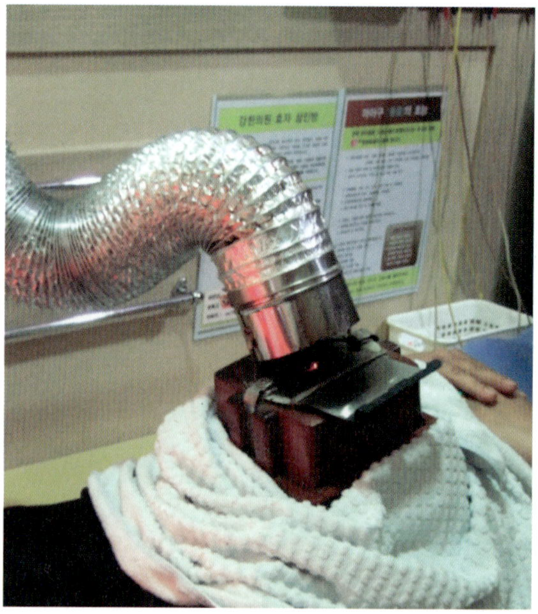

그림 1-37. 대애주구의 일종인 마야구.

3) 한약

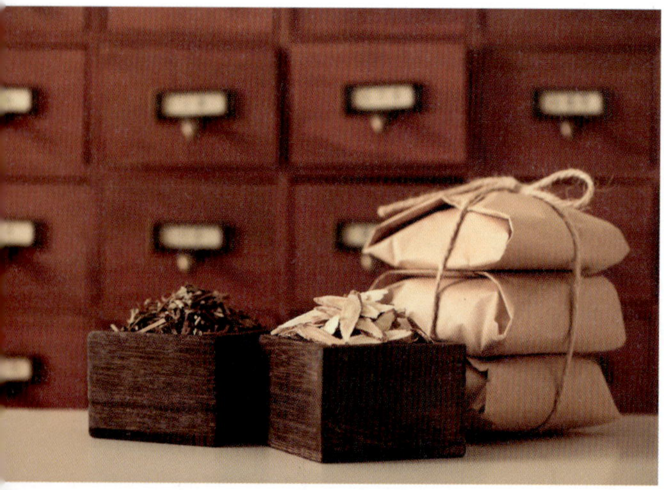

그림 1-38. 한약.

이 책을 처음 구상할 때 '**함께 일하게 될 한방스태프에게 이 방대하고 심오한 한의학의 개념을 어떻게 이해시켜야 할까?**'라는 질문에 봉착했다. 그때 가장 먼저 떠오르면서 필자의 생각을 복잡하게 만든 부분이 '한약'이다. 한의원을 떠올리면 한약 냄새, 침이 떠오르는 것이 당연한데 이 부분이 참 어렵다. 한약이 대체 어떻게 효능이 좋은지, 종류는 어떻게 되는지에 대하여 알기 어렵기 때문이다. 수박 겉핥기로 간단히 설명한다 해도 장황해질 수밖에 없는 점 양해 바란다(그림 1-38).

작금의 한의사들은 한약 물질에 대해 수없이 연구하고 있다. 현대 서양의학에서 행해지는 '장기 적출 환자'에 대한 한의학의 관점, 서양의학적 수술 후 회복에 대한 한의학의 관점, 새로 창궐한 질병에 대한 한의학의 관점 등 급변하는 환경과 새로운 진단 및 치료 기술 속에서 한의사들은 연구를 거듭하고 한의학적 해석과 치료법을 내놓고 있다. 이에 한약 또한 현대과학의 영역에서 연구되고 있다.

현대의학의 발전과 더불어 한약의 속성과 성분을 연구하면서 한약재의 유효성분에 대한 관심이 커지고, 이를 규명하는 연구가 많이 진행되고 있다. 그러나 인간이 규명한 한약재의 어떠한 유효성분이라는 것은 거대한 한의학에서 그저 일부일 뿐이다. 약의 성질, 맛, 향, 성향과 방향성 등 과거에 선조들로부터 연구되어 약을 복용한 뒤 나타나는 치료 현상이 중점인 한약의 경우에는 현대의학적 유효성분의 규명은 그리 중요하지 않다고 보는 측면이 있다. 약재 상호 간의 궁합, 달였을 때 오묘하게 흐르는 향기 등도 약효를 낸다 하였다.

부연설명을 하자면 '마황'이라는 약재의 경우 에페드린, '옻'에는 우르시올, '산조인'에는 주주보사이드 등의 성분이 있다고 연구되었다. 한약재의 이러한 유효성분을 나열하여 마치 그 약재가 그 유효성분 때문에 효능이 있는 것이라고 오해하는 것은 금물이다. 고대 한약 연구의 우수성은 지금의 학자들을 놀라게 한다. '주사(朱砂)'라는 약재의 경우 동의보감에서는 '많이 쓰면 치매에 걸린다'라는 내용을 포함하고 있다. 현대에 이르러 수은을 많이 함유하고 있음이 알려진 '주사'는 이미 허준이 살고 있던 시대에도 '주사'의 오남용을 경고하고 있으니, 수은의 위해성을 이미 알고 있던 당대의 의학 수준에 후대의 한의사가 놀라지 않을 수 없는 것이다.

그러므로 한약을 양약의 선상에서 판단하고 생각하면 큰 오산이다. 앞서 설명한 것과 같이 한의학은 신체를 통틀어 병증을 진단한다. 치료 또한 허리가 아파서 진료를 받아도 신체를 통틀어 치료하게 되는 것이다. 허리가 아파서 방문한 환자에게 허리에 침을 놓기보다는 '식적요통'을 진단하여 소화제를 처방하는 한의사가 있는 것처럼, 한의학/한약의 세계는 오묘하고 놀랍기만 하다. 따라서 한방스태프는 한의원에 근무하면서 한의사의 처방을 신뢰하고 한약의 올바른 인식을 견지한 가운데 환자를 응대해야 한다.

(1) 한약의 형태

한약은 과거로부터 탕제, 산제, 환제, 고제, 단제 등 매우 다양한 형태로 발전되었고, 이러한 형태로 먹거나 환부에 붙이거나 향기를 쏘이게 하거나 해당 약액으로 씻는 등 사실상 양약과 크게 다르지 않게 보일 수도 있다.

이러한 형태의 구분은 약의 소화 흡수, 약이 몸 안에서 붕괴(알약의 형태 등)되는 속도를 감안하여 약재의 특성상 가열하면 안 된다든지, 방향성이 있어서 다루기 까다롭다든지, 응급약처럼 늘 상시 보관하거나 지녀야 한다든지 하는 목적을 달성하기 위하여 발전해 왔다.

현재 한의원에서 많이 사용하는 방식만을 열거해 보겠다.

짚고 넘어가기

❐ 수치(修治)법제. 한약재의 1차 가공

한약은 '수치법제'라는 말이 있다. 이는 약의 최종 형태(탕/환/고/단제 등)에 도달하도록 만들기 전에 한약의 원료가 되는 약재를 '1차 가공'하는 것을 의미한다.

황기라는 약재의 경우 꿀물에 불린 다음 그것을 볶아 수분을 증발시켜 버리면 '밀구 황기'가 되는 것이다. 쉬운 예를 들어, 우리가 김장김치를 담글 때 배추, 소금, 고춧가루, 새우, 무채를 마구 섞어 버무리지 않는다. 배추는 소금에 절이고, 새우는 젓갈로 만들고 숙성시켜 김치의 재료로 쓴다. 김치찌개의 경우는 어떠한가? 배추, 소금, 고춧가루, 새우, 무채를 배합하여 끓인다고 김치찌개가 되지 않는 이치와 같다. 김치찌개는 김치라는 재료가 있어야 하기 때문이다.

이처럼 한약 또한 한약재의 전처리 과정인 수치법제를 통하여 가공된 약재를 사용하게 된다. 수치법제를 잘한 한약재를 사용한 한약은 올바른 약효를 낸다. 대부분의 한의원에서는 수치법제를 통한 한약재로 한약을 만든다.

- 독성 및 부작용의 완화 또는 제거
- 약성을 변화 또는 완화
- 약의 효과 증대
- 약의 작용 부위를 변화 또는 증대
- 조제 및 제조의 간편화
- 약재를 청결하게 저장 용이
- 약의 향과 맛의 변화로 복용이 용이하게 함
- 잡질(불순물, 약효 없는 부위)을 제거하여 약을 순수하게 함

① **탕제(湯劑)**: 흔히 우리가 알고 있는 한약의 형태로서 약재를 넣고 달여 먹는 것을 의미한다. 쌍화탕, 십전대보탕 등이 있다(그림 1-39).

② **산제(散劑)**: 약재를 가루 내어 복용하는 방식이다. 현재 한의원에서 보험산제로 쓰이는 단미엑스산혼합제(가루약)와는 다르다(그림 1-40).

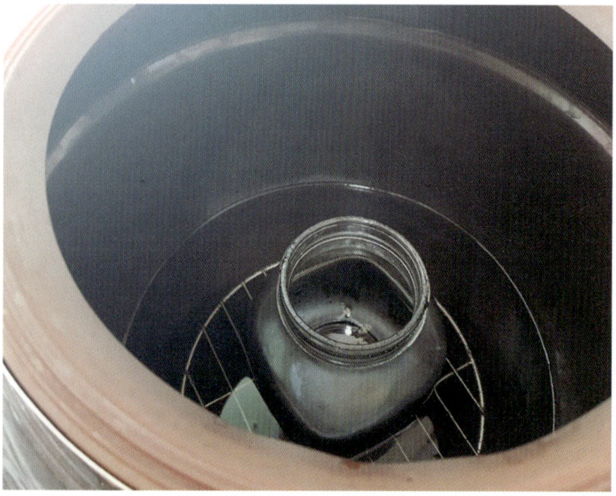

그림 1-39. 탕제.

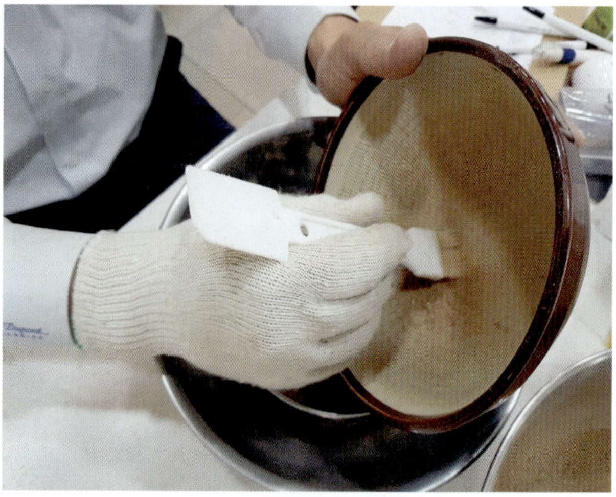

그림 1-40. 산제.

③ **환제(丸劑)**: 탕제로 만들 수 없는 한약이 있다. 끓이게 되면 약효가 소실되는 한약재가 그러하다. 이러한 한약재로 약을 만들 때는 환제로 만들기도 하며, 약을 상비하여 신속하게 복용해야 할 때도 환제로 만든다. 우황청심환과 같은 경우가 해당된다. 환제는 그 크기에 따라 부르는 호칭이 있다(그림 1-41).

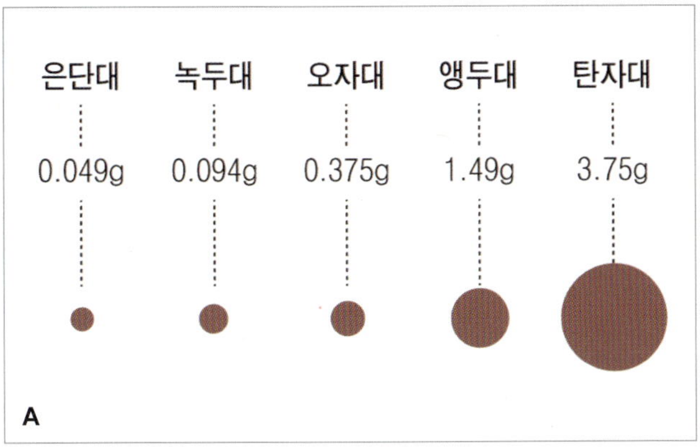

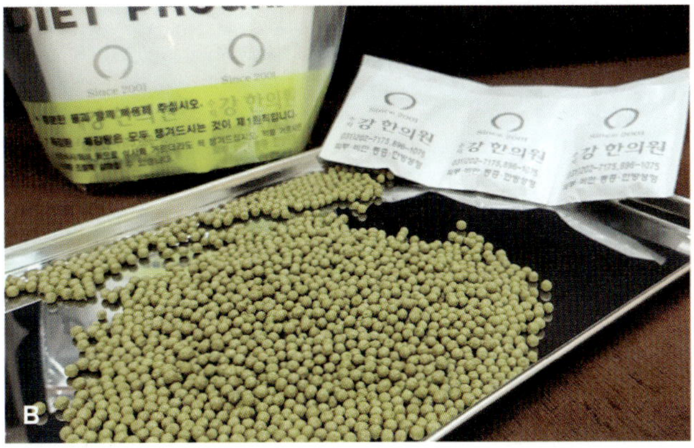

그림 1-41. A, 환제의 크기에 따른 일반적인 명칭. B, 환제.

④ **고제(膏劑)**: 외용제의 형태와 떠먹기 좋은 형태의 약을 말하는데 외용제는 고약, 자운고 등과 같이 장기간 보관할 수 있고 손쉽게 사용되게끔 만든 것이고, 경옥고와 같이 꿀을 사용하여 장기간 복용할 수 있게 한 것이 있다(그림 1-42). 탕약의 경우 '달이는 정성'이라 하여 매일 첩 수를 정하고 먹을 때마다 달여 먹었다. 그러나 냉장보관이 어려웠던 과거에는 부패나 변질이 쉽게 되지 않는 '고'의 형태로 만들어 장기간 복용하는 한약을 한꺼번에 많이 달여 복용하였다.

⑤ **단제(丹劑)**: 외용제 또는 내용제(먹는 약)에 사용되는데 환제의 형태를 띠기 때문에 간혹 헷갈릴 수가 있다. 환제와 단제는 우선 엄격한 구분이 없기 때문에 혼용된 개념이라고 보면 된다(공진단, 천왕보심단 등)(그림 1-43).

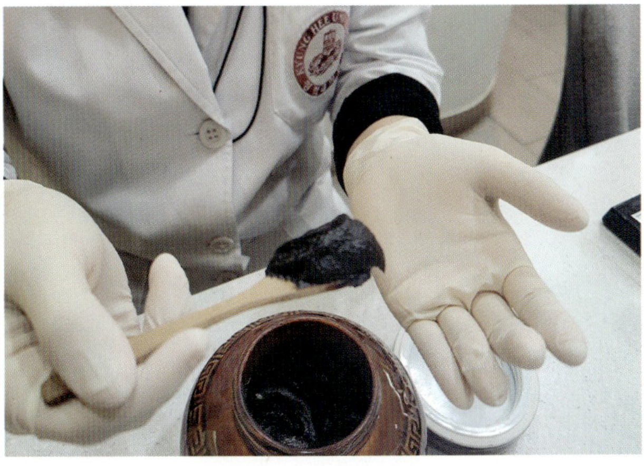

그림 1-42. 고제(경옥고).

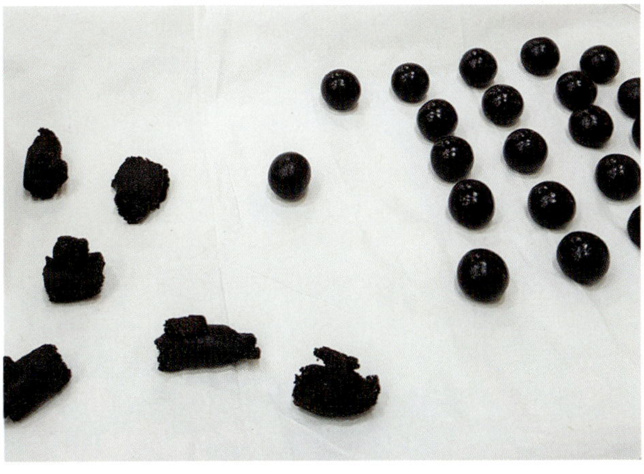

그림 1-43. 단제.

⑥ **그 외의 제형**: 주제, 약로, 정제, 병제, 조제, 선제, 훈제 등 종류가 다양하겠으나 잘 사용하지 않는 한약의 제형이다. 그러나 일부 한의원에서는 사용되고 있으니, 이와 같은 특수한 경우는 해당 한의사의 지도를 받으면 되겠다.

⑦ **현대식 제형**

- **엑스산제, 엑기스제, 단미엑스산제, 단미엑스산혼합제**: 한약을 전탕 추출하여 그 약액을 건조한 뒤 옥수수 전분과 같은 것을 혼합한 형태를 말하며, 이러한 형태는 탕약 복용의 불편함을 해소하고자 개발되어 현재 널리 사용되고 있다(그림 1-44). 그러나 같은 한약을 만들어 복용할 때 탕약은 약의 온도, 향기, 맛 등 오감을 동원하여 복용하지만, 엑스제의 경우 그렇지 않으므로 약효가 동일하지는 않다고 주장되기도 한다.
- **연조엑스(단미엑스산혼합제)**: 단미엑스산혼합제를 약간 **고와 탕의 중간 형태로 응축한 것**을 말한다. 즉, 가루약으로 복용이 불편한 경우 연조엑스 형태의 **짜먹는 약**으로 조제하기도 한다(그림 1-45). 단미엑스산혼합제의 경우 구미강활탕, 오적산 등은 입에 털어 넣거나 물에 타 먹기에 양이 많았는데 연조엑스로 개발되어 먹기 간편해진 면도 있다.

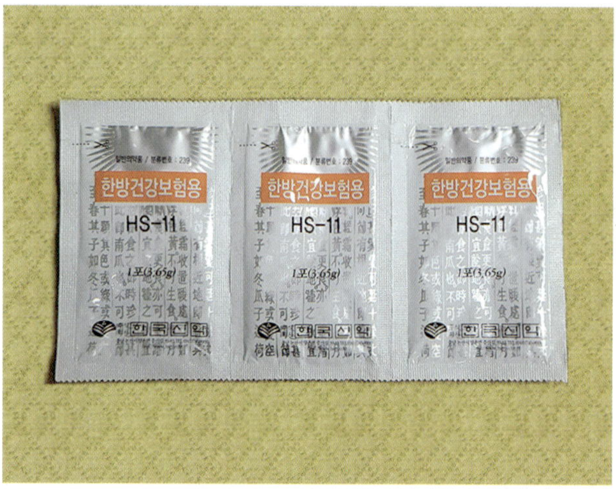

그림 1-44. 가루 형태로 된 엑스제.

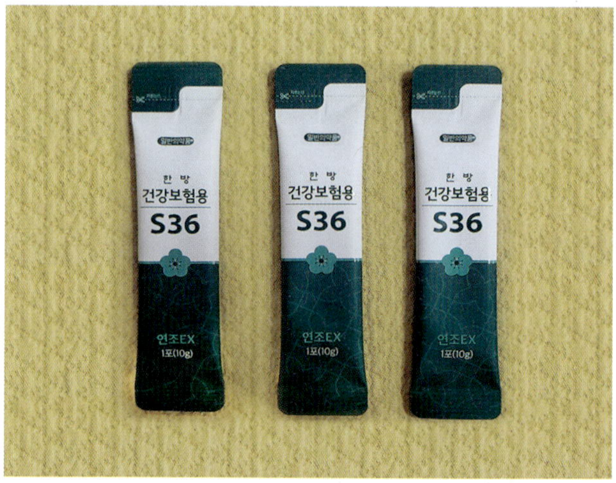

그림 1-45. 연조EX.

- **정제(단미혼합엑스제)**: 단미혼합엑스제를 부형제와 함께 **알약으로 만든 형태**로서 대개 1~2알이 성인 1회 분량으로 책정되어 만들어졌다. 그러나 전통의 정제와는 형태가 다른 타정기를 이용하여 압력을 가해 알약을 형성하는 방식으로, 위장에서 빠르게 붕괴되는 속성을 지닌다. 맛이 쓴 황련해독탕(그림 1-46) 등 탕제/산제/연조제로 복용할 경우 맛과 향이 쓰고 강한 약에 제격이다.
- **과립제**: 과립제의 경우 산제와 다르게 입자가 크고 물에 잘 녹는 속성을 지닌다(그림 1-47). 결과적으로는 단미엑스산제와 거의 비슷하며 만드는 방식도 비슷하다고 하겠다.

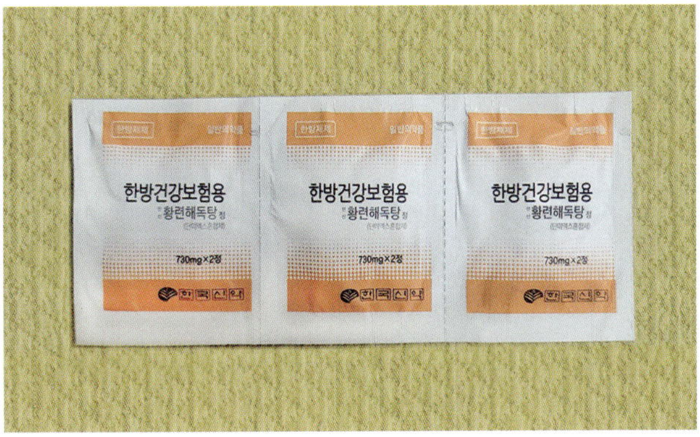

그림 1-46. 정제(황련해독탕).

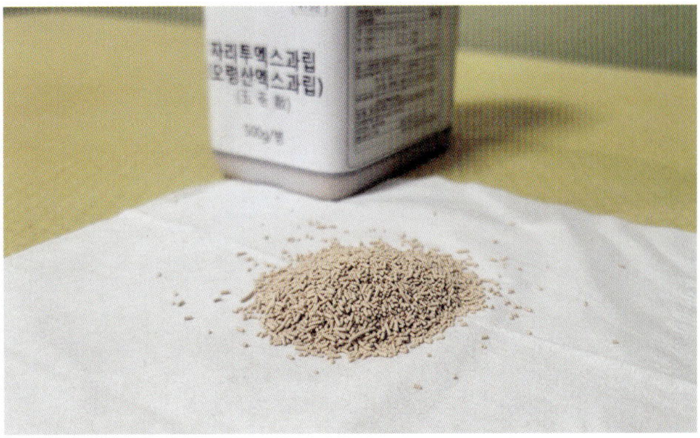

그림 1-47. 과립제.

⑧ **침제(針劑)**: 약침/봉침이라 불리는 치료술에 사용되는 한약을 말한다(그림 1-48). 실제로 찾아보면 한의원 내에서 침제를 조제하여 약침술에 활용하는 한의원이 더러 있다. 과거 수십 년 전만 하더라도 침제를 조제하기가 매우 어려웠으나 장비와 기술의 발달, 한의사의 연구와 노력 덕택에 이것이 원내에서 가능해진 것이다. 그러나 추정할 수는 없겠지만 대부분의 한의원은 원외탕전이라는 탕전 시설에 처방전을 주고 조제하여 사용하고 있다.

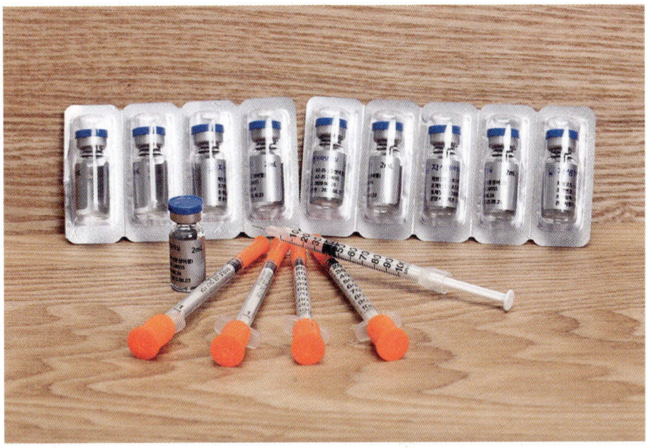

그림 1-48. 침제(약침액).

짚고 넘어가기

❐ 보약/치료약/일반약

'보약 한 제 지어 먹었다'는 말을 흔히 한다. 한의원에서 보약은 비싼 약이다. 그래서 사람들은 한의원의 보약이 비싸고 치료약은 이보다 싼 것으로 인식한다. 그러나 동의보감을 들여다볼 때 보하는 약이 있고 사하는 약이 있는가 하면, 이것도 여러 종류로 나뉘고 보약이라는 거대한 카테고리가 없다. 그저 후대의 사람들이 한약을 보약과 일반 치료약으로 구분하기 시작한 것이다. 이는 사향/인삼/녹용과 같이 다른 약재와는 비교가 안 될 정도로 비싼 한약재를 사용한 한약의 경우 어쩔 수 없이 비용을 더 받게 된 것이 유래가 된 것이다. 쌍화탕에 녹용이 들어가지 않으면 다소 저렴하고 녹용을 넣으면 비싼 보약이 되는 것과 같다. 그러나 쌍화탕은 원래 비싸든 싸든 보약이 맞다. 현재는 보약이라 하면 녹용/녹각/자하거/귀판교와 같이 비싼 약재가 들어 있어서 비싼 비용을 받는 약의 총칭을 보약이라 일컫지만, 결국에는 정확한 말은 아니라 하겠다.

(2) 식치요법 한약

식치요법이라 함은 한약을 전탕 또는 가공하여 그 한약 자체를 복용하거나, 밥에 한약을 섞어 지어 먹는 등의 방식으로 치료하는 방식이다.

(3) 그 외의 한약

외용제로 쓰이는 첩포제, 흔히 파스라 불리는 것들, 한방 스프레이 등과 같이 형태는 양약으로 보이겠으나 한의학의 한방 유래 성분을 담고 있어 한약 및 한방제제로 사용되는 것들이 있다(그림 1-49). 한의원에서 마치 약국에서나 판매하는 물품을 판매하는 것처럼 보일 수 있으나 엄연히 한의사가 처방하는 것이므로 한약이라 굳게 인식해야 하며, 양약의 첩포제, 도포제, 분무제와 같은 것들과 완전히 다른 효과를 낼 수 있음을 주지해야 한다.

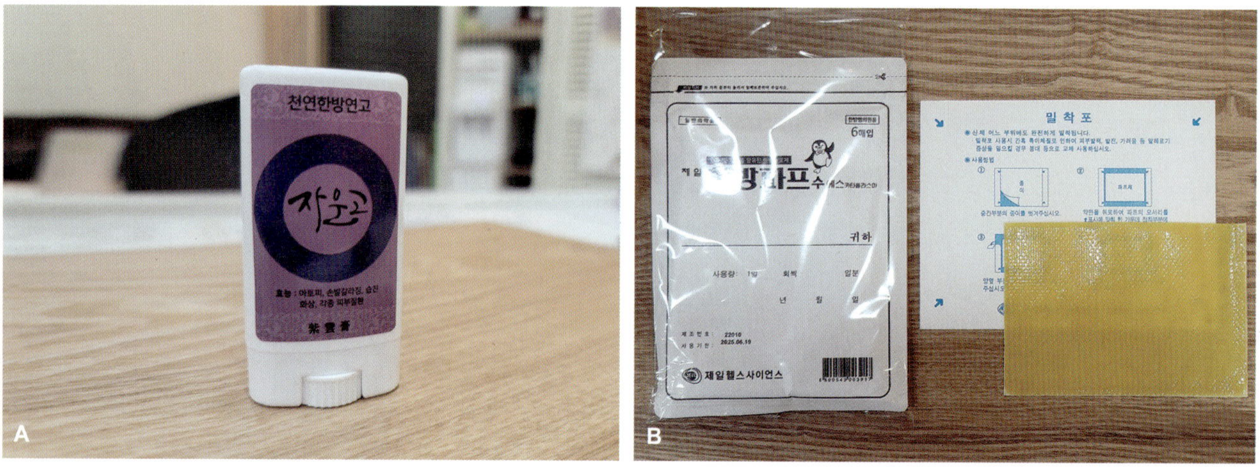

그림 1-49. A, 자운고(한방외용제). B, 한방파스(한방 첩포제).

(4) 한약을 먹을 때 같이 먹으면 안 되는 음식

처방된 한약과 성질이 상극이거나 서로 맞지 않거나 약의 흡수를 방해하게 되는 음식이 있을 수 있다. 그 내용은 매우 방대하기 때문에 모두 열거할 수 없다. 한약을 어떤 분야의 한의학적 근거로 달였는지에 따라 다르기도 하다. 동의보감인지 사상방인지, 고방인지에 따라 금기 음식을 판단하는 기준이 다르다.

후술하겠으나 결국 이 영역은 한의사의 영역이며, 한방스태프는 환자가 한약을 수령하여 복용을 시작할 때 한의사가 적시한 복용 시 주의사항과 피해야 할 음식(복약법)을 반드시 숙지하여 환자에게 교차 환기시켜야 한다.

(5) 한약의 조제

한의사가 본인이 운영 중인 한의원에 탕전 시설을 갖추고 직접 한약을 달여 처방하는 것을 '원내탕전 또는 자체탕전'이라 하며, 양방의사처럼 처방을 내어 한약국 또는 공동탕전 시설을 이용해 한약을 달이게 되면 이를 '원외탕전 또는 공동탕전'이라 부른다. 이처럼 한약은 직접 한의원에서 달이기도 하고 한의원 밖에서 달이기도 한다.

여기서 스태프가 가끔 간과하거나 혼동하는 부분은 한의원에서 원외탕전의 약을 구매하여 판매하는 것을 일종의 한약 유통·판매로 오인하기도 한다는 것이다. 또한 네트워크 한의원에서도 본사로부터 약을 공급받아 판매하는 것처럼 보일 수도 있으나, 네트워크 한의원의 본원/본사가 자신들의 네트워크 한의원만 이용할 수 있는 공동탕전원을 운영하는 경우가 대부분이다. 따라서 엄연히 모든 한의원은 원외탕전에서 소화제를 주문하더라도 반드시 처방전을 내어 조제된 약을 받아 환자에게 처방하는 것임을 명심해야 한다(그림 1-50).

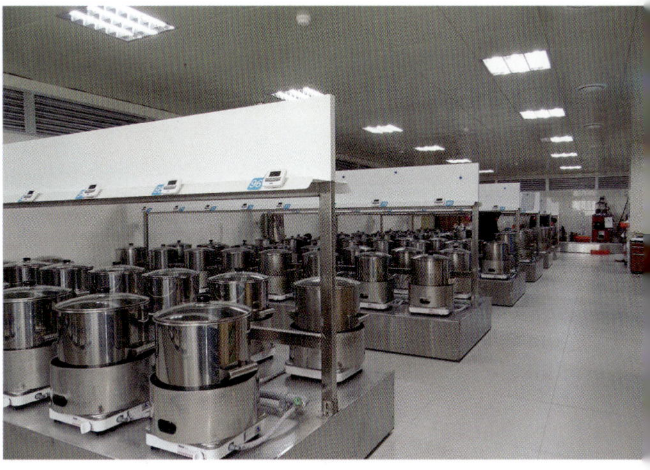

그림 1-50. 원외탕전원.

한약은 서두에 설명하였듯이 여러 제형을 가진다. 그중에서 탕제의 경우 원내에서 약을 달이는 경우가 많다.

(6) 한약의 판매? 처방?

한약은 그 어떠한 약을 막론하고 한의사가 처방·조제 한다. 한의원에서는 간단한 일반의약품 소화제(제약회사 생산분), 한방파스라고 하더라도 한의사가 처방해야만 환자가 복용하고 사용할 수 있는 것이다(마찬가지로 약국에서는 약사의 지도하에 약을 구입할 수 있다). 마치 편의점에서 물건을 사듯이 가판대에서 골라 마음대로 구입하는 것은 의료법 위반이므로 반드시 한의사와 상담 후 처방을 받아야 한다.

4) 부항치료

부항법은 그 기전을 모두 설명하기에 복잡하고 내용 또한 방대한 하나의 치료술이다. 한의원에서 근무하는 사람으로서 복잡한 설명을 빼고 단순하게 알아야 할 의학적 지식으로만 놓고 보자면, 부항이란 '어혈'에 집중한 치료의 한 형태라 보는 것이 옳을 것이다. 어혈은 죽은 피, 정체된 피, 정체되어 오염된 피, 제 기능을 하지 못하는 피 등 다양한 한의학적 해석이 존재하므로 논란의 여지는 있겠으나, 결국 어혈은 좋지 못하므로 빼내든 풀어 버리든 해야 하는 것이다. 부항술은 이러한 어혈의 치료에 한몫하고 있다. 부항 컵에 음압을 발생시켜 살을 잡아당김으로써 어혈을 풀어 주는 방식이 되겠다.

(1) 차트에서의 부항 (그림 1-51)

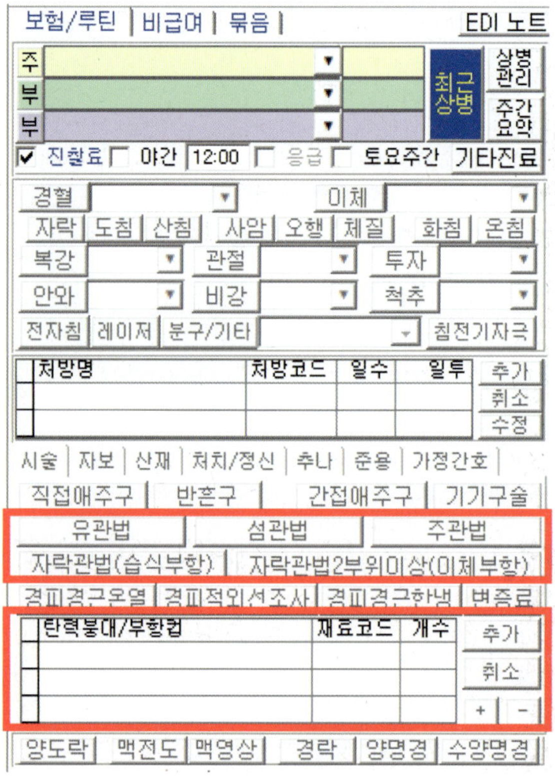

그림 1-51. 차트상에서의 부항.

① **유관법**: 부항을 붙인 다음 일정 시간 동안 그대로 둔 뒤 떼어 내는 방식이다(그림 1-52).

② **섬관법**: 부항을 붙였다 떼었다 반복하다가 색소 반응(멍이 들거나 붉게 됨)이 일어나면 중단하는 치료방식이다.

③ **주관법**: 피부에 윤활제(바셀린, 자운고, 부항 로션 등)를 발라 미끄럽게 한 다음 부항을 붙인 뒤 환부 주변을 왔다 갔다 하거나, 경혈/경근을 따라 움직이며 자극을 주는 방식이다(그림 1-53).

④ **자락관법**: 피를 뽑는 방식으로 환자의 환부에 자침하여 출혈을 유발시킨 뒤 부항을 부착하여 어혈의 원인이 되는 피를 뽑아내는 방식이다(그림 1-54). 사혈부항, 습부항, 습식부항이라고도 한다.

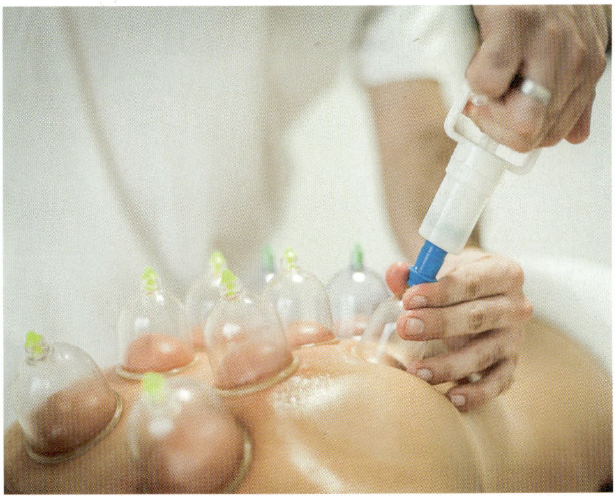

그림 1-52. 일반적인 부항술의 모습.

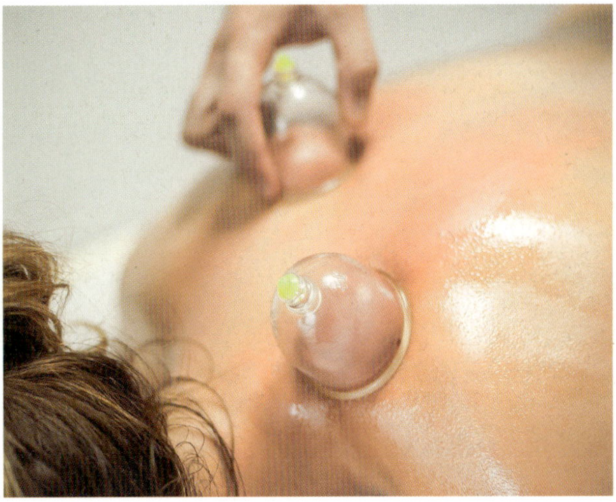

그림 1-53. 주관법을 시행하여 견갑골 부위가 붉게 된 모습.

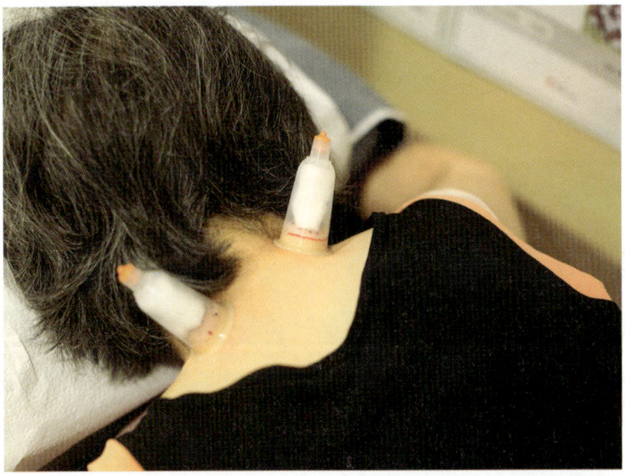

그림 1-54. 환자의 목에 사혈부항(습부항)을 부착하여 사혈하는 모습.

(2) 부항을 원내에서 부르는 방식

한의원 내에서는 유관법, 주관법, 자락관법이라 부르지 않고 건부항, 습부항이라 부르고 있다. 한의사와 직원이 부르기 쉽게 만들어 굳어진 표현인 것 같다.

건부항(건식, 건조하다는 뜻)	습부항(습식, 습하다는 뜻)
피를 빼지 않는 부항	피를 빼는 부항
• 유관법 • 섬관법 • 주관법	• 자락관법 • 자락관법 2부위 이상

(3) 부항치료의 반응

부항술을 환자가 받게 될 경우 색소 반응(자색 반응)이 일어나게 되며 때로는 수포 반응(물집)이 일기도 한다(그림 1-55). 자락관법(사혈부항)을 하게 될 때는 많은 피가 흘러 놀라기도 한다. 이는 부항술의 자연스러운 현상이니 환자보다 놀라지 말아야 한다.

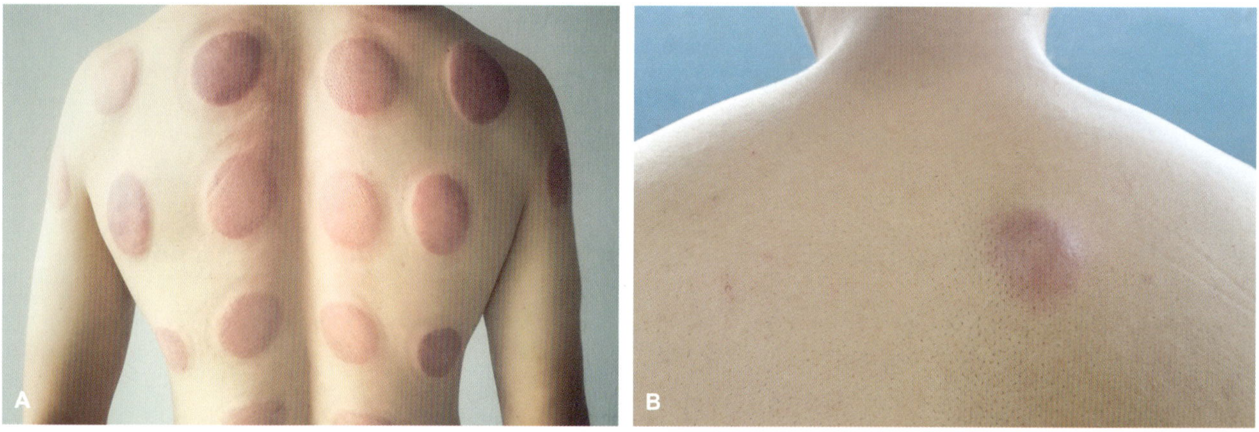

그림 1-55. A, 자색 반응. B, 수포 반응.

(4) 불부항

도자기 불부항과 유리 불부항으로 나뉘는데, 도자기 불부항(그림 1-56)은 토치를 이용하고 유리 불부항은 알코올을 이용한다는 발화 수단에서의 차이가 있겠으나 효능은 비슷하다. 과거의 유리 불부항의 경우 유리 안에 뜸 또는 약한 알코올을 묻힌 종이를 태워 산소를 연소시켜 음압을 발생시켰다.

부항술의 모든 행위가 가능하겠으나, 불부항은 환자의 환부에 따뜻하거나 뜨거운 열감이 전달되어 더욱 시원한 느낌이 들어가므로 환자들이 다소 선호한다.

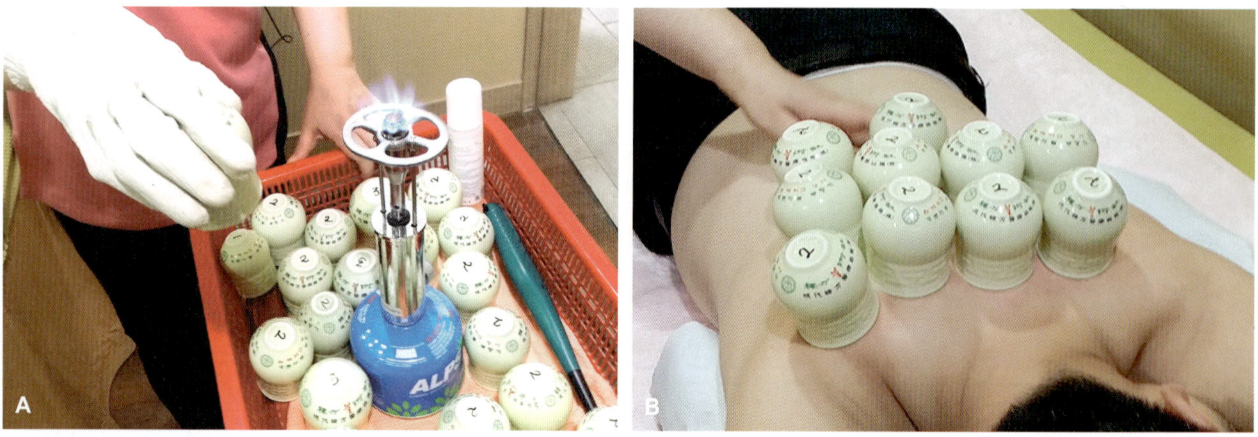

그림 1-56. A, 도자기 불부항에 불을 넣는 모습. B, 불부항이 등에 부착된 모습.

(5) 전동부항

기계적인 전동 부항술이며, 흡입의 압력을 설정할 수 있고 흡입 압력이 자동으로 높아지고 낮아지는 기능을 통하여 경혈 자극 효과도 볼 수 있는 장비술(기기술)이다(그림 1-57).

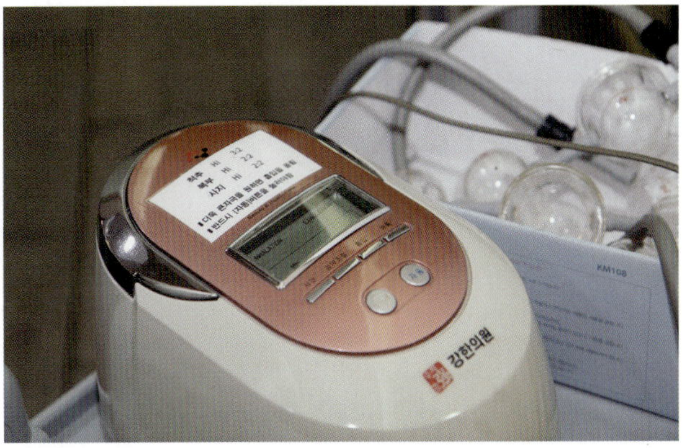

그림 1-57. 전동부항.

5) 온열·한랭 치료 (그림 1-58)

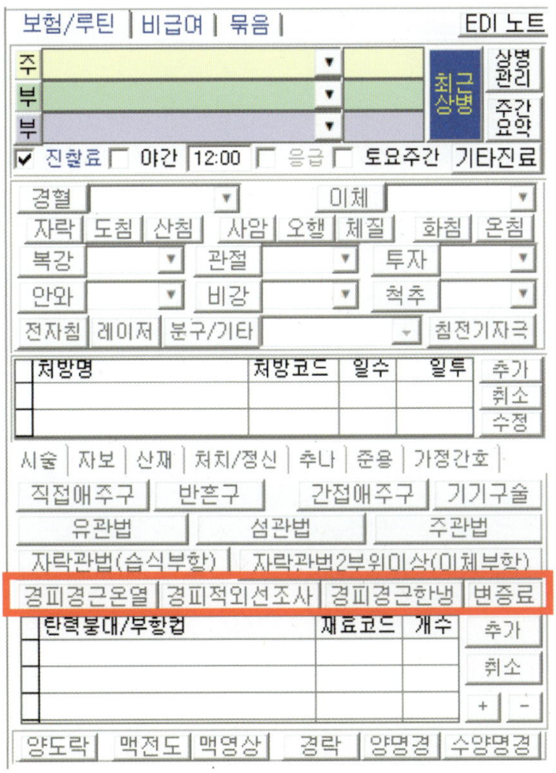

그림 1-58. 차트상으로 본 온열·한랭 치료.

(1) 경피경근온열 – 핫팩유닛을 이용한 온열치료

경피경근온열이라는 말에서 알 수 있듯이 경근, 즉 경혈과 비슷한 개념의 환부에 핫팩을 이용한 온열 자극 치료를 하는 것이다(그림 1-59). 한의원에서는 주로 경혈과 경근의 경직을 풀고 혈행을 도와 침치료의 보조적 수단으로 사용하기도 한다.

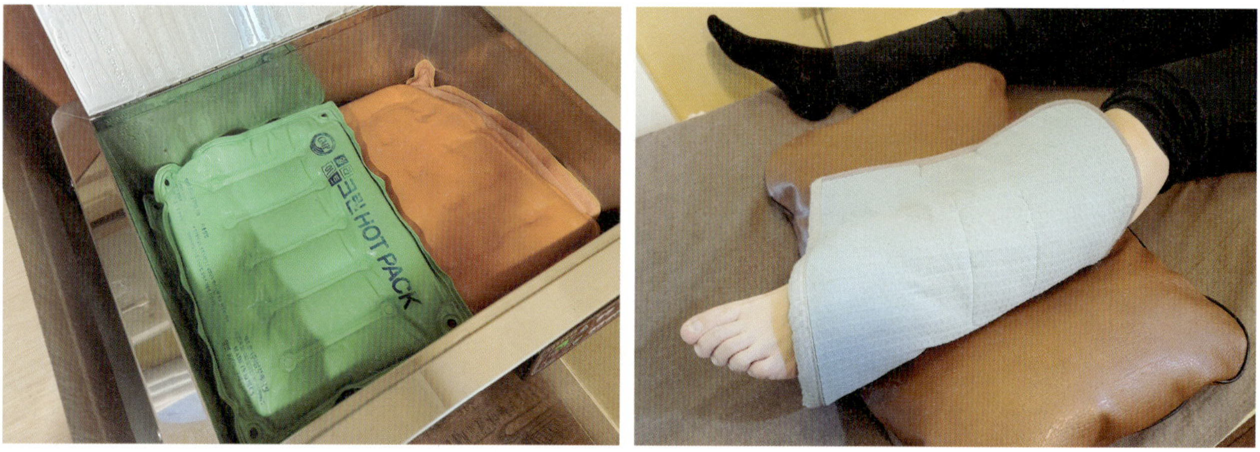

그림 1-59. 핫팩유닛을 이용한 온열치료.

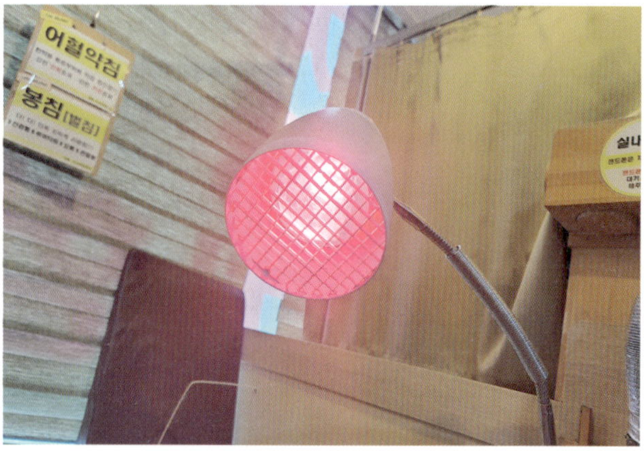

그림 1-60. 적외선 조사기를 통한 온열치료.

(2) 경피적외선조사 – 적외선 조사기를 통한 온열치료

비접촉방식의 적외선 복사열을 통하여 환부에 혈행을 도와 침 효과를 향상시키는 등의 효능이 있다(그림 1-60). IR이라고도 한다.

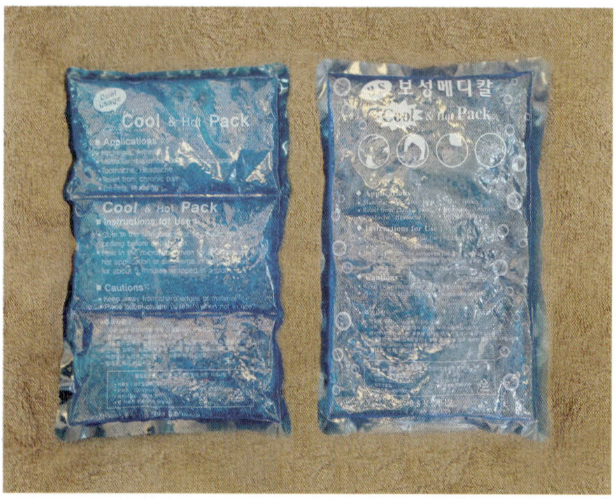

그림 1-61. 한랭치료에 이용되는 쿨팩.

(3) 경피경근한랭

쿨팩(냉팩)을 이용하여 환부의 진정효과를 유도하고 기타 경근/경혈을 따라 냉각을 목적으로 할 때 사용된다(그림 1-61).

6) 경근간섭저주파요법

경근이라 하는 것은 인체의 모든 근육을 12경맥과 같이 12부분으로 나누어 한방 해부학적 지식으로 보는 관점이다. 따라서 경근간섭저주파요법(ICT: interferential current therapy)의 경우 한의학적 관점에서 경근을 자극하고 문제가 되는 부분을 치료하는 것이다.

(+)극과 (−)극의 흡인 컵 또는 도자가 1세트로 구성되며 2세트 이상이어야 운용이 가능한 치료술로서, (+)에서 시작된 전극이 (−)에 도달할 시 그 양단을 교차하여 파형의 보강간섭을 유도, 타깃 지점에 강화된 자극을 주는 방식이다. 심부경근조직에 활용하면 좋은 기기적 치료술이다(그림 1-62, 표 1-2 참고).

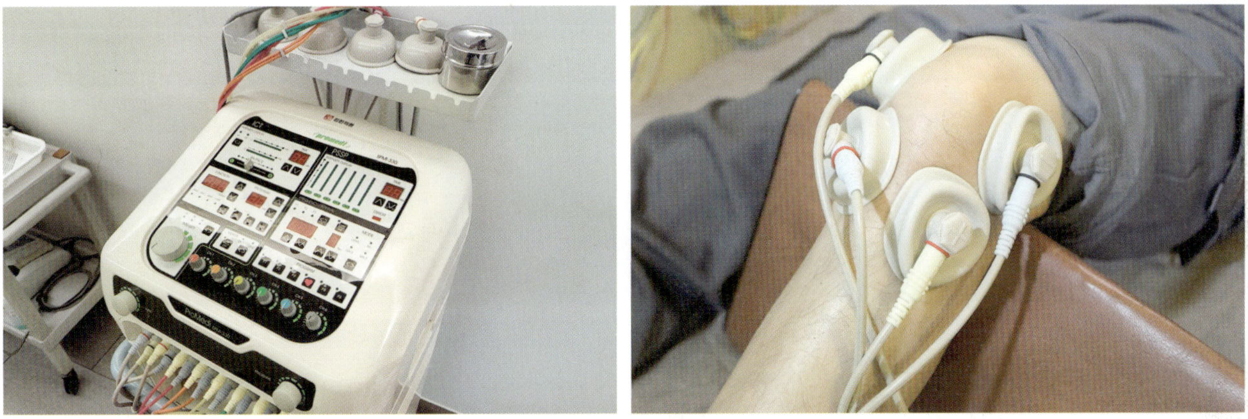

그림 1-62. 경근간섭저주파요법.

표 1-2. 급여 진료비용 등의 공개에 관한 기준 - 한방 시술 및 처치료[2021.03.29.]

소분류	비고	참고
추나요법	• 단순 추나 • 복잡 추나 • 특수(탈구) 추나 • 특수(내장기, 두개천골) 추나	추나 베드 활용
한방 물리요법	• 경근간섭저주파요법 • 경피전기자극요법	• ICT • TENS
한방 향기요법	식물에서 추출한 방향성 오일인 정유를 이용하여 인체의 면역력을 증강시켜 각종 질병의 치료 및 건강 유지·증진을 도모하는 요법	한방 아로마테라피
자율훈련법	주의집중과 자기암시의 연습으로 전신을 이완시켜 심신의 상태를 조정하는 방법	아우토겐(autogoen training)

7) 경피전기자극요법

경피전기자극요법(TENS: transcutaneous electric nerve stimulation) 또는 경피신경자극요법이라 한다.

이것 또한 경근간섭저주파요법과 같이 경근과 경혈부에 자극을 주는 방식으로 진통에 초점이 맞추어진 치료술이라고 할 수 있다. (+)극과 (−)극으로 구성되며, 대부분의 장비는 (+)극 1개와 (−)극 2개의 도자부로 구성되어 있으나, 제조사마다 그 개수는 다르다(그림 1-63, 표 1-2 참고). 기기적 이론으로는 (+)극에서 흥분작용을, (−)극에서는 진정작용을 일으키는 것으로 되어 있으나, 한의원에서는 경혈부에 도자를 붙이게 되므로 진단명에 따라 한의사가 부착 부위를 정해 치료가 진행되니 한의학적 치료로서의 목적을 달성한다고 하겠다.

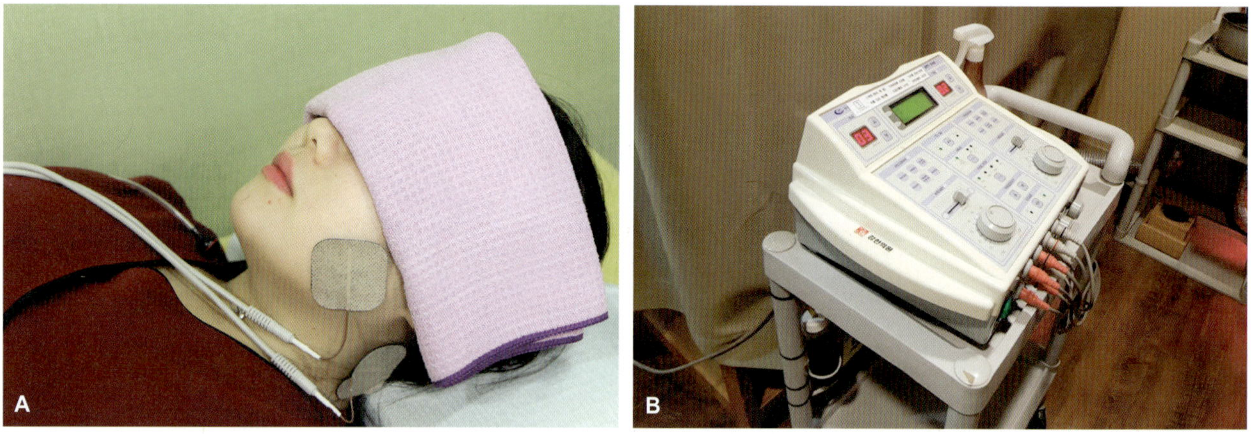

그림 1-63. A, 부착형 도자 스타일. B, 흡인 컵형 도자 스타일의 경피전극자극요법 기기.

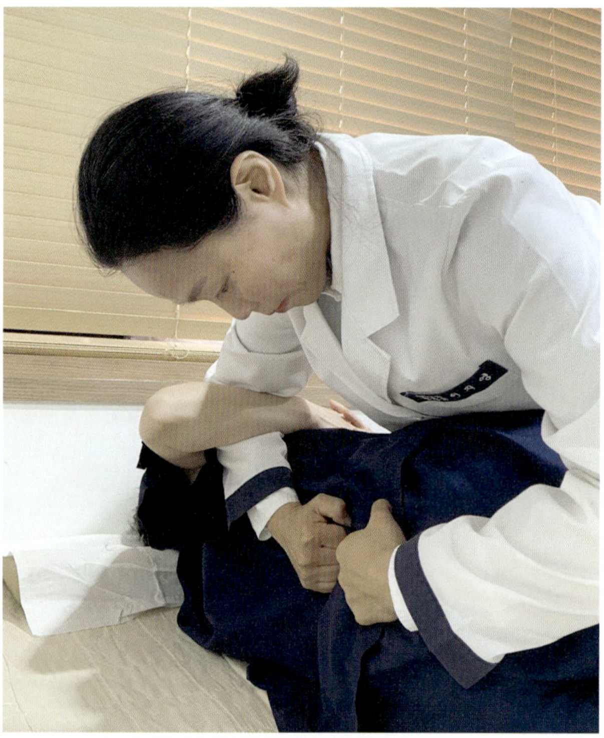

그림 1-64. 추나치료 모습.

8) 추나치료

약침과 더불어 근대 한의사에 의해 개발된 치료술이다. 이 치료술 또한 마찬가지로 경근/경혈의 관점에서 치료가 들어가며, 자침한 상태에서 추나를 실시하기도 한다.

밀고[추(推)], 당기는[나(拿)] 추나치료는 환자의 몸을 직접 만져서 치료하는 방식으로 비정상적 위치의 **근육과 인대, 뼈**를 정상적인 위치로 돌려놓아 치료효과를 보는 것이다. 아울러 경혈점을 지압의 형식으로 누른다든지, 목봉을 이용하여 압력을 가한다든지 하는 방식을 취하기도 한다. 주로 추나 베드를 사용하여 치료한다. 그러나 추나의 개념상 추나 베드의 사용을 추나에 의무화하지는 않고 있으니, 일부 의원에서는 치료실의 치료 베드에서 추나를 시행하기도 한다(그림 1-64, 표 1-2 참고).

9) 도인안교

한의사 교육기관에 따라 '공간척추도인안교' 또는 '골타요법'이라 부르고, 축약하여 '도인안교'라 하기도 한다. 추나와 마찬가지로 근대 한의사에 의하여 개발된 치료술이나 과거 중국의 치료를 인용했다는 설이 있다.

추나와 비슷한 치료이지만 망치와 교정봉, 다양한 형태의 기구로 뼈를 타격하고 압박함으로써 뼈의 위치를 되돌려 놓는가 하면, 인대의 손상, 근육/근막의 손상에 있어서 체외충격파와 같이 강한 타격을 주어 구조의 재배열 효과를 보고, 경근/경혈에 혈행을 돕기도 하는 등의 치료술이다(그림 1-65). 도구 이외에 발이나 팔꿈치로 가격하는 방식을 쓰는 한의사도 있다. 추나의 경우 추나 베드를 사용한다면, 이 경우 자체 개발한 슬링(sling, 견인 줄을 이용해 신체를 기기에 매달아 공중에 띄우는 방식의 운동치료요법 기기)을 이용하여 신체의 일부(주로 하지부)를 공중에 부양시킨 뒤 골타 또는 도인요법을 하는 한의사도 있다.

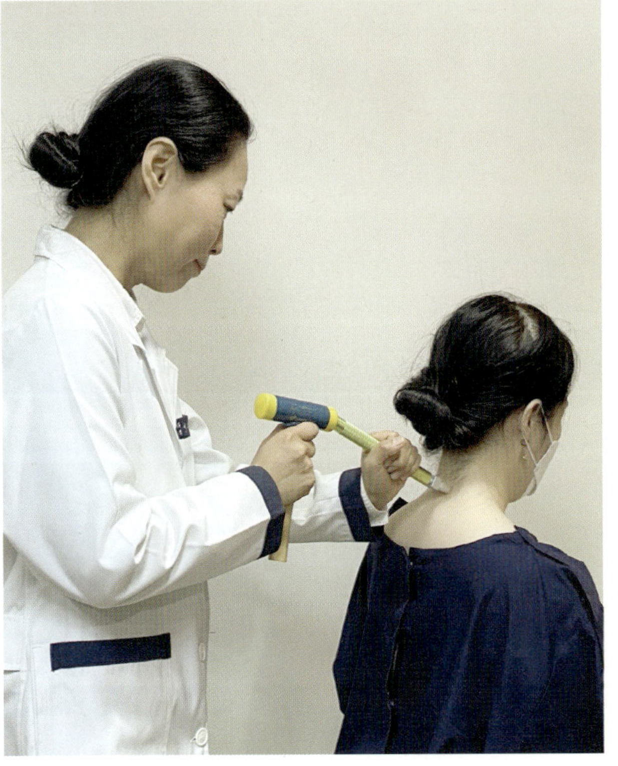

그림 1-65. 교정봉과 망치를 이용하여 치료하는 도인안교.

10) 기기적 치료의 한방적 의의

한의원에서 근무하거나 치료를 받다 보면 양방에서 하는 기기적인 물리치료를 한의원에서 진행하는 것이 의아하다고 생각할 수 있다. 이러한 기기적 치료는 현대 한의학적 치료술이 발전하면서 침구(針灸)의 효능을 더 높이거나 한의학적 경혈/경근의 혈행을 돕고 어혈을 풀기 위한 방식으로 연구된 것이다.

서구적 장비인 ICT와 같은 기기를 보게 되면 버튼도 많고 모든 기능을 사용하려면 서양의학적 지식이 필요하다. 그러나 한의사의 경근 자극은 간섭파의 원리를 이용한 것일 뿐 모든 기능을 사용하지 않고서도 한의학적 치료효과를 보고자 기기를 활용하는 것이다. 그러므로 양방의 물리치료와 효과는 비슷할 수 있겠으나 치료의 접근방식은 매우 다르며, 양방의 정현파/역파 등의 전문적 지식이 요구되지는 않는다. 비록 기기의 모든 기능을 활용하지는 못하지만 일부의 기능만으로도 한의학적 경근 치료의 목적은 달성할 수 있는 것이다. 아울러 한의학적 경혈부에 대한 차팅, 한방 진단명이 따라가는 엄연한 진료행위이므로 형태는 현대적 기기로 보일 수 있으나 한방치료라 할 수 있다.

Chapter

2

한의원은 처음이지? – 한의원 취업하기

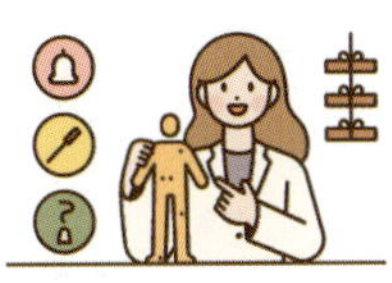
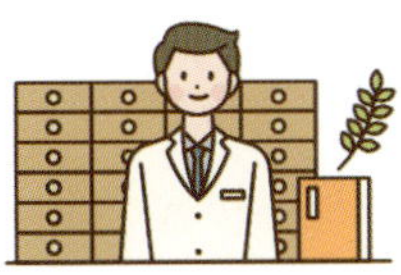

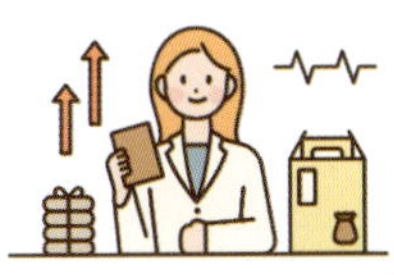

1 한의원의 종류

한방진료는 형태별/규모별/진료영역별로 구분할 수 있다. 일반인의 시각에 의해 구분해 보면 한방병원, 양·한방 협진, 한방과 전문의, 한방과 일반의, 한의원 정도로 나뉠 것이다. 진료시스템이나 인적 구성이 제각각이지만 여기서는 한의원을 기본으로 작성했고, 이를 구분해 보면 다음과 같다.

1) 일반 한의원

한의학의 전반적인 진료를 모두 아우르며 진료한다. 한의학 대학원 진학 없이 일반의가 되어 전반적인 진료를 보는 한의원을 말하기도 한다. 그러나 한방과 전문의라고 하여 무조건 해당 질환만을 진료하는 것은 아니고 전문의 혹은 박사학위취득 한의사도 일반 한의원을 운영하는 경우도 많다(그림 2-1).

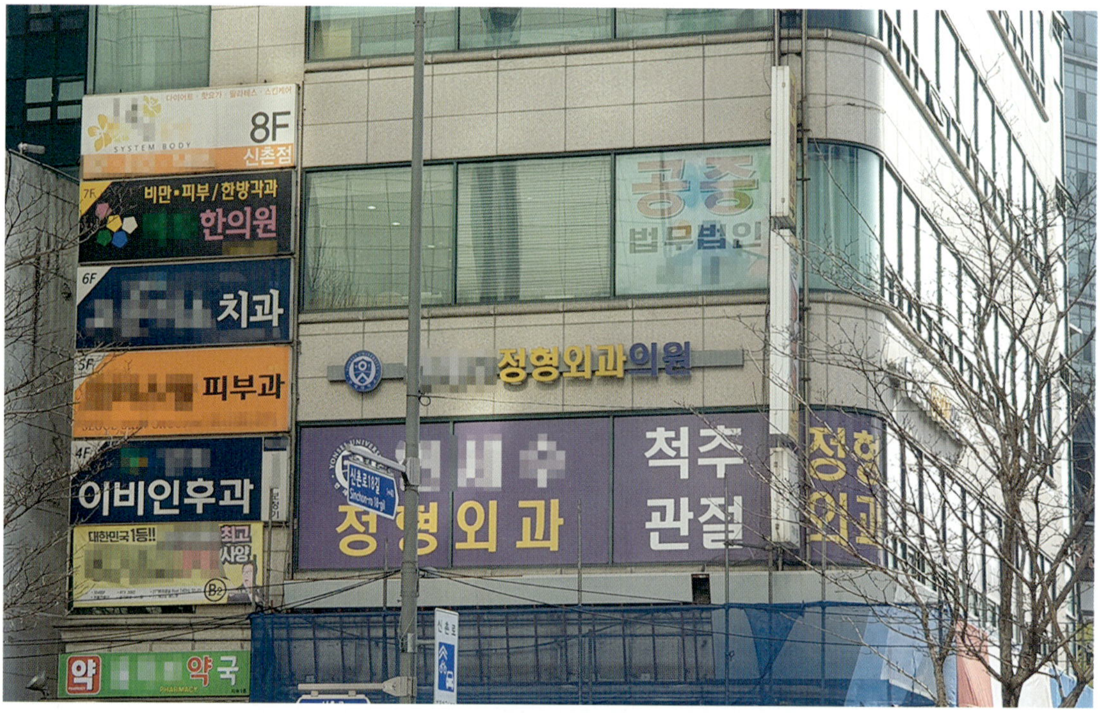

그림 2-1. 일반적으로 대로변 건물에 한의원 하나 정도는 자리 잡고 있다.

2) 특화 한의원

교통사고 전문, 비만, 탈모, 아토피/피부, 비염, 구안와사, 부인과, 뇌신경질환 등 어느 일정한 한두 가지의 분야만을 진료 특화/전문으로 내세운 한의원이다(그림 2-2). 한방과 일반의가 특화하는 경우도 있고, 한방정신과 전문의, 한방내과 전문의 등 본인의 전문 분야를 내세워 특화하는 경우도 있다.

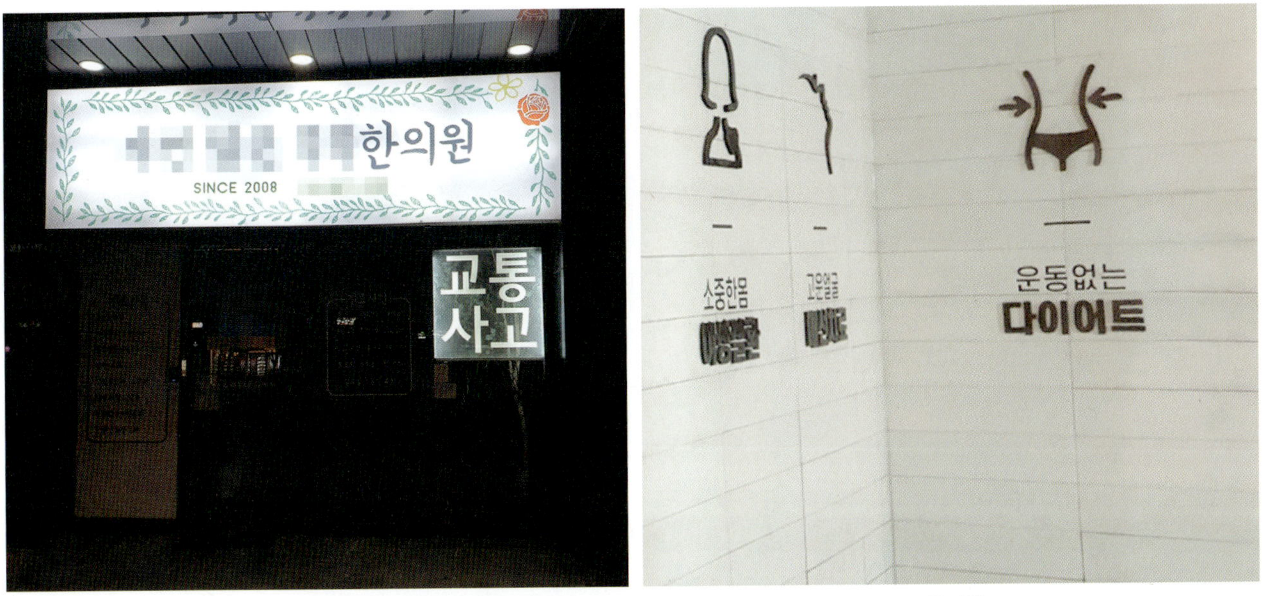

그림 2-2. 다양한 진료과목과 함께 교통사고나 다이어트를 강조하고 있는 한의원.

3) 반특화 한의원

일반진료를 보면서 한두 가지의 특화를 내세우는 방식이다(그림 2-3). 주로 일반 한의원에서 약침 패키지, 다이어트 패키지 등을 강도 높게 홍보한다든지, 자동차사고 전문을 표방하기도 한다. 어찌 보면 현재 대부분의 한의원이 반특화 시스템을 유지하고 있을 수도 있다.

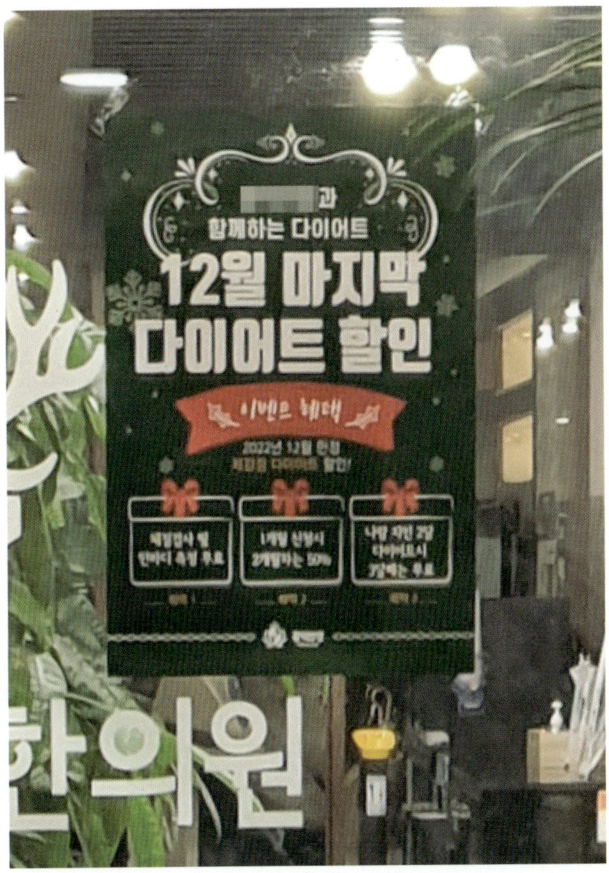

그림 2-3. 다이어트 패키지를 출입문에 부착하여 안내하는 한의원.

4) 네트워크 한의원

일종의 프랜차이즈 한의원이라고 생각하면 될 듯하다. 특화 한의원의 모습을 띠는 경우가 많다(그림 2-4).

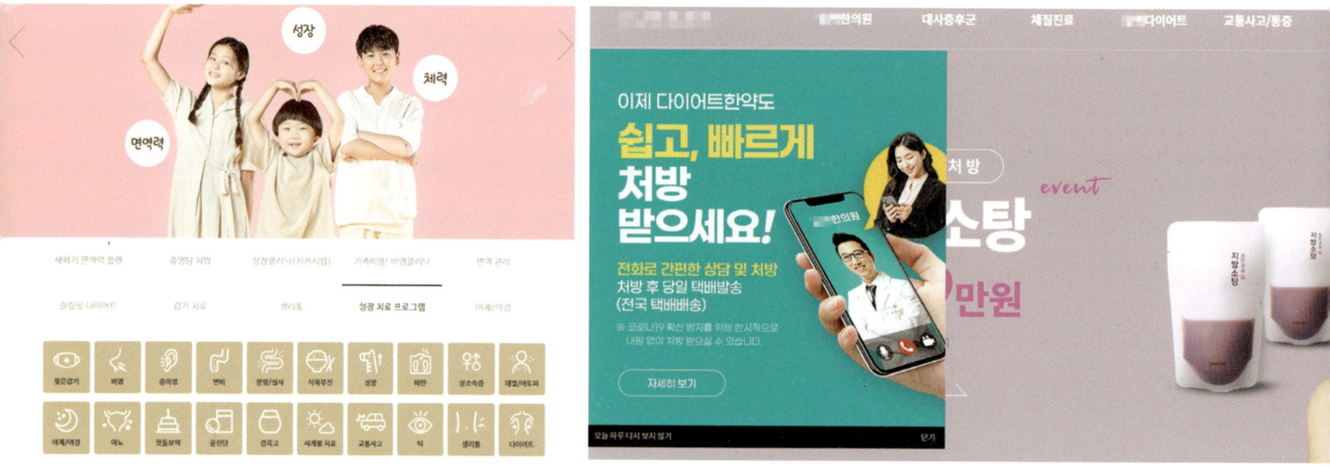

그림 2-4. 네트워크 한의원에서 어린이 성장치료 프로그램이나 여성 다이어트 한약을 공동으로 홍보하고 있다.

5) 기타 특이한 케이스의 한의원

침만 놓는다든지, 비보험(한약 등)만 처방한다든지 하는 한의원 등이 있다.

2 한의원에서의 업무영역

한의원의 업무영역을 구분하라고 하면 한의원의 특성마다 제각각이겠지만 여기서는 일반적인 사례로 설명하겠다(표 2-1).

표 2-1. 한의원의 업무영역

업무영역	내용	담당
진료	침/뜸/약/기타 치료를 하는 행위	한의사
진료 보조	한의사를 도와 보조하는 행위	한방스태프
원무 업무	데스크 업무라고도 하며 접수, 수납, 제증명, 자동차보험, 산재보험 등의 업무 담당	한방스태프
홍보/마케팅	한의원 광고 및 홍보/마케팅	한의사 및 특수인력 등

1) 진료영역

한의사 고유의 영역이다. 환자의 몸에 침이 들어가는 행위는 의무적으로 한의사의 몫이며, 간단한 당뇨검사, 피검사 또한 한의사의 지도하에 이루어져야 한다(그림 2-5). 뜸치료, 한약 또한 마찬가지이고, 물리치료나 추나치료와 같은 것 역시 한의사 고유의 업무영역이니 이 부분에 대해서는 한의원 입사 후 보조영역으로 지도받으면 된다.

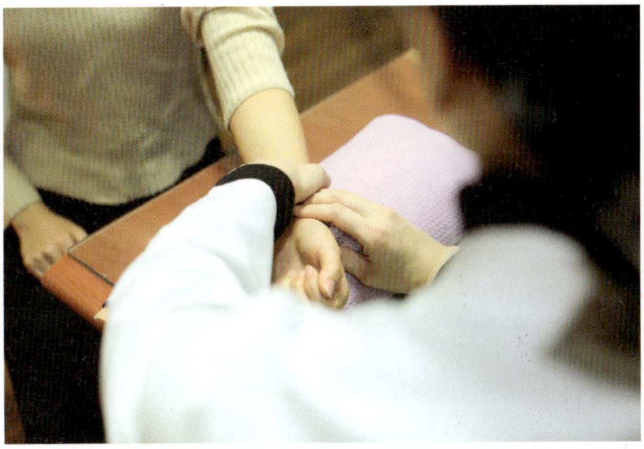

그림 2-5. 진료에 대한 모든 부분은 한의사의 고유 영역이다.

2) 진료 보조영역

한의사의 지도하에 전기침의 전기 자극을 올린다든지, 상병명하의 물리치료 행위에 있어서 도자 부착 부위를 지도받아 부착한 후 전기 자극을 올려준다든지, 환자 몸에 있는 침을 발침(침을 뺌)하는 등의 영역을 말한다. 한의사의 지도하에 이루어지는 모든 행위가 진료 보조영역이라고 할 수 있다(그림 2-6).

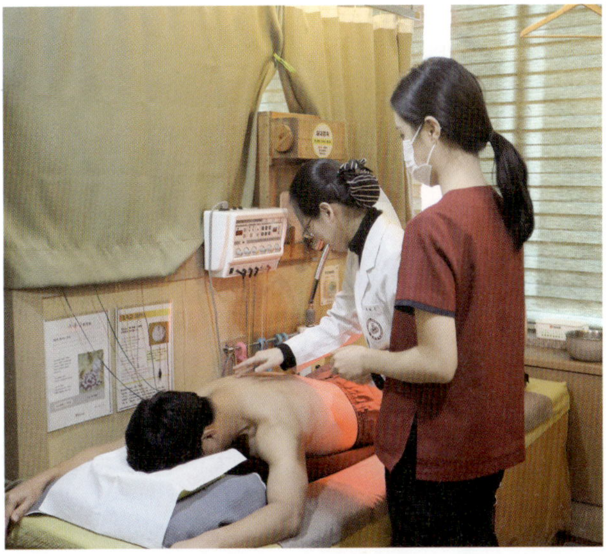

그림 2-6. 한방스태프는 한의사의 지도하에 진료 보조를 담당한다.

3) 한약 보조업무

엄밀히 말하면 진료 보조업무에 해당한다. 그러나 환자를 케어하는 방식에 있어서 탕제를 달이거나 약을 포장하는 업무가 치료실 보조와는 다르므로 한의원에서는 이를 분류한다. 약을 처방하고 조제하는 것은 한의사의 영역이겠지만, 한의사를 보조하고 기기를 작동하며 청결을 유지하는 등의 탕전 보조업무를 수행할 수 있다(그림 2-7).

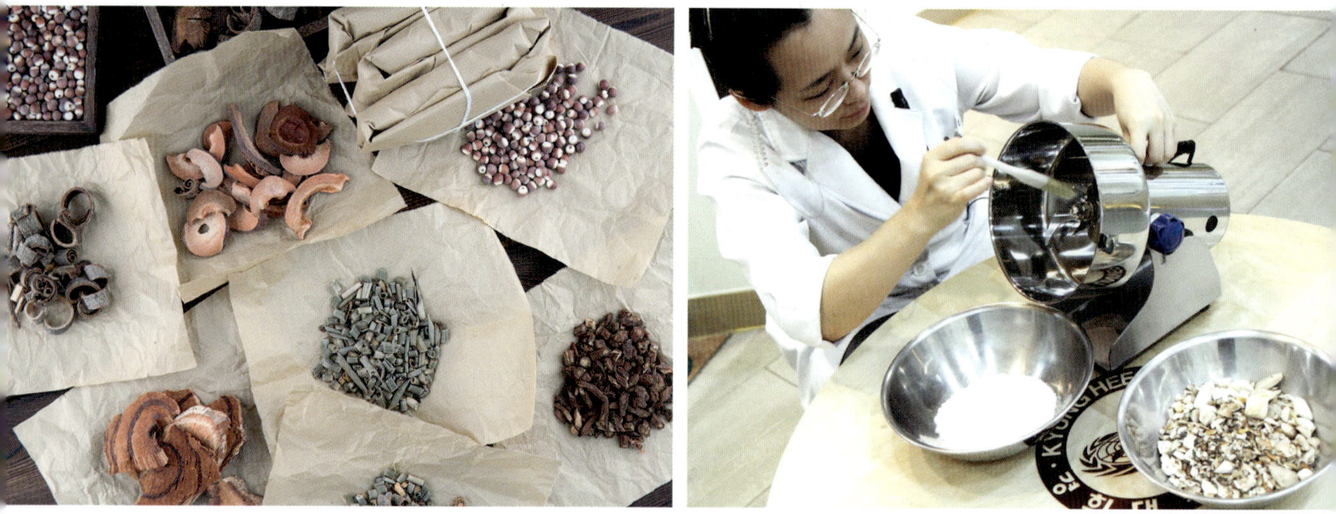

그림 2-7. 한약을 처방하고 조제하는 것은 한의사의 업무영역이며, 한방스태프는 한의사를 보조하는 업무를 한다.

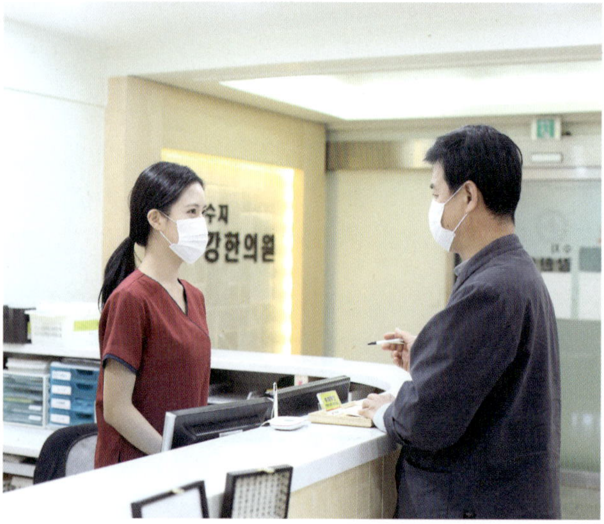

그림 2-8. 데스크 업무는 한의원의 시작과 끝으로 중요한 역할을 한다.

4) 원무 업무

'데스크 업무'라고도 한다(한의원에서는 원무 업무라 말하는 경우가 드물고 주로 데스크 업무, 접수/수납 업무로 사용하므로 이후부터는 '데스크 업무'라는 명칭을 사용하여 설명하겠다). 데스크 업무는 실로 다양하고 한의원마다 특색이 있다. 홍보 업무를 데스크에 포함하기도 하고, 사무 업무, 재고 파악, 치료실의 로테이션을 담당시키는 등 매우 다양하다.

실장급이 고용된 한의원의 경우 실장은 치료실/탕전실에서 혹은 홍보 능력을 바탕으로 매우 다양한 업무를 수행하며, 환자의 클레임/컴플레인 등을 담당하기도 한다. 데스크 업무는 한의원의 시작과 끝, 즉 접수와 수납을 이루므로 매우 중요한 역할이라 할 수 있다(그림 2-8).

데스크 업무를 열거해 보면 표 2-2와 같다.

표 2-2. **데스크 업무**

업무	거의 모든 한의원 시행	특수한 경우만 시행
접수 및 수납	○	
제증명	○	
자동차보험	○	
산재보험	○	
의료사회복지	○	
청구(심사청구)		○
차팅 보조		○
홍보/마케팅		○
각종 문서 관리		○
회계		○
인사업무		○

5) 한의원에서의 실장

실장은 데스크나 치료실에서 업무를 하거나 실장의 업무에 사무장이라는 직책을 얹는 경우도 있다. 업무의 양이나 중요도에 따라 또는 실장의 개인적인 능력에 따라 부여되는 업무가 한의원마다 제각각이다.

표 2-2에서 '특수한 경우만 시행'이라고 표기되어 있는 경우 실장의 능력에 따라 포함이 될 수도 빠질 수도 있고, 한의원 경영자의 특성상 해당 업무를 실장에게 일임하는 경우도 있다. 실장이라는 직함은 원장과 직원들 사이의 중간관리자로, 직원이 많아 원장 혼자서 모든 직원을 통제하기 어려울 때 필요하다.

6) 상담실장/상담직원

의료 코디네이터라는 개념은 외국인 의료 관광객이 성행하던 시절 성형외과를 중심으로 외국어로 의료상담을 진행하던 요원을 일컬으며 대중에게 널리 알려졌다. 한의원에서도 이러한 상담실장을 두기도 하는데, 이들은 어려운 한의학적 치료의 개념, 특화된(어느 일부분으로 국한된) 비보험진료 프로세스 등을 일반인의 시각으로 이해하기 쉽도록 사전에 설명하거나 예진설문지를 토대로 상담을 진행하는 등 의료행위의 범위에서 벗어난 부분을 담당한다. 즉, 가격을 안내한다든지 한의원에서 정례적으로 처방 또는 치료하는 것을 설명하는 등의 의료정보와 서비스를 제공한다(그림 2-9).

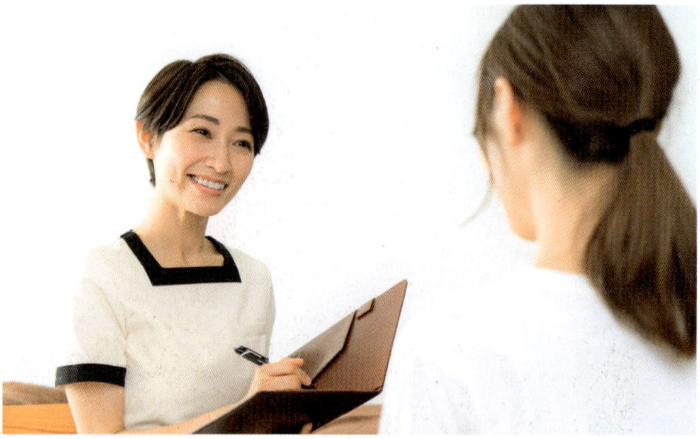

그림 2-9. 상담실장은 비보험진료의 상담을 맡아 진행하기도 한다.

3 쉽게 알아보는 한의원의 인적구조

Case 1		
원장 1명	스태프 2명	
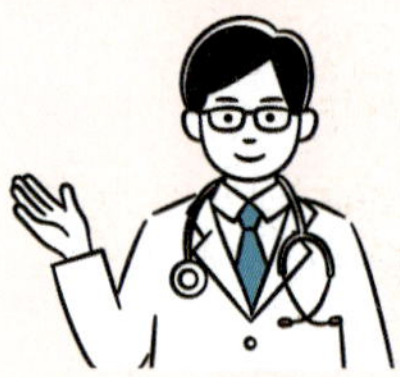 원장	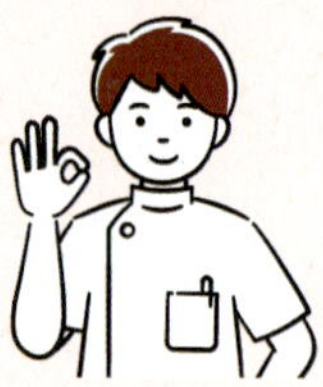 스태프 A	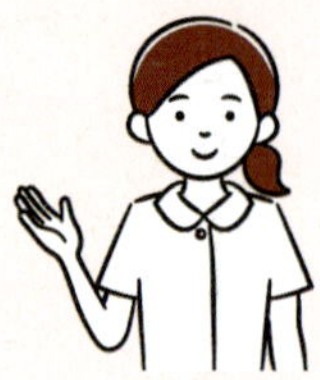 스태프 B

Case 1은 경우 데스크 1명, 치료실 1명으로 구성된 작은 규모의 한의원이며 일주일 단위로 스태프가 치료실과 데스크 업무를 교대하거나 데스크와 치료실 탕전실 융합으로 멀티 플레이를 한다.

Case 2			
원장 1명	스태프 3명		
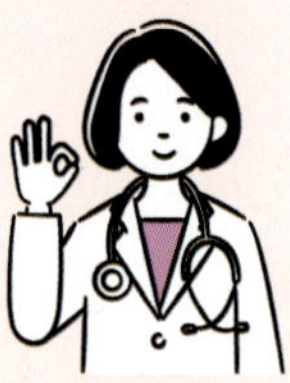 원장	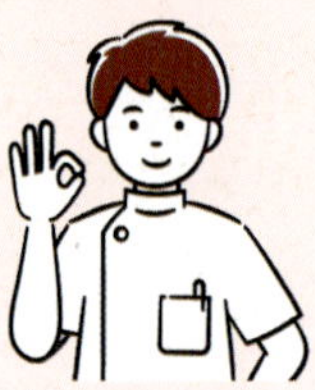 스태프 A [데스크 1주일]	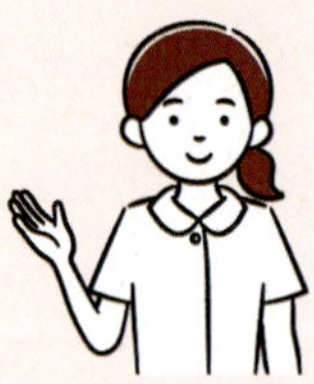 스태프 B [치료실 1주일]	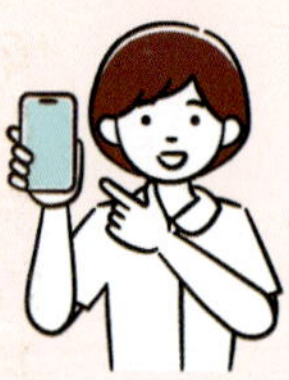 스태프 C [치료실 + 탕전 1주일]

Case 2는 스태프 3인이 데스크/치료실을 로테이션으로 담당하는 경우이다. 3주 동안 1명이 일주일간은 데스크, 2주일간은 치료실을 보게 되는 경우이다. 이때 치료실 스태프 중 1명이 탕전 보조업무를 보느냐, 데스크 스태프가 탕전 보조업무를 보느냐에 따라 달라질 수 있다.

Case 3

원장 1명	데스크 실장 1명	치료실 전담 스태프 2명	
원장	데스크 실장	스태프 A	스태프 B

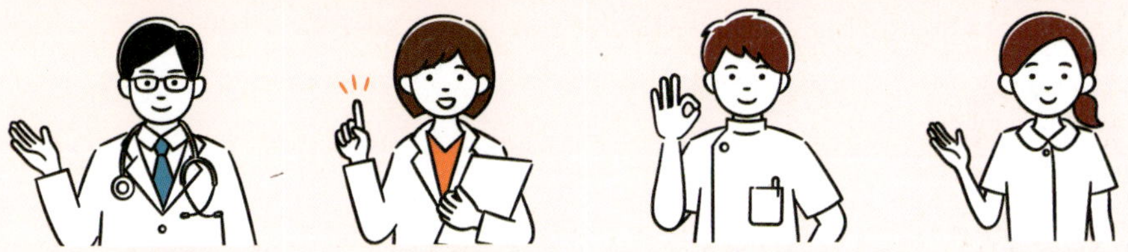

Case 3의 형태가 가장 흔하다고 볼 수 있고 원장들이 선호한다. 데스크에서 주로 1명이 상주 근무하고, 2명의 직원이 치료실에 상주한다. 그러나 휴가, 월차 등 해당 근무자가 쉬는 날이 있으므로, 원무 업무 부분의 표에서 설명한 '거의 모든 한의원 시행' 부분에 표시된 업무 또한 치료실에서 숙지하고 있어야 한다. 데스크 상주 근무자가 실장인 경우도 있다. 운영에 따라 탕전 업무는 데스크에서 전담하거나, 전 직원이 두루두루 돌아가며 하는 등 탕전실의 동선과 맞물려 전담 인원을 편성하곤 한다(데스크와 탕전실이 가까운 경우 데스크에서 전담하는 경우가 많다).

Case 4

원장 1명	데스크 실장 1명	치료실 전담 다수
원장	데스크 실장	A팀 B팀

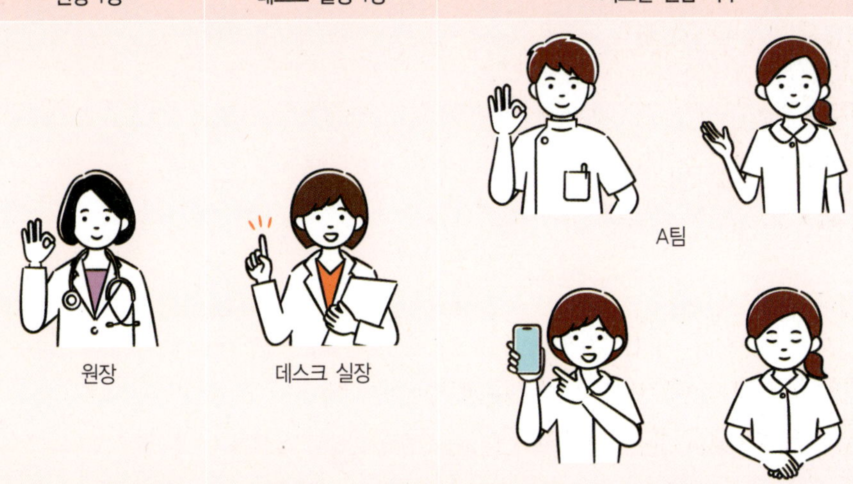

Case 3에서 특수한 목적으로 치료실 인원이 많은 경우, 즉 치료실이 남·여 치료실로 구분되어 운영된다든지, 특수한 치료를 시행한다든지, 탕전 보조 인력이 더욱 충원되어야 하지만 치료실 인력과 중복으로 근무한다든지 할 때 Case 4와 같은 형태를 띠는 것을 볼 수 있다. 원장 2인이 로테이션 근무하는 경우에도 치료실 인원이 추가적으로 소요되고, 자동차보험 입원실을 갖춘 곳도 이와 같은 형태를 띠기도 한다.

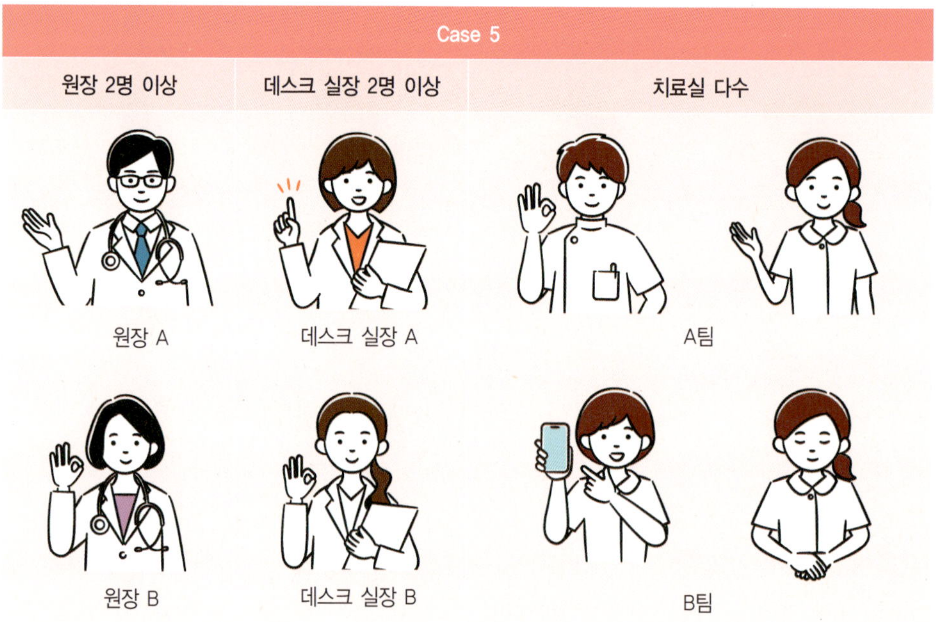

원장이 2인 이상 협진하는 경우 운영에 유동성이 있는데, 데스크에 실장 또는 사무장, 치료실 2개소 이상을 두는 경우, 원장별로 담당 스태프가 정해져 있는 경우, 원무 업무를 담당하는 사무장이나 홍보 인력이 추가된 경우 등 원장이 여러 명인 한의원에서는 업무 분장을 더 세세히 하게 된다. 입원실을 갖춘 곳이나 한방병원으로의 진입을 꿈꾸는 한의원도 Case 5와 같은 형태를 띠기도 한다.

4 한의원의 채용공고

중요하게 체크할 부분은 다음과 같다(그림 2-10).

모집분야 및 지원자격

직종/경력/학력	간호조무사(한의원 치료실 업무)
급여	연봉 [illegible]
경력	**무관**
학력	무관
우대	여성(여성우대 가능한 경우), 주부(전업주부), 인근 거주자
담당업무	한의원 치료실 업무 (야간/탕전 없음)
모집인원	1명
면허/자격증	간호조무사 또는 자격증취득 예정자

근무조건

고용형태	**정규직**
근무요일	일요일.공휴일.대체공휴일 휴무
근무시간	평일 : [illegible] 주말 : [illegible]
전철역	[illegible]
지역	[illegible]
오시는 길	[illegible]

병원(기업)명	[illegible]
기관분류	한의원
대표번호	[illegible]
설립연도	2014년
직원수	4명
홈페이지	[illegible]
주소	[illegible]

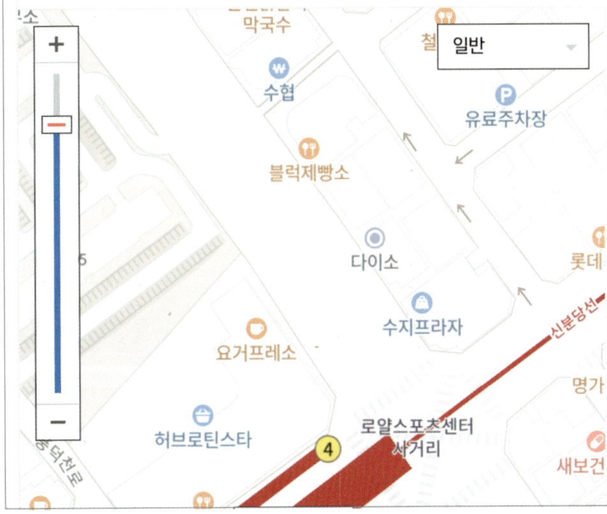

그림 2-10. 용인시 소재 모 한의원의 채용공고(널스잡).

1) 같이 일할 동료의 수

이를 통하여 대략적 규모를 알아볼 수 있다.

2) 하는 일(근무 형태/담당 업무)

그림 2-10의 공고에서는 '치료실 업무'라 하였고, 야간당직과 탕전 업무는 원칙적으로 배제되어 있다. 그러나 치료실 업무라고 명시되어 있어 치료실 업무라고만 단정하기 어렵다. 데스크 담당자가 휴가/월차 등을

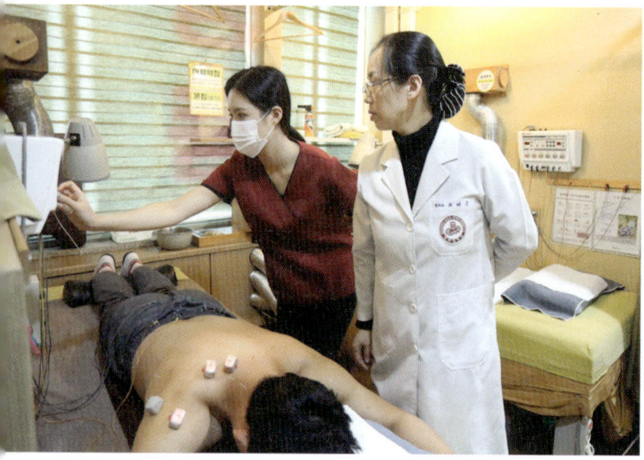

그림 2-11. 한방스태프는 치료실 업무 외에 다양한 업무를 담당할 수 있다.

사용할 때 투입될 수도 있고, 간단한 청소와 위생관리 등의 업무가 포함되어 있을 수 있다. 이 부분은 사실상 채용공고에는 자세히 명시하지 않는 어찌 보면 부 업무이고, 주 업무가 치료실 업무인 것으로 보아야 할 것이다(그림 2-11).

3) 설립연도

설립한 지 얼마 되지 않은 곳은 의욕이 넘치고 활기가 있을 것으로 예상할 수 있고, 오래된 한의원의 경우 안정되고 자리를 잡은 경우라 예상해 볼 만하다.

4) 교통편, 위치, 지역 주변 인프라

자가의 위치와 너무 멀면 출퇴근이 불편하기 때문에 차량으로 3~40분 이내의 거리를 추천한다. 주변의 인프라라 함은 잠시 외출로 주변 약국, 병·의원에서 감기 진료 정도는 볼 수 있다든지, 식사를 간단히 해결할 수 있다든지 하는 개인적 성향의 여건을 말한다.

5) 급여

과거에는 면접 시 협의, 사내 규정에 따름 등에 의존하는 경향이 많았으나 최근에는 공고 단계에서 급여를 노출하는 경우가 많아졌다.

6) 근무 시간

주 5일, 6일 등을 확인하는 것도 중요하지만, 근본적으로 요일별로 몇 시부터 몇 시까지 진료하는지를 파악하는 것도 중요하다. 본인의 근무 시간대가 아닌 시간대에 결원이 발생하여 긴급하게 투입될 경우 여러 가지 여건상 곤란을 겪게 될 수도 있기 때문이다.

5 면접

면접의 통보는 주로 전화로 받게 되고 그 외에 문자나 카톡으로 받게 되며 면접이 가능한 시간을 조율하게 된다. 한의원의 경우 대부분 공개 채용을 하더라도 개별 면접인 경우가 많고, 면접관은 한의원장 또는 실장급 이상이 진행하기도 한다(그림 2-12).

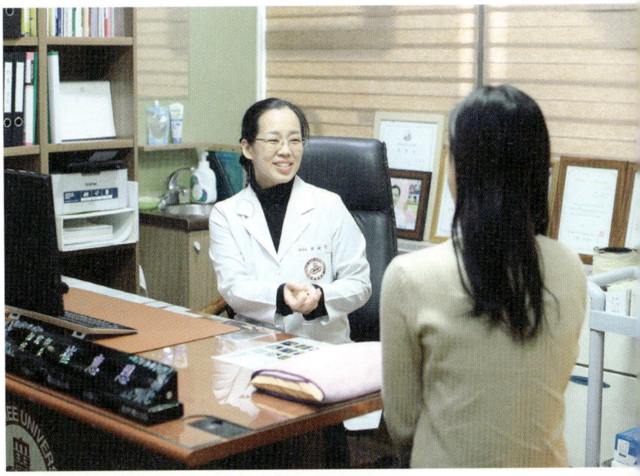

그림 2-12. 면접 보기.

1) 면접 제의 전화

면접 제의 전화가 왔을 때 따뜻하게 전화를 받도록 하자. 전화가 오면 무조건 '안녕하세요?'라고 밝게 응대해야 한다.

면접관 : 지원하신 ○○한의원입니다.

면접자 : 아, 네 안녕하세요. 반갑습니다.

이것이 올바른 전화 예절이라고 할 수 있다. 전화 연락 또한 면접의 연장이라고 보고, 밝은 목소리와 웃음을 견지하도록 해야 한다. 면접 점수의 30% 이상이라고도 볼 수 있다.

2) 면접 전 사전조사

면접을 보러 갈 한의원이 어떤 진료를 특화했는지 또는 각 커뮤니티(인스타그램, 블로그 등)에서 장·단점으로 무엇을 말하고 있는지 파악해 보는 것도 좋다(그러나 필수는 아니다). 면접을 보러 갈 때는 평소에 이용하게 될 대중교통 등의 통근수단을 확인해 보는 것도 좋다. 어떤 한의원의 경우에는 한의원에 주차 공간은 있지만, 직원 출퇴근 자가용의 주차 공간을 주지 못하는 여건이 있을 수 있다. 따라서 늘 대중교통 출근을 염두에 두어야 한다. 대중교통 이용 시에는 출퇴근 시간이 얼마나 걸리는지 숙지하도록 하자.

3) 면접자의 용모 단정

(1) 헤어스타일

이미지 메이킹에서 말할 때 여성의 경우 이마의 1/3을 드러내는 가르마 머리로 뒤로 묶었을 때, 남성의 경우 이마를 훤히 드러낸 가르마, 짧은 머리의 경우에는 수수하고 자연스럽게 뒤로 넘긴 모습에서 신뢰성이 향상된다고 한다. 머리를 묶을 때는 귀가 보여야 하며 단발이나 커트인 경우 귀를 가려도 무방하다고 한다. 필자의 개인적인 의견을 말하자면 요즘은 교과서 같은 정의를 내리기보다 단발이든 커트이든 단정한 머리면 될 것 같고, 헤어의 색깔이 다소 튀는(개성 강한) 색이면서 긴 머리라면 뒤로 묶는 것이 좋을 것 같다(그림 2-13).

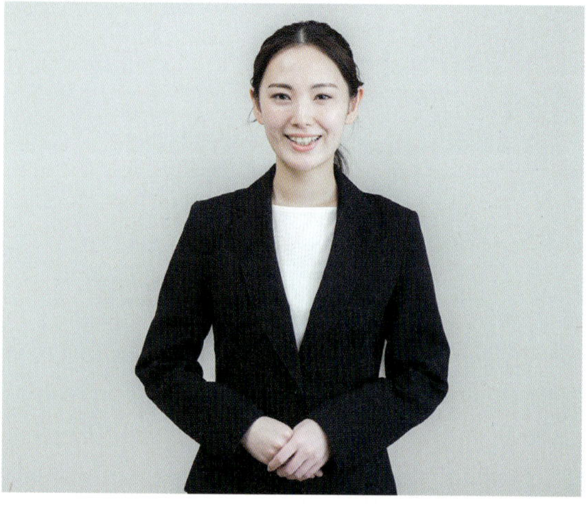

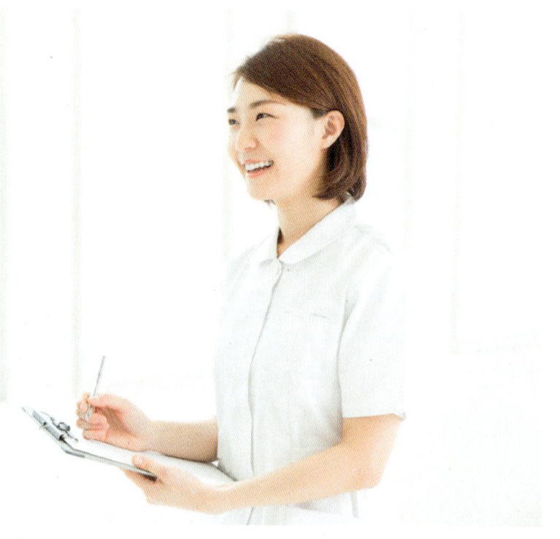

그림 2-13. 머리카락은 단정하게 정리한다.

(2) 깨끗한 피부

깨끗한 피부는 인물이 좋고 나쁨을 떠나서 건강함의 표출이다. 여드름이나 뾰루지 같은 것, 얼굴의 울긋불긋한 정도가 어찌 보면 그 사람의 건강상태를 나타낸다. 물론 얼굴에 흉이 있거나 얼굴의 잘생기고 못생기고를 말하는 것이 아니다. 건강해 보이고 밝은 웃음을 장착한 얼굴은 상대방에게 신뢰를 준다.

(3) 손으로 말하는 간호사

의료기관에 종사하며 환자를 케어하는 사람에게 손은 필수적인 위생처이다. 즉, 손의 거칠기와 손톱의 관리는 중요하다. 핸드크림으로 관리하고 손톱의 매니큐어 상태가 깔끔하지 못하다면 지우거나 투명한 매니큐어로 새로 바르는 것이 좋겠다(그림 2-14).

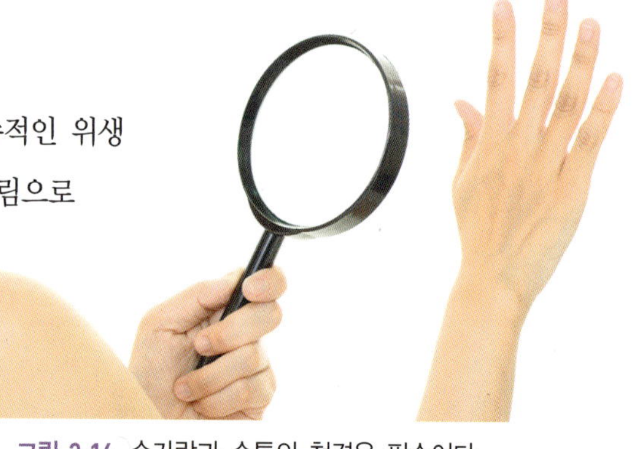

그림 2-14. 손가락과 손톱의 청결은 필수이다.

(4) 복장

너무 야하지만 않으면 되겠다. 과도한 향수, 노출이 심한 옷 등은 가급적 피하는 것이 좋겠으나 너무 정장 느낌의 묵직한 옷을 바람직하게 보지 않는 경우도 있으니, 그저 최대한 단정하게 하는 것이 좋은 듯하다(그림 2-15).

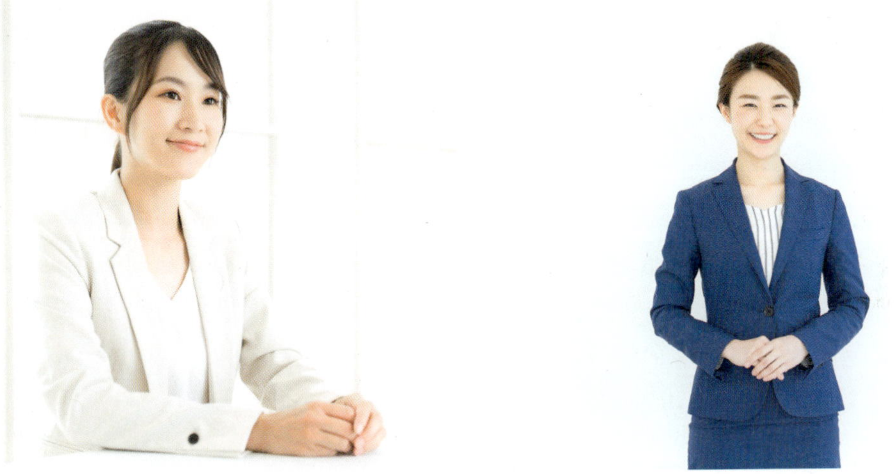

그림 2-15. 노출이 심한 옷이나 과도한 향수 등은 피하고 단정한 옷차림을 한다.

(5) 헤나/문신

이 부분에 대해서는 한의원마다 온도 차가 있는 것 같다. 남녀노소를 불문하고 문신이나 헤나가 빠르게 확산하는 만큼, 이를 두고 병원 근무자의 문신에 대한 이야기가 종종 나오곤 한다. 하지만 이미 대형병원에서도 문신을 한 직원들을 보곤 한다. 즉, 이것이 위생과 관련이 없다면 상관없겠으나, 면접 시에 문신을 한 사람은 채용하지 않는다고 한다면 너무 기분 상해하지 말고, 근무 중에는 테이핑 또는 손목보호대 등으로 가리고 업무를 볼 수 있다고 이야기해 보자.

4) 면접 실시

(1) 면접 대기의 태도

면접을 기다리면서 한의원을 한번 둘러보자. 앞으로 근무하게 될 수도 있는 곳이다. 그러므로 스마트폰에 정신이 팔려 있기보다는 대기실을 살피자. 이것이 더 나은 선택지이며, 면접을 볼 때 '제가 기다리면서 둘러보니...'라며 한의원의 첫인상을 면접관에게 이야기해 준다면 깊은 인상을 남길 것이다(그림 2-16).

아울러 한의원에 처음 들어설 때나 면접을 마치고 나올 때 마주하게 되는 한의원 직원들에게도 인사를 잘 하자. 같이 일하게 될 직원일 수 있고, 직원들에게도 좋은 인상을 남길 수 있다.

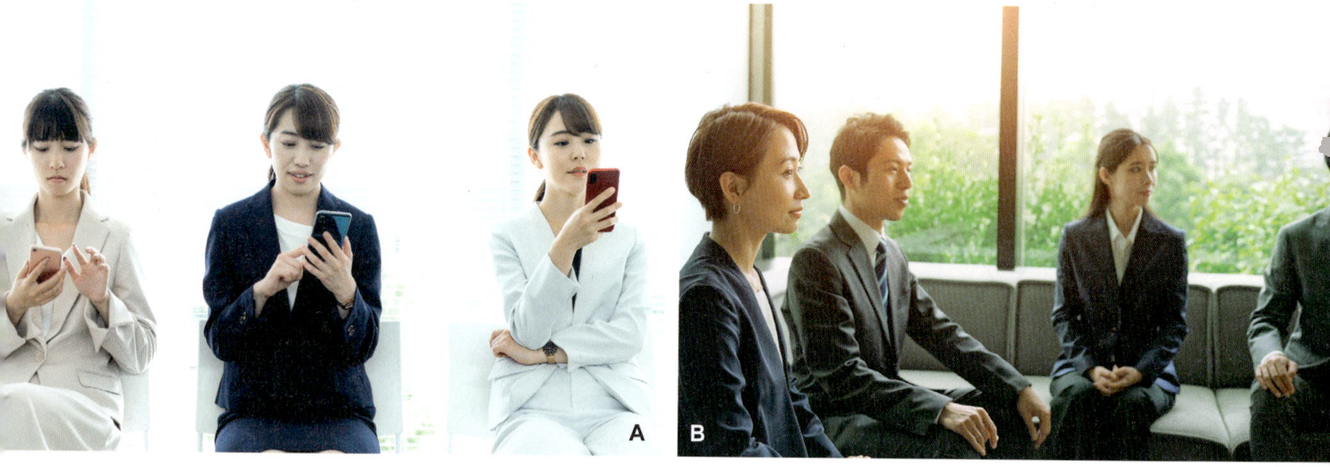

그림 2-16. A, 면접 대기실에서 스마트폰을 보는 면접자. B, 대기실에서의 면접자.

(2) 면접할 때의 말투와 태도(SOFTEN 활용하기)

① S(smile): 미소짓는다.

② O(open gestures): 개방적 동작. 다리를 꼬거나 팔짱을 끼는 등의 행동을 삼간다.

③ F(forward lean): 앞으로 기울여 앉기. 뒤로 기대는 등의 거만한 자세를 배제한다.

④ T(touch): 간단한 스킨십. 이것은 친밀성과 관련이 있는데 면접 시에는 중요하지 않다.

⑤ E(eye contact): 눈을 마주하며 대화하기. 물론 너무 노려보면 문제가 되겠지만 상대방이 말을 할 때는 시선을 회피하지 않는 것이다.

⑥ N(nod): 고개를 끄덕임으로써 면접관의 말에 맞장구를 쳐 준다.

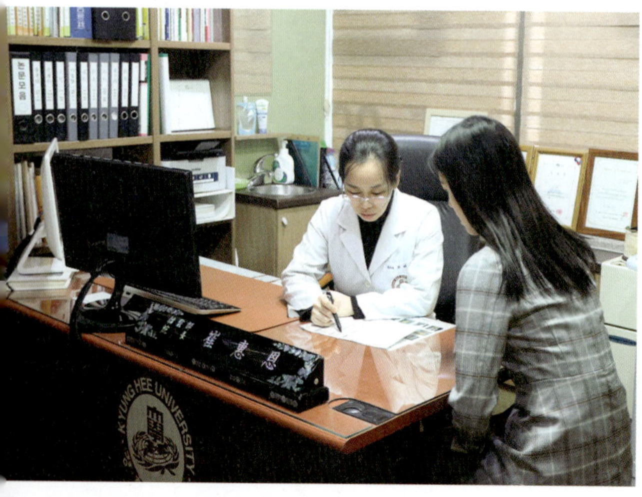

그림 2-17. 신중히 경청하는 모습은 면접관에게 신뢰를 준다.

상대방과의 친밀도에서의 touch(스킨십)만 제외한다면 이 정도는 거의 정답에 가까운 수준이다. 이러한 SOFTEN은 면접관 또한 사용하는 기술이기도 하다.

말할 때는 '에...', '음...' 하는 소리는 자주 내지 않는 것이 좋고, 충분히 생각한 다음 대답하는 모습은 면접관에게 신뢰감을 준다. 면접관이 무엇인가를 말할 때 필요한 부분은 메모지에 받아 적을 수 있고 자세히 알고 싶은 부분은 되물을 수 있지만, 면접관의 말을 중간에 잘라 묻지 않도록 하자. 경청하는 모습이 매우 중요하기 때문이다(그림 2-17).

(3) 면접 보며 꼭 확인하기

궁금했던 것을 물어보는데 꼭 놓쳐서는 안 되는 부분은 다음과 같다.

- 급여와 사대보험 가입 여부, 사대보험공제 부분, 예상 실수령액, 퇴직금
- 급여일
- 수습기간과 수습기간 동안의 주의사항
- 쉬는 날과 연차/반차/월차, 여름휴가의 기간
- 휴가/명절 시의 보너스 지급
- 직원의 복리후생과 점심식사 스타일
- 주된 업무 외의 부차적 업무와 타 직원 휴가 시 추가되는 업무
- 추가적인 질문: 한의원의 비전과 앞으로의 계획

(4) 한의원은 어떠한 직원을 원하는가?

원장은 한의원의 경영자이다. 경영자는 저마다 사람을 고용하는 나름의 기준이 있으므로 정답을 정할 수는 없지만 다음과 같이 살펴볼 수 있다.

경력 스태프를 고용하는 경우 업무지시에 능동적인지, 상황 대처에 즉각적인지, 중간관리자로서 얼마나 리더십을 갖추었는지를 보게 될 것이다. 무경력 신입 직원이어서 A~Z까지 새로 가르쳐야 한다면 아마도 (1) 근무 태도, (2) 타과가 아닌 한의원을 선택하게 된 이유, (3) 직원 상호 간의 원활한 소통능력(업무지시에 잘 따르는 것 포함)과 같은 것을 우선 보게 될 것이다.

100% 완벽한 직원도, 100% 완벽한 직장도 없다. 원장은 면접을 통해 최대한 '우리 한의원과 맞는 직원'을 채용하려 노력하는 것인데, 여러 조건 중 단연 최상위는 '소통능력'이다. 개인의 능력도 어느 정도 보겠지만, 제아무리 능력이 출중하고 화려한 경력과 업무 스킬의 소유자라 할지라도 소통이 잘되지 않고 서로 간의 신뢰 구축이 어렵다면 그 회사에 녹아들기 힘들 것이다.

(5) 면접 예상 질문과 체크리스트(표 2-3)

한의원에서 직원에게 무엇을 파악하는지 정리해 보았다. 앞서 말했듯이 면접이 이루어지는 동안 말투나 자세, 습관도 보게 된다. 특히 본인의 머릿속에 있는 생각을 얼마나 효과적으로 표현하는지를 물어보아 파악하게 되므로, 차분하게 흥분하지 않고 답변하는 것이 좋다.

표 2-3. 면접 예상 질문과 체크리스트

구분	내용	형태
근태 근무 태도를 예상하는 과정	한의원 출퇴근 교통수단 및 소요시간	질문
	야근 발생 시 대처	질문
	휴게 시간 및 짬이 날 때 시간을 보내는 방식	질문
직원 상호관계 및 사회성	과거 직장에서 직원과의 관계	질문
	연락하고 지내는 전 직장 동료가 있는지	질문
	상급자와의 트러블에 대처하는 방식	질문
	최근 겪은 대인관계의 어려움 / 해결 사례	질문 / 관찰
환자 응대 의료서비스 종사자로서의 자세	환자를 고객처럼 응대 가능한지 여부	질문 / 관찰
	환자와의 라포(신뢰) 형성 가능 여부	질문 / 관찰
	인사하는 습관 / 태도	관찰
	대화할 때의 표정과 말투	관찰
업무 능력 신입/경력자에 대한 선택, 차등적 질문	한의원에서 진료받아 본 경험(침/뜸/약)	질문
	한방지식	질문
	컴퓨터 활용능력 및 차트의 숙달	질문
	유사 직종 및 서비스 응대와 같은 업무경력	질문
건강 및 체력 의료기관 종사자로서의 건강/감염병 여부	본인의 건강상태	질문
	심하게 앓았던 질병이 있는지	질문
	과로하면 어디부터 아픈지 / 대처 방법	질문 / 관찰
	본인 체력 상태	질문
	여가 시간 활용 시 본인 체력 관리 및 수면 패턴	질문
기타	한의원 입사 지원 동기 및 선택의 이유	질문
	전 직장 퇴사 사유 및 방식	질문
	본인의 장·단점 피력	질문 / 관찰
	직장을 선택하는 기준	질문
	우리 한의원을 파악하는 정도	질문
	직장에서 본인이 가장 하기 싫은 일	질문 / 관찰

Chapter

3

한의원 스태프, 이것만은 알아 두자

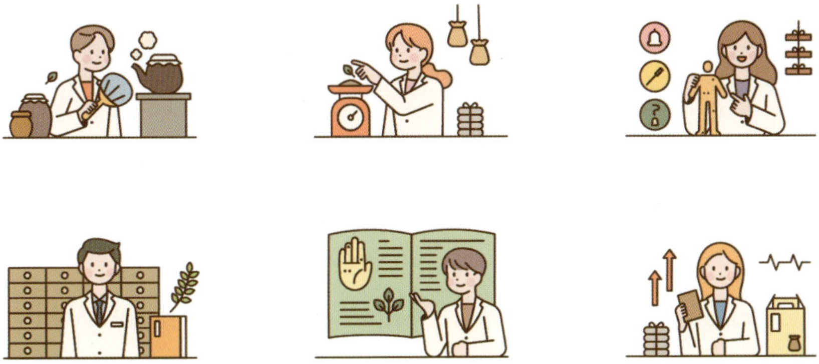

1 근로자의 기본소양

'사람은 겪어 봐야 안다'라는 말이 있다. 한의원은 스태프가 경력자인지 무경력자인지 자격증이 있는지 등을 따지고 채용공고를 내는데, 단 몇십 분 동안 보게 되는 면접을 통하여 채용하게 되니 여간 부담스러운 것이 아닐 것이다.

사람은 제각각의 능력을 가지고 있지만, 사회인이라면 기본적으로 지켜야 할 것들이 있다. 근로자로서 기본기를 익혀 보자.

1) 출퇴근 시간의 엄수

근로계약서의 지엄함 가운데 첫 번째는 근무 시간이다. 최저시급이라는 개념이 있으니 잘 알겠지만 출퇴근 시간의 엄수는 매우 중요한 근로자의 덕목이다.

2) 야근과 추가업무

불가피한 상황에서의 야근은 어쩔 수가 없다. 야근이 반복된다면 문제가 있겠지만, 응급환자가 온다든지 할 때는 스태프도 융통성 있게 대처해야 한다. 그러나 이것이 반복된다면 스태프도 원장에게 시스템적인 부분 변경 등의 개선안을 건의해 볼 수 있지 않을까? 무턱대고 불만을 표출한다거나 무조건적 정시퇴근을 주장하는 것은 불화의 요인이 될 수 있다.

3) 근무 태도

자신의 업무영역이라 생각되는 부분만 딱 집어서 일을 하는 곳이 과연 얼마나 될지는 모르겠다. 대부분은 기타 잡무도, 챙겨야 할 일도 많다. 열린 마음으로 업무지시에 잘 따르고, 입사 초반에 하나라도 더 배우는 자세를 견지해야 사랑받는 스태프가 되지 않을까?

4) 스태프 상호 간의 관계

뒤에서 설명하겠지만 '상하관계/수평관계'는 당연히 존재한다. 그리고 다양한 연령의 스태프가 근무하게 된다. 먼저 들어온 선임이 후임보다 어리기도 하고, 나이 많은 선임보다 어린 후임의 경력이 더 화려한 경우도 있다. 상대방을 알아 가면서 차근차근 친해지자. 동료 때문에 직장생활을 이어 가기 힘들다면 실질적인 인사권을 가진 원장과 직접 상담을 통해 해결해 보는 것도 좋은 방법이다.

5) 애사심

한의원의 매출이 좋고 스태프 상호 간에 화합이 되는 이 모든 일련의 과정에 '나'라는 스태프가 존재한다. 조직의 구성원으로서 한의원이 진심으로 잘되길 바라는 마음이 있어야 한다. '조직은 생물'이라는 말이 있다. 어느 곳 하나 잘못되면 전체가 아프기도 하고, 나날이 성장하는가 하면, 점차 늙어 간다. 이것이 모든 운영에 있어서 혁신, 돌파구, 재정 건전이라는 말을 자주 사용하게 되는 이유이다. 기왕 입사하게 된 한의원이니 한번 열심히 일하고 발전을 위해 고민해 보자.

6) 퇴사

원인이야 다양하겠지만 불가항력으로 또는 본인이 생각했던 병원 생활이 아니기에 퇴사하는 경우가 있다. 우선 퇴사를 결심하게 되면 당연히 출근하기가 싫어진다. 그렇다고 해서 카톡이나 문자 메시지로 퇴사를 통보한다든지 교체 후임자를 채용할 때까지 견디지 못하고 당장 퇴사한다든지 하는 것은 한의원의 운영에 악영향을 준다. 남겨진 스태프의 고충 또한 가중되니 퇴사는 꼭 평화로운 방식으로 진행하자. 혹시 모르지 않나? 어느 근무처, 어느 장소에서 다시 만나게 될지.

2 한의원 분위기 파악하기 I – 원장의 운영철학 이해하기

사람마다 특성이 있듯이 원장도 성격이나 스타일이 모두 제각각이다. 그 모든 특성을 열거할 수 없지만, 우리가 중요하게 생각해야 하는 원장의 모습은 어떤 모습일지 열거해 보겠다.

1) 원장은 한의사이다

원장은 고유의 자부심이 있고 자존심도 있다. 한의학을 배워서 의술을 펼친다는 것이 바로 그것이다. 따라서 원장이 들으면 불쾌할 수 있는 말들이 있다. '환자 치료가 잘되지 않네요'라고 말하는 것보다는 '환자 스스로 치료가 잘 안 되는 것 같은 느낌을 받는다고 합니다' 정도로 완곡해야 한다. 치료가 잘되는 환자가 있으면 이 또한 원장과 공유하여 기쁨을 나누어 보자.

2) 원장은 경영자 이전에 한의사이다

필자는 공대 출신이다. 그렇다고 대학에서 '카센터 운영 방법'을 배우지 않는다. 단지 선배들로부터 또는 직장을 통해서 간접적으로 어떻게 운영하는지를 들을 뿐이다. 한의사인 원장도 마찬가지로 선배들로부터 알음알음으로 듣게 된 것이지 학교에서 경영을 배우지는 않는다. 따라서 스태프가 곁에서 도움이 되어야 할 부분이 있을 수 있다. 원장은 대부분 경영전문가가 아니다.

3) 원장이 한의원 운영에 있어서 중요하게 여기는 것

진료 외적으로 중요하게 여기는 것이 무엇이 있는지 파악하는 것이 중요하다. 다음은 몇 가지 원장의 성향을 열거해 보았다.

① 스태프 간의 인화단결이 중요하여 회식도 자주 가지고 야유회도 같이 가는 원장

② 한의원의 돌아가는 상황을 모두 알아야 해서 쓰레기는 언제 버렸는지 어떤 환자가 어떤 커피를 즐겨 마시는지를 파악하는 원장

③ '진료만 열심히 하고 다른 부분은 신경조차 쓰기 싫다'고 생각하는 원장

④ 친절과 청결은 워낙에 불문율이지만 이 부분이 제대로 안 된다고 판단하면 불같이 화를 내는 원장

⑤ 한 번이라도 지각하면 시말서나 각종 징계를 내리는 칼 같은 원장

사실 이 지면에 다 열거할 수 없을 정도로 성향은 다양하다. 따라서 입사를 하게 되면 **원장이 중요하게 생각하는 것이 무엇**인지 선임에게 물어보거나 하여 파악하는 것이 매우 중요하다.

4) 원장도 성장한다

사람은 누구나 일을 열심히 하다 보면 능숙해지고 베테랑이 된다. 원장은 처음부터 완벽한 존재가 아니다. 단지 한의사일 뿐, 모든 것을 아우르는 엄청난 능력이 일거에 생기지 않는다. 원장의 미진하고 미흡한 모습이 보인다 해도 너무 안타까워하지 말자. 원장은 환자 치료 면이나 경영 면에서 성숙해지고 있으며 한의원도 그에 따라 발전해 나갈 것이다.

3 한의원 분위기 파악하기 Ⅱ – 장점 파악

앞으로 함께해야 할 직장이다. 단점만 후벼판다면 얼마나 더 안 좋아지겠는가. 애사심이라 하는 것은 마치 부모가 자녀를 바라보듯이 직장의 장점과 예쁜 모습을 더 많이 기억하고 바라볼 때 생기는 것이라 생각한다.

1) 새로 개원한 지 얼마 되지 않은 한의원

모든 물건은 새것이고 깨끗하기 그지없으니 얼마나 근무하기 편할까 생각하겠지만, 미숙한 시스템과 근로자 복지, 미처 준비되지 못한 장비 등 미흡한 점이 있을 수 있다. 같이 커 나가고 성장한다는 생각으로 부족한 부분은 한의원에 건의하면서 새로운 앞날을 생각하며 긍정적으로 바라보자.

2) 개원한 지 오래된 한의원

이미 수년 혹은 십수 년 운영을 지속해 온 한의원의 경우 인테리어를 재단장했다고 해도 특유의 '올드'함이 존재할 수 있다. 그러나 그만큼 오랫동안 유지되어 온 시스템과 수년간 그곳에서 근무한 스태프가 있으므로 섣불리 단점을 지적하다가는 크게 낭패를 볼 수 있으니 주의하자. 시스템적으로 개선할 사항이 있다고 생각하면 먼저 선임과 상담하거나 때와 장소, 분위기에 맞춰 조심스레 건의하는 것이 좋겠다.

3) 환자를 치료하는 곳 – 한의원

어느 한의원이든 공통적으로 하는 기능은 바로 환자를 치료하는 것이다. 스태프는 이러한 면에서 뿌듯함을 느낄 수 있다. 한의원의 시설과 운영이 열악하더라도 환자 한 명 한 명을 돌보면서 스스로 자랑스럽게 여길 수 있다는 것이다. 즉, 좋은 직장/나쁜 직장의 의미로 봤을 때 의료기관 종사자는 언제나 좋은 직장에서 일한다고도 볼 수 있다.

근본적으로 환자를 치료하고 있으며 그 안의 근무자는 보람을 느끼며 하루를 보낸다(그림 3-1).

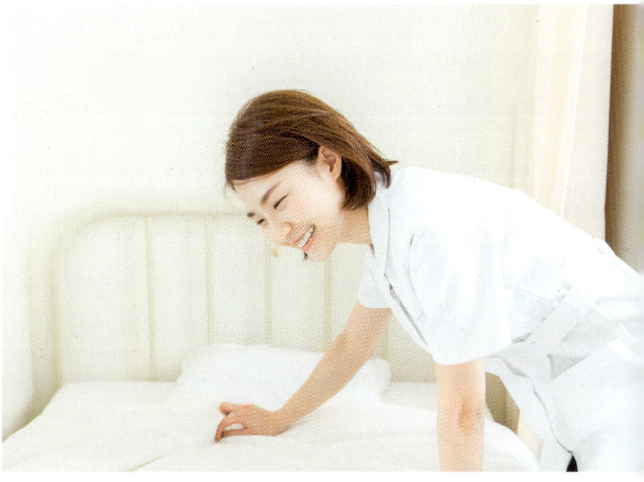

그림 3-1. 한방스태프는 환자를 돌보며 자부심과 보람을 느낄 수 있다.

4) 내가 이 한의원을 선택한 이유?

누구나 처음에는 열심히 일한다. 그런데 일을 하다 보면 급여문제, 복지문제, 인센티브, 동료와의 불화, 원장의 스타일 등 자꾸 직장의 단점이 보인다. 근무하기 도저히 어려운 상황이 아니라면 스스로 변화해야 할 수도 있고 좀 더 바람직하게 한의원의 모습을 변모시킬 수도 있겠지만, 이 모든 것은 '발전 가능성/변화 가능성'을 놓고 보게 되는 것이고 이것은 상대가 되었든 직장이 되었든 장점을 파악하고 그 장점을 더욱 크게 발전시킬 수 있다는 의지에서 나오는 것이라고 생각한다. 처음 이 한의원을 선택해서 들어오게 된 그 장점을 잘 생각해 보면서, 늘 초심을 잃지 않는 근무 자세를 가지는 것이 모든 직장인에게 요구되지 않나 싶다.

4 한의원 분위기 파악하기 Ⅲ – 주력 진료와 주요 매출구조 확인하기

한의원의 매출은 원장으로부터 발생한다. 원장의 능력이 매출에 지대한 영향을 미친다는 것이다. 원장이 '침을 잘 놓는지', '약을 잘 쓰는지' 등이 병원 선택 기준이 되므로 양방병원과는 약간 다르다.

즉, **원장의 능력이 한의원의 주요 매출처**이다. 환자를 치료하는 곳이지만 한의원이 모든 국민을 대상으로 무료 진료 봉사활동을 하지 않는 이상 직원이 월급을 받으려면 한의원은 돈을 벌어야 한다. 그러니 한의원의 매출구조를 파악하는 것은 매우 중요한 일이다.

1) 원장의 능력

원장마다 특별히 잘 보는 진료가 있을 수 있다. 특정 질환(구안와사, 생리통 등)을 잘 보는 경우도 있고 한약보다는 침치료에 능한 원장이 있기도 하다. 이와 같은 원장의 장점과 진료 스타일을 파악하게 되면 근무자도 환자에게 해 줄 말들이 많아지니 당연히 매출은 올라가게 될 것이다.

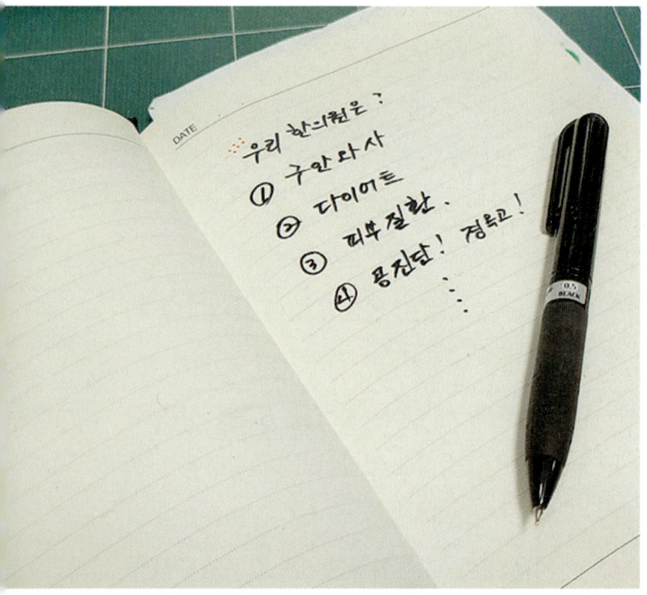
DATE
우리 한의원은 ?
① 구안와사
② 다이어트
③ 피부질환.
④ 공진단! 경옥고!

그림 3-2. 한의원의 주력 진료를 파악해야 한다.

2) 주력 환자군

교통사고 환자를 많이 보는 한의원, 부인과 질환을 주로 보는 한의원이 있는가 하면 어르신 침치료가 주가 되는 한의원도 있다. 환자(고객)의 (1) 연령대, (2) 성별, (3) 직업군, (4) 스트레스 정도 등 입사 후에는 한의원의 환자 분위기 파악이 중요하다(그림 3-2). 그 이유는 교통사고와 같이 일시적인 사고로 다친 환자의 성향과 만성 질병이 있는 환자의 성향이 사뭇 다르기 때문이다. 아울러 환자가 어떤 성향인지에 따라서 한의원의 분위기도 많이 다르기도 하니 찬찬히 환자군에 대한 응대요령을 익히는 것도 근무하면서 재미요소로 작용할 것이다.

3) 잘되는 진료, 잘 안 되는 진료

앞 '1)항'에서 설명했다시피 원장이 잘하는 진료가 있는가 하면 부족한 진료가 존재할 수도 있다. 이 내용은 민감할 수 있으나 스태프는 암암리에 그것을 느낀다. 또는 원장이 스태프에게 본인의 진료 스타일상 특정 부분이 많이 부족하다고 말하기도 한다. 그러나 모르고 넘어가는 경우가 허다하다. 스태프가 원장의 부족한 부분을 알고 있다면 스태프가 환자를 응대할 때 적절한 대응이나 환자 진료의 피드백으로 원장의 실력을 높이게 할 수 있는 조언이 되니 이 부분도 꼭 파악해 보자.

진료가 잘되는 부분, 예를 들어 구안와사약 복용환자가 치료가 잘 되었다든지, 환자 A씨가 허리 침치료 후 거의 완치되었다든지 하는 것을 원장에게 피드백해 준다면 확실히 도움이 되고, 스태프도 사기가 올라가게 되며, 환자 안내/홍보에 도움이 된다.

4) 잘되는 동네, 좋은 상권, 홍보

한의원이 들어선 곳 주변에 아파트단지 혹은 회사가 있는지에 따라서 환자의 성향이나 주력 진료가 바뀔 수 있고, 환자들이 한약을 잘 복용할지 안 할지와 같은 성향도 어느 정도 파악할 수 있다. 이 부분은 원장이 가장 신경을 많이 쓰는 부분이다. 반면에 온라인 홍보를 엄청나게 하는 일명 '전국구' 한의원도 있으니 이 부분도 잘 파악해 보자. 실제 한의원의 홍보방식은 참으로 다양하고 전략 또한 다양하므로, 본인이 소속된 한의원의 특색을 잘 파악하고 원내에서 필요한 감성 멘트, 해피콜, 전화응대 등을 잘해야 한다.

5) 고객경험관리

앞에서도 언급했지만, 이 책을 읽어 가다 보면 '**원장이 상품**'이라는 글을 자주 보게 될 것이다. 원장은 치료하고 스태프는 보조한다. 스태프가 환자에게 경험적인 믿음을 주는 것은 당연하거니와 스태프가 상품을 잘 알고 설명할 때 신뢰가 간다.

데스크 스태프든 치료실 스태프든 환자의 경험을 공유하고 파악하려거든 그 환자가 어디가 아파서 왔는지, 어떠한 치료를 받고 있는지 정도는 알고 있어야 환자는 본인의 경험이 공유되었음을 인지하고 신뢰한다. 다시 한의원에 와서 본인의 몸을 맡기고 치료를 진행할 마음이 생기는 것이다.

이것은 홍보 부분에서 언급될 내용이지만 고객경험관리(CEM: customer experience management)에 있어서 한의원은 매우 유리하다. 고객의 이름만 입력하면 환자의 과거 진료 내용이나 특이사항이 차트상에 보이기 때문에 쉽게 접근이 가능하다. 이 부분에 친절함을 잘 믹스하면 된다. 원장의 침술이 어떤 스타일인지, 우리 한의원의 한약은 어떠한 효능을 내는지, **우리 한의원이 무엇을 잘 하고 있는지 환자에게 적극적으로 보여 주어야 한다**는 것이다. 진료를 홍보하는 것은 결국 **원장의 의술에 대한 스태프의 지대한 신뢰와 믿음**이다.

아울러 환자는 우리 한의원에 방문하여 어떤 경험을 하고 가는 것일까? 친절했는지, 청결했는지, 편안했는지, 응대는 적절했는지 등 환자가 느끼고 간 모든 것(경험)은 환자의 재방문과 깊은 연관이 있는 것이고, 이는 원장이라는 상품을 둘러싼 아름다운 포장지와 같은 것이다.

5 업무 파악하기

1) 주요 업무의 파악과 우선순위

치료실 스태프로 채용되었다면 당연히 치료실의 업무가 가장 중요한 업무이다. 중요한 업무에 숙달하고 책임감 있게 해야 한다. 물론 업무 습득능력이 빠르면 좋겠지만 빠른 것보다 정확한 것을 요구하는 곳이 병·의원이다. 어찌 보면 의료기관에서는 초보자로서의 실수가 용납되지 않을 수 있다. 엄청난 개인정보를 관리하고 있으며, 의료사고가 발생할 수 있기 때문이다. 이러한 사고 예방의 측면에서 우선순위를 정해 보는 것도 나름 재미있는 한의원 생활이 될 것이다(그림 3-3).

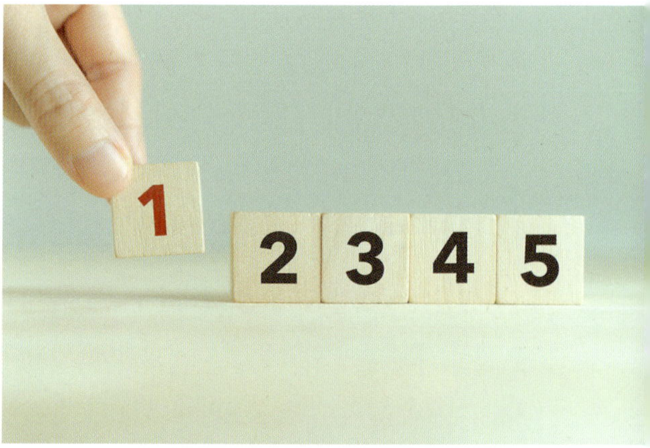

그림 3-3. 업무가 파악되었으면 일의 경중에 따라 우선순위를 정하는 것이 효과적이다.

2) 부차적 업무의 파악

동료의 업무도 파악하고 있어야 하고, 기본적으로 도움을 줄 수 있어야 한다. 데스크가 한가한데 치료실이 바쁠 경우나 치료실은 한가한데 한약 처방환자가 많거나 하여 데스크가 바쁠 때는 서로 도와주는 분위기가 연출되어야 하는데, 본인의 업무만 열심히 한다고 동료의 업무를 일절 모르고 있으면 본인도 누군가의 도움을 받기 어려울 것이다.

단, **본인의 업무가 먼저이다.** 본인의 주요 업무를 내팽개치고 동료에게 도움을 준다는 것은 있을 수 없다. 하지만 긴박한 상황에서 동료의 업무가 더 중요하다고 판단될 경우 본인이 하던 일을 제삼자에게 전달하여 조치를 취하거나, 즉시 도움을 주기는 어렵다고 표현해야 한다. 어떠한 업무가 다급한 것이고 우선순위에 있는지에 대한 판단이 명확히 정립되어 있으면 좋을 것이다. 그래서 병·의원에서는 이에 대한 우선순위를 시스템적으로 분석하여 스태프를 교육하는 곳도 있다. 환자가 많을 때는 일일이 물어봐 가며 일할 수 없기 때문이다.

3) 기타 업무

스태프는 청소, 청결 상태의 확인과 유지, 대기실의 서비스 지원업무, 다급하게 사무용품을 구입해야 하는 것 등 자잘한 업무에 동원될 수 있다. 그럴 때 '**굳이 이걸 내가 해야 하나?**'라고 생각할 수도 있다. 본인이 할 수도 있고 동료가 할 수도 있지만, 결국 누군가는 해야 하는 일이라면 본인이 먼저 해 보는 것은 어떨까?

6 이미지 메이킹(서비스 마인드)

이미지 메이킹은 사전적으로 보았을 때 '다른 사람이 어떤 대상을 보았을 때 갖게 되는 인상을 의도적으로 만들어 냄'을 말한다. 자연히 있는 것이 아니고 의도를 가지고 만드는 것이므로 스스로를, 원장을, 한의원을 의도를 가지고 만들어 낼 수 있다는 것이다.

한의원의 이미지는 일관되어야 한다는 것이 필자의 지론이다. 이러한 일관성은 원장이 설정하는 경영 방향 혹은 경영철학이 될 수 있다.

1) 스태프의 이미지 메이킹

직장과 직장 외의 일상생활(사적 영역)은 동떨어져 있다. 직장에 출근할 때 화장품으로 치장을 하는 것과 같이 사람은 스스로 보이고 싶은 모습이 있다. 이와 마찬가지로 한의원은 스태프에게 어떠한 모습을 보이기를 요구할 수도 있다. 한의원마다 비슷할 수 있으나 열거해 보면 (1) 청결함, (2) 자신감, (3) 용모의 단정, (4) 서비스 마인드가 될 것이다. (1)~(3)은 개인적인 영역에 가깝다. 그러나 (4)의 경우는 한의원에서 어느 정도의 수준을 정하여 교육하고 있다.

어떤 곳은 환자에게 굳이 직접 차를 대접하지 말라고 하는가 하면, 또 어떤 곳은 대기 환자에게 차 대접을 해야 하는 한의원이 있을 수 있다. 따라서 스태프는 친절함으로 무장한 서비스 정신을 장착하고 소속 한의원의 서비스 범위를 익혀야 한다.

2) 오버하지 말자

한의원은 균일한 치료효율과 균일한 서비스를 지향한다. 식당에 갔을 때 어떤 때는 친절한데 어떤 때는 불친절하고, 또 어떤 때는 500원을 깎아 주더니 어떤 때는 안 깎아 준다면 어떠하겠는가?

이것은 스태프 개인적 행동의 균일함, 균일한 서비스만의 문제가 아니다. A라는 스태프는 이것저것 부탁하면 다 들어 주는데 B라는 스태프는 해 주지 않는다면 이것은 곧 불균일한 서비스가 되고 B라는 스태프는 졸지에 불친절한 스태프로 낙인찍히게 된다. 혼자만의 선의로 베푼 서비스가 화가 되어 한의원으로 돌아오는 것은 한의원 이미지 메이킹이 실패한 경우이다.

한의원에서 설정한 **서비스를 꼭 선을 넘지 않게** 지키고, 해야 할 것과 하지 말아야 할 것을 항목화하여 본인 수첩에 꼼꼼히 기록하는 것도 한 방법일 것이다.

3) 한의원/원장의 이미지 메이킹

한의원을 대표하는 원장의 이미지 메이킹을 스태프가 할 수 있다. 스태프의 입장에서 원장의 이미지 메이킹이라니 생소할 것이다.

원장의 컨디션에 따라서 의도한 치료효율이 나타나지 못할 때도 있고, 스태프가 한 서비스가 원장의 의도에 반할 수도 있으니, 참으로 어려운 부분이다. 그러나 스태프가 협력하여 일관된 서비스와 친절함으로 무장되어 있으면 환자 또한 원장에 대한 믿음 못지않게 스태프를 믿어 준다. 이미지는 일관되어야 한다. 이것은 원장을 중심으로 하나의 콘셉트를 가지고 이미지를 만들어 가자는 것이다. 원장은 친절한데 스태프가 불친절하다든지, 스태프는 단정하고 예쁜 모습인데 원장은 피곤에 절어 있는 모습 등은 이미지 메이킹에 악영향을 준다.

"원장님, 옷매무새가 좀 흐트러지셨네요. 정신없이 바빠서 그러신가 봐요."

이와 같이 서로의 외모를 신경 써 줄 수도 있고, 인사하는 스타일을 통일해 보는 것도 좋은 이미지 메이킹의 작은 수단이다.

한의원의 이미지는 원장의 직·간접적 경험과 노하우 속에 녹아 들어가 있다. 새롭고 혁신적인 모습일 수도 있고, 너무 당연한 것들(청결, 친절 등)일 수도 있다. 그런데 한의원의 몇몇 단점이 한의원의 이미지를 실추시키고 있다면 그리고 그것이 원장의 시야에서 벗어나 있어서 한의원의 운영에 직·간접적으로나 크고 작게 악영향을 미치고 있다면, 꼭 원장에게 보고하여야 한다고 본다. 그동안 한의원이 쌓아 온 좋은 이미지가 유지될 수 있도록 말이다.

7 환자를 응대하는 기술

스태프는 환자를 보는 한의원에서 근무한다. 큰 병, 작은 병이 있는 환자를 본다. 심신이 지쳐 있는 환자에게 스태프는 밝은 모습과 신뢰성 있는 용모/언변/행동/마음가짐을 견지하여 환자의 마음까지도 읽을 줄 알아야 한다. 스스로 건강해야 누군가를 치료할 맛이 나고, 치료받는 환자의 입장에서도 케어하는 사람이 단정하고 밝으면 믿음이 간다. 원장의 진료행위가 의술이라면, 스태프의 친절함과 웃음은 환자의 마음을 녹이는 진료행위이다.

1) SOFTEN 활용하기

앞서 면접에서 SOFTEN이 활용된다고 했는데, 마찬가지로 스태프가 환자를 응대할 때에도 SOFTEN이 적용된다. 환자는 마치 본인이 면접을 보러 온 것 같은 느낌을 받을 것이고, 환자를 고객으로 생각하는 스태프의 입장도 환자에게 면접을 받는 느낌일 수 있다.

(1) S(smile): 밝은 미소로 환자 응대하기

① 환자에게 밝은 미소로 응대하는 것은 환영을 의미하므로 중요하다(그림 3-4).

② 본인의 질환을 심각하게 말하는 환자에게 싱글벙글 미소를 보이는 것은 당연히 금물이다. 이때는 차분하고 진중하게 끝까지 경청하는 것이 중요하다.

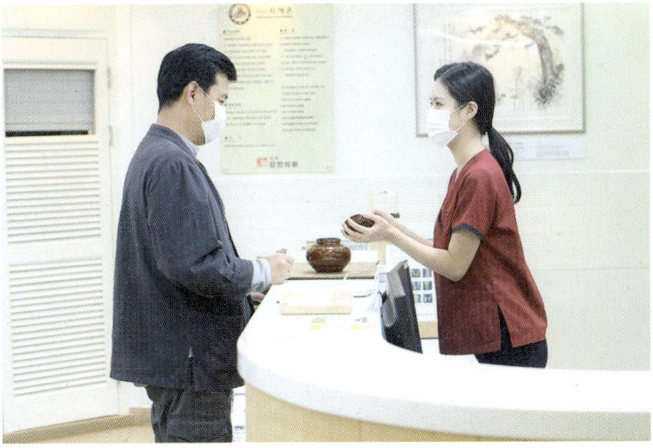

그림 3-4. 밝은 미소로 응대하기.

(2) O(open gestures): 개방적 표현과 몸동작

① 환자를 상대하면서 팔짱을 낀다든지 다리를 꼬고 앉는 것은 금물이다.

② 환자와 스태프 사이의 장애물이 명치 아래에 있는 것은 상관없으나 얼굴만 빼꼼히 내놓고 말하는 것은 좋지 않다(단, 매우 바쁜 상황에서는 환자가 이해해 주기도 한다).

③ 데스크에 앉은 채로 환자에게 인사하거나 머리만 내밀고 대화를 이어 간다든지 하는 것은 open gestures에 위배되어, '나와 친해질 의향이 없는 것'으로 판단될 수 있다.

④ 인사는 데스크에서 일어나서 인사한다.

⑤ 환자와 대화할 때는 절대 팔짱을 끼지 않으며 두 손을 모은 상태나 볼펜과 메모지 등으로 받아 적는 자세로 응대하는 것이 좋은 예라고 할 수 있다.

⑥ 치료실에서도 마찬가지이다. 환자는 누워서 치료받는데 치료실 스태프가 눈을 아래로 내리꽂으며 바라보거나 팔짱을 낀 상태로 응대한다면 어떨까? 상체를 숙여 환자의 눈높이에서 대화를 이어 간다는 인식을 주면 그것으로 된다. 그렇다고 해서 긴박한 치료실에서 과도하게 몸을 낮출 필요까지는 없다.

(3) F(forward lean): 상체 앞으로 기울이기

① 환자가 말할 때는 경청의 의미로 상체를 약간 앞으로 숙여 준다(그림 3-5).

② 환자의 옆자리에 앉아 대화하는 경우가 생긴다면 반드시 상체를 숙여 환자의 말에 경청하는 자세를 취한다.

③ 절대 등받이에 기대어 앉아서 환자와 대화하는 것은 금물이다.

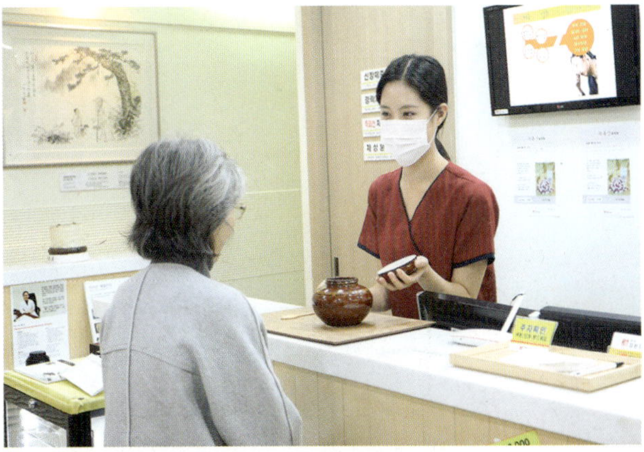

그림 3-5. 환자와 대화할 때 상체를 약간 앞으로 숙여 준다.

(4) T(touch): 스킨십과 환자와의 거리

① 환자에게 불필요한 신체 접촉은 가급적 피한다.

② 데스크에서 환자의 환부를 확인 또는 만져 봐야 하는 경우에는 반드시 과감하고 친절하게 대한다.

③ 환자와 접촉 시 절대 거부감을 드러내서는 안 된다.

④ 인간은 팔을 앞으로 쭉 뻗었을 때의 거리, 즉 **60cm 정도 되는 거리** 안에 들어오게 되면 불편함을 느낄 수 있다. 즉, 본인이 공격을 당할 수 있는 거리라 무의식으로 느끼기 때문에 적절한 거리를 둔 채로 대화하는 것이 핵심이다. 팔 안쪽으로 들어오는 경우는 가족과 배우자 정도로 인식할 때이다.

⑤ 환자를 대할 때 너무 가까운 거리나 얼굴이 가까운 상태에서 대화하는 것은 가급적 피한다.

⑥ 환자가 다가올 때는 회피하지 말고, 대화를 이어 가면서 서서히 간격을 두어야 자연스러운 심리적인 touch 공간이 확보된다.

⑦ 단, 옆에 앉아 대화할 때는 이 규칙이 사라지니 참고하기 바란다.

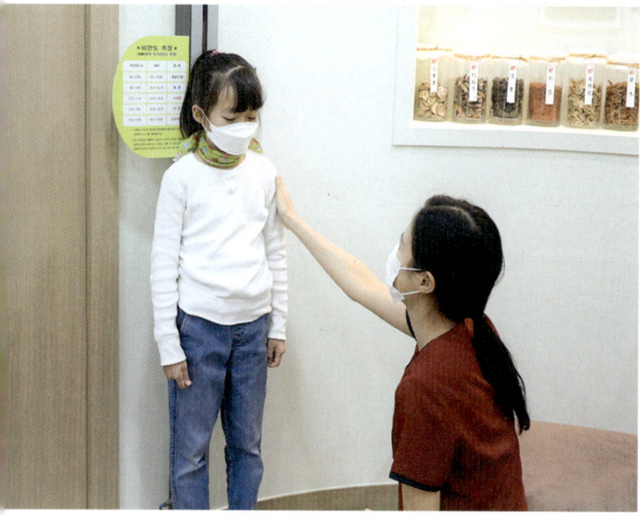

그림 3-6. 고객을 대할 때 상대방의 눈높이를 맞추도록 하자.

(5) E(eye contact): 눈높이에 맞춰 눈을 마주하고 대화하기

① 환자의 말을 경청하며 눈을 보는 것은 매우 중요하다.

② 바쁜 상황 또는 컴퓨터 조작, 메모하고 있는 경우 환자가 말을 이어 간다면, 이따금 환자의 눈을 한 번씩은 보는 것이 중요하다. 이것은 '**현재 저는 매우 바쁜 상황임에도 당신을 응대하고 있다**'라는 정중한 표현이 되기도 한다. 그러나 환자의 말은 귀로 듣고 입으로만 대답하면서 일에 열중한다면, 환자는 무시당하는 기분이 들 수도 있다. 이러한 상황은 어찌 보면 응대하는 데스크 요원의 융통성에 의존해야 하겠다.

③ 어린이 환자의 경우 보호자가 아닌 당사자에게 직접 대화를 시도해야 하는 상황이라면, 지체 말고 아이의 눈높이로 앉아 대화를 시도한다. 이는 나이가 많은 어르신에게도 해당된다(그림 3-6).

(6) N(nod): 환자의 말에 몸으로 공감하기

① 환자는 자신의 질환을 한의원 스태프나 한의사에게 자세히 전달하길 원한다. 질환 및 증세가 심할수록 더욱 그러할 것이다. 그러다 보면 환자가 말을 장황하게 할 때가 있다. 이때 바쁘더라도 고개를 끄덕이며 대답을 해 주어야 한다.

② Nod의 의미는 경청을 의미하며, 고개만 끄덕인다든지 말로만 '네, 네' 하는 것을 의미하지 않는다. 눈 마주치기, 고개 끄덕이기, 대답하기, 이 셋 중 2가지는 중복으로 이루어져야 정중해 보인다.

③ 환자의 말에 박수를 치거나 긍정의 눈빛을 보내는 것은 바로 이에 해당한다.

2) 환자·방문자에게 인사

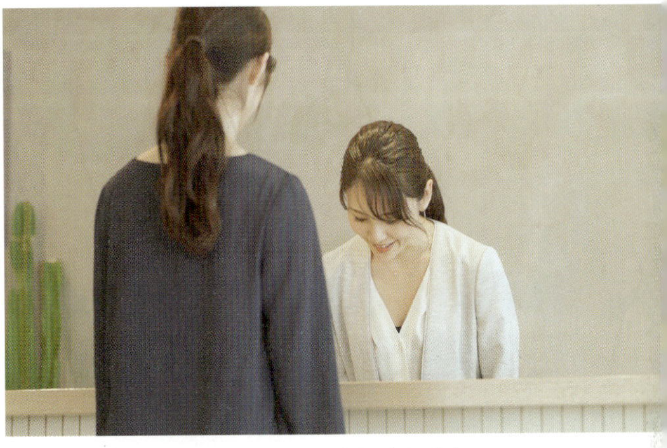

그림 3-7. 인사는 항상 먼저 하자.

① 환자라고 생각하지 말자. 우리 한의원에 온 손님이자 고객이라 생각하자. 인사는 그래서 스태프가 먼저 하는 거다(그림 3-7).

② 고개만 끄덕이거나 갸우뚱한다거나 입으로만 인사하지 말고, 너무 바쁘지 않으면 일어나서 인사한다.

③ 큰소리로 인사한다. 고함을 지르라는 것이 아니다. 당신이 이곳에 들어왔음을 인지하였다는 것을 알리는 것도 인사의 한 기능이다. 상대방이 듣지 못하는 인사는 하지 않은 것과 같고, 처음부터 인사를 작게 해서 인사를 두 번 하는 것도 뻘쭘하다.

④ 서서 인사하는 경우 90°로 인사하는 것보다는 45° 정도 상체를 숙여 인사한다. 또는 간단한 목례로 공손하게, 때로는 절도 있게 해 주는 것이 좋다.

⑤ 앉아서 인사하는 경우는 바쁜 컴퓨터 업무나 수납 도중에 손님이 오는 등 앉아서 인사할 수밖에 없는 상황일 때이다. 치료실에서는 급하게 이동하거나 업무 중이더라도 환자의 인기척이 들리면 보이지 않는 곳에서도 인사하기도 한다. 상황이 된다면 꼭 눈은 마주치고 큰 목소리로 인사하자.

⑥ 인사는 다양하게, 상대방에게 공감을 심어 주도록 한다. 즉, '오늘은 날씨가 참 화창하네요', '비가 와서 그런지 좀 쌀쌀해졌어요' 등의 인사이다. 이때 '밖이 너무 추워서 힘들어요', '요즘 경기가 너무 안 좋아서 힘들어요'와 같은 인사는 가까우면 나올 수도 있을 법한 이야기이지만, '부정적인 의미'가 들어 있는 인사는 좋지 못하다는 것을 유념해야 한다. 늘 밝고 긍정적인 인사를 하는 것이 좋다.

⑦ 인사를 안 해도 되는 사람은 없다. 택배기사, 우체국 집배원, 폐기물 수거원, 제약회사 영업사원 등 우

리 한의원의 문을 열고 들어오면 모두에게 밝게 인사하자. 대기실의 환자가 스태프의 행동을 보고 있다. '**이 한의원 스태프는 모두에게 상냥하구나**'라는 인상을 주자(그림 3-8).

⑧ 치료실 근무자도 가끔 데스크에 나올 때가 있다. 이 경우 환자가 많고 누구와 눈이 마주치면 뻘쭘하다. 그럴 땐 모두에게 인사하자. 대기 환자가 5명이면 먼저 눈이 마주친 분께 인사를 한다. 통상 그러면 옆의 다른 대기 환자도 고개를 들어 스태프를 본다. 그러면 모든 환자와 눈을 마주치며 정중히 목례하거나 '안녕하세요'라고 인사를 건넨다.

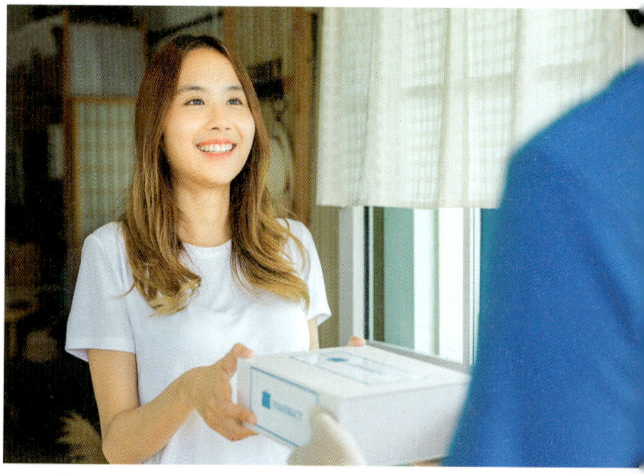

그림 3-8. 택배기사, 제약사 영업사원 등 모두에게 친절히 인사하자. 고객이 될 수도 있다.

3) 환자와의 대화 – Know How 중심으로

(1) 호명

정확하게는 환자의 이름을 '**홍길동 님**'이라고 또박또박 부르는 것이 옳다.

'홍길동 씨', '홍길동 아버님(어머님)', '홍길동 어르신' 등은 좋지 않다. 경험상 연세가 많은 환자에게 '홍길동 아버님'이라 하였더니 '우리 아버지 돌아가신 지 오래되었는데'라고 황당해하거나 '나 결혼 안 했는데 왜 아버님이라 부르느냐'라는 반응이 나온 적도 있다. 호명 방식도 시대에 따라 계속 변화하고 있다. 한의원도 필자가 근무를 시작한 10여 년 전과는 분위기가 달라졌으니 과거에는 잘 사용하던 일반적인 인사말이 이제는 시대에 뒤떨어지거나 오해를 불러일으킬 수 있는 인사말이 되기도 하는 것 같다.

(2) 청소년/어린이 응대

과거에는 아이가 귀엽다고 쓰다듬거나 궁둥이를 툭툭 치며 귀여워하거나, 학생에게 반말을 하곤 했다. 그러나 이것은 과거의 이야기이다. 지금은 모든 이에게 존댓말을 해야 한다. 나이가 어리거나 어린아이라고 해서 함부로 반말하는 것을 부모(보호자)가 싫어하는 경우도 많으므로 조심해야 한다.

(3) 적절한 발음과 명확한 말씨

환자는 스태프에게 몸을 맡긴다. 결국 환자는 스태프에 대한 신뢰를 바탕으로 본인의 몸을 치료한다는 것이다. 따라서 안정되고 차분하면서도 적절한 목소리 높낮이와 바른 말투, 명확한 발음은 어찌 보면 의료기관 종사자에게는 숙명과도 같은 것이다. 자신의 목소리와 말투를 휴대폰으로 녹음하여 들어 보거나 책을 소리 내어 읽는 연습을 하면 도움이 된다.

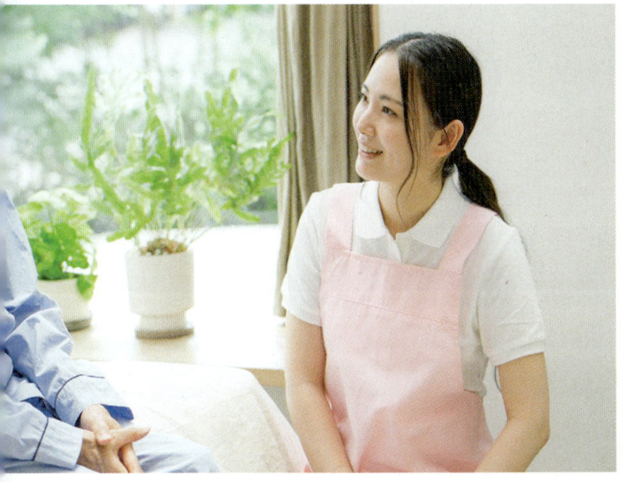

그림 3-9. 환자의 말을 잘 들어 주는 것이 중요하다.

(4) 환자 말 경청하기

환자들과의 대화에서, 특히 접수나 수납 시에 대화가 장황해질 때가 있다. 앞서 말했듯이 환자는 본인의 상태를 정확하게 알려서 본인의 질병을 잘 치료받길 원한다. 그러므로 차분하게 잘 들어 주는 것이 중요하다(그림 3-9). 그런데 바쁠 때에는 그러기 힘든 상황이 온다. 그럴 때는 주저 없이 환자에게 잠시만 기다려 달라고 이야기해야 한다. '아, ○○ 님, 말씀 중에 죄송한데 뒤에 기다리는 분 먼저 수납해 드리고 다시 말씀 나누셔도 괜찮으시겠어요?'

(5) 환자 안색에 대한 사인과 칭찬

환자를 칭찬하는 것은 외모에 대한 칭찬, 치료 스케줄에 잘 따라와 주는 부분에 대한 칭찬, 동반한 가족/보호자에 대한 칭찬 등 매우 다양하다. 외모와 치료의 효과에 대한 칭찬은 '치료받으러 성실히 오시더니 처음 뵐 때보다 인상이 많이 좋아지고 혈색도 좋아 보이시는 것 같아요' 정도의 표현이면 좋겠다. 무리한 외모 칭찬은 반감을 사니 주의하자. '동년배보다 10년은 젊어 보이세요' 같은 말은 자제하자.

(6) 주의해야 할 말 Ⅰ - 멋대로 진단하지 말라

환자는 자신의 몸 상태를 이야기한다. 올바르게 말할 때도 있지만 잘못된 의학 정보와 지식으로 본인을 설명하기도 한다. 그러나 섣불리 환자의 상태를 스태프가 진단하면 안 된다. 모든 것은 한의사의 몫이다. '아 그러셨군요. 모두 메모하여 원장님께 전달하겠습니다. 그나저나 많이 힘드셨겠어요' 정도면 적당하다. 절대 환자에게 '그건 아니고...'라는 식으로 대응하지 말자.

(7) 주의해야 할 말 Ⅱ - 부정적인 말투

'그러시면 안 됩니다'와 같은 말은 쓰지 않는 것이 좋다. 다만 환자에게 원장의 지시와 지도, 복약법을 설명할 때나 금기사항에 대하여 안내할 때만은 예외이다. 스태프가 자의적 판단으로 환자의 행동을 제한하는 것은 월권이다. 고성방가, 진료의 방해 등이 있을 때도 '말씀을 낮춰 주시겠어요?'가 좋지, '시끄럽게 떠들지 마세요'는 금물이다.

(8) 주의해야 할 말 Ⅲ – 말이 짧네

'말이 짧다'라는 말이 있다. 반말 조나 불친절한 말투를 일컬음이다. 여기서는 '성함요?', '전화번호는요?'와 같이 짧은 말이 해당한다. 이 글을 쓰면서도 이런 말을 쓰자니 필자도 불쾌해진다. '성함이 어떻게 되세요?', '함자가 어떻게 되시나요?'와 같이 물으면 얼마나 좋은가. 귀가 잘 안 들리시는 어르신에게도 목소리를 크게 내야 하니 말이 짧아지곤 하는데, 꼭 문장형으로 만들어서 크게 말해야 한다.

(9) 주의해야 할 말 Ⅳ – 나도 모르게 개인정보 유출

환자는 자신의 질병에 대한 상세 정보를 다른 이가 듣는 것을 싫어할 수 있다. 개인의 민감한 정보이기 때문이다. 만일 생리통 환자가 수납할 때 뒤에서 다른 사람이 수납을 기다리고 있거나 대기 환자가 많은 상태에서 '원장님께서 생리통 치료는 배를 따뜻하게 하는 것이 좋다고 하셨어요'라고 다 들리게 말하면 환자는 얼굴을 붉힌다. 따라서 이 같은 경우는 차분하게 환자만 들리도록 전하자.

(10) 주의해야 할 말 Ⅴ – 가르치듯 지시하는 말투

습관적으로 환자에게 지시하듯 말하는 스태프가 있다. '본인 소지품은 본인이 잘 챙기세요(챙기셔야죠)'와 같은 경우이다. 이럴 때는 '아무래도 분실의 위험이 있으니 꼭 물건 잘 챙기셨으면 좋겠어요'가 좋겠다. '(물건을 가리키며) 여기에 두세요'가 아니고 '이쪽에 두시면 좋을 것 같습니다'가 좋다. '내일 한의원 쉬니까 월요일에 오세요'가 아니고 '내일은 한의원 휴무니까 월요일에 오시는 게 좋을 것 같아요, 월요일에 예약해 드릴까요?'가 맞다.

(11) 주의해야 할 말 Ⅵ – 공감이 결여된 대화

한 가지 더 챙기자면, 공감이 없는 말투이다. 환자가 불같이 화를 내는데 '뭐 그런 것 가지고 오버하냐'라는 식이면 곤란하다. 우선 환자를 진정시키고 대화가 가능한 상태로 만든 다음 원장 상담이든 클레임/컴플레인 처리든 해야 할 것이다. 물론 스태프에게도 감정이란 것이 있다. 그렇다고 해서 본인의 감정을 쏟아내 보아야 어디에도, 누구에게도 별로 도움이 될 것 없다. 이럴 땐 그냥 눈 한번 딱 감고 져 주자. 결국 화를 낸 사람이 미안해지기 마련이다.

4) 전화응대 기술

어느 회사에 전화했다고 가정해 보자. 최초의 전화 상담원은 매우 친절하고 상냥하다. 그런데 상담원이 전화를 연결해 준 해당 부서의 실무자는 무뚝뚝하고 거북하게 응대한다. 이런 경험은 누구에게나 있을 수 있다. 상담원의 경우에는 상담교육을 받았으니 잘하는 것이고, 실무자는 그렇지 않은 경우이다.

병원에서도 마찬가지이다. 데스크에서 전화를 받지 못하는 상황이어서 엉겁결에 응대했는데 '상냥함'이 준비되어 있지 못하다면 병원에 누를 끼칠 수 있는 것이다. 따라서 전화의 올바른 응대는 비단 데스크 스태프에게만 요구되는 기술이 아니라 모든 스태프에게 요구되는 필수 요건이라고 인식하면 되겠다.

어떤 곳이든지 전화는 모두 사용하고 있고, 병원에서도 전화로 많은 업무를 본다. 특히 환자를 응대하는 업무는 중요한 업무이다. 병원 내에 상담 파트가 따로 있다면 모든 상담과 예약, 문의전화는 그곳에서 처리하겠지만, 소규모의 한의원에서는 모든 스태프가 전화를 받도록 교육하기도 한다. 어떤 한의원에서는 전화가 오면 무조건 데스크에서 응대하게 하는가 하면, 일반적인 안내(오는 방법, 운영시간 등)는 모든 스태프가 응대할 수 있도록 교육한다.

한의원의 운영방식이 어떤지는 차치하더라도 전화의 응대는 매우 중요하다(그림 3-10). 한의원의 첫인상이 될 수 있고, 환자의 클레임/컴플레인을 처리해 주기도 한다. 전화 상담의 영역이라든지 클레임/컴플레인의 처리와 같은 것은 상담실장, 총괄실장이 담당하는 경우도 있고, 전 스태프를 대상으로 교육하는 한의원도 있으니 이는 입사한 뒤 한의원의 교육에 따르면 될 것 같다.

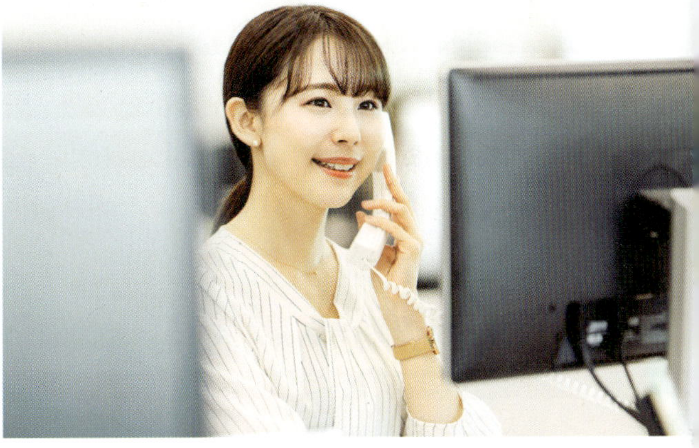

그림 3-10. 올바른 전화응대 기술을 익히도록 하자.

(1) 전화응대 시 주의점

① **반드시 친절한 목소리**: 바쁜 척, 귀찮은 듯한 말투 등은 상대방을 기분 나쁘게 한다. 친절하고 상냥하게 응대한다.

② **내원 여부의 파악**: 우리 환자인지 아닌지, 방문한 적은 있는지, 처음 문의인지 등을 파악하여 조치한다. 다짜고짜 이것저것 물어보는 분들이 있는데 내원 여부를 파악한 뒤 방문했었다면 어떤 이유로(어떤 질환으로) 내원했는지 알고 응대하면 훨씬 수월하기 때문이다.

③ **반드시 메모**: 갑자기 적어야 할 상황이 생긴다. 전화 통화를 하게 되면 어찌 되든 메모지와 볼펜은 필수적으로 준비해야 한다(그림 3-11).

④ **통화는 간결하게**: 신속하고 정확하고 친절하게 응대해야겠지만, 스태프에게도 다른 할 일

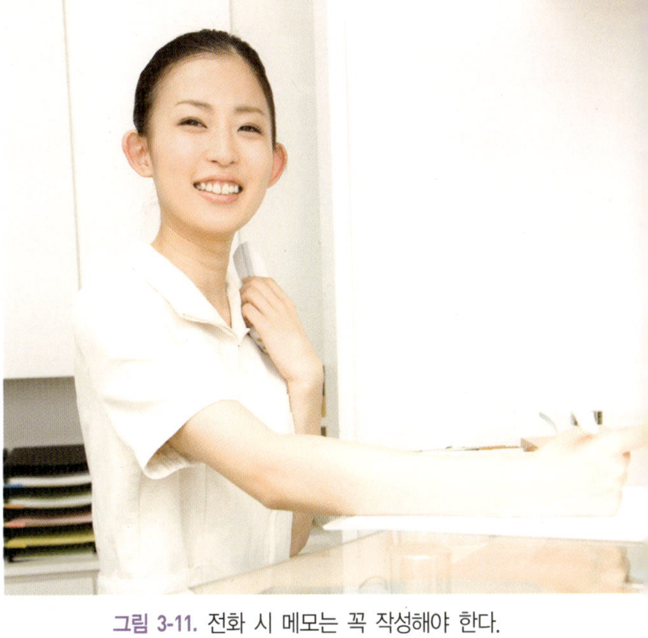

그림 3-11. 전화 시 메모는 꼭 작성해야 한다.

이 있고 대부분 전화 상담으로는 모든 일이 해결되지 않으니, 환자와의 대화가 길어지면 내원을 유도하거나 바쁘지 않은 시간대에 전화하겠다고 해야 한다. 특히 흥분하여 전화하는 환자, 이유 없이 말이 많은 환자, 이것저것 체크하기를 좋아하고 따지기 좋아하는 환자의 유형에서는 '아, 정말 죄송한데요. 지금은 전화 통화로 긴 상담이 어려우니 ○시쯤에 전화드려도 되겠습니까?'라고 하여 환자를 다소 진정시킨 다음 수 시간 뒤에 전화하는 것도 한 방법이다.

(2) 환자가 전화를 거는 유형

환자가 전화로 문의하는 경우는 3가지이다.

① 병원의 일반적인 정보(위치, 운영시간) 등의 확인

② 병원 선택을 위한 정보(치료비, 약 가격, 진료 분야) 등의 확인

③ 이미 치료를 받고 있는 환자가 궁금한 점을 질문하거나 예약, 클레임/컴플레인

①의 경우 우리 한의원을 이미 선택한 단계에서 필요한 정보를 득하는 것이니 한의원에 방문할 확률이 높은 환자이지만, ②의 경우에는 우리 한의원을 다른 의료기관과 비교하여 선택하는 단계라 볼 수 있으니 다음과 같이 응대하면 된다.

- 당당하게 즉각적으로 지체 없이 대답해야 환자는 신뢰하므로, 환자가 요구하는 정보에 절대 머뭇거리지 않고 대응할 것
- 원장과의 상담이 필요한 대답은 '저는 의료인이 아니므로 제가 판단할 문제는 아니지만'이라는 단서를 달고 본인이 아는 한의원 진료 범위를 차분히 설명할 것
- 환자가 질환명(예: 람세이헌트 증후군, 테니스엘보, 심근경색 등)을 말하며 진료가 가능한지 물어볼 때 본인이 해당 질환명을 잘 모르거나 치료방식을 잘 모르면, 해당 질환에 대하여 '원장님께서 잘 알고 계시니 우선 오셔서 진료를 받으시는 게 가장 좋고, 원하신다면 제가 원장님께 문의 후 전화를 드리겠습니다. 원장님은 진료 중이셔서 지금은 통화가 어렵습니다'라고 응대할 것

전화로 어려운 질환명을 물어보는 환자가 더러 있는데 이 부분은 데스크 요원의 역량에 달려 있다고 해도 과언이 아니다.

③의 경우 스태프는 원장에게 의존해야 한다. 어차피 원장의 지시하에 진행되는 상황이므로 될 수 있으면 메모(전화 이유, 증상, 통화 가능 시간)를 하고, 원장과 상의하여 본인이 조치할 사항이 있으면 하고 환자가 직접 원장과 전화 통화를 해야 하면 그리 조치하면 되겠다.

(3) 전화 상담 더 깊이 들어가기

앞서 '환자가 전화를 거는 유형'에서 소개한 부분도 전화 상담의 영역에 속한다. 여기서는 모든 스태프라기보다는 좀 더 '상담'다운, 더 깊이 있는 상담에 대하여 이야기해 보고자 한다.

① **육하원칙 파악**: 'Who, When, Where, What, How, Why'. 이 6개를 하나씩 파악해 나가는 것이 상담의 기본이다. 전화를 건 사람의 말이 장황하더라도 경청하면서 누락된 요소를 파악하여 정리한다(그림 3-12).

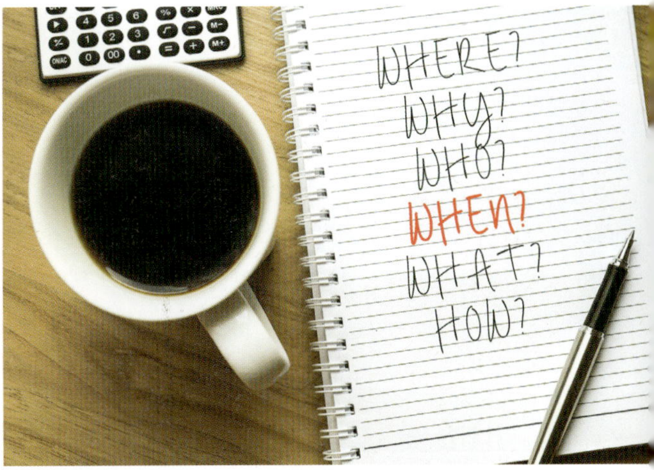

그림 3-12. 대화나 전화응대에 있어서 육하원칙은 중요하다.

② **환자가 원하는 답변과 상담**: 환자는 반드시 목적을 가지고 전화한다. 따라서 그 목적을 어떻게든 해소시켜 주어야 한다. 이때 파악할 부분은 본인이 처리 가능한지, 원장이 처리해야만 하는지를 판단하는 것이다. 원장이 처리해야 하는 부분이라도 반드시 메모해 두고, 원장과의 직접 연결은 해당 상담내용을 원장이 완전히 숙지한 후에 이루어져야 하므로, **별도로 연락하겠다고 하고 전화를 끊는 것이 좋다.**

③ **한의원의 치료시스템과 비보험 미리 알기**: 과거 텔레마케팅 강사로부터 들은 말이 있다. '전화 100번 걸면 한 건이 성사된다'. 그러나 유능한 영업 스태프라면? 그 확률은 더욱 올라갈 것이다. 스태프는 어찌 보면 전화를 걸어 준 환자를 내원하게 만들어야 하는 소임을 가졌을 수도 있다. 이때 환자는 전화 통화음으로 들려오는 '스태프의 목소리'를 듣고 우리 병원을 평가하고 있는 것일 수 있다.

따라서 확실하고 정확하게 의미를 전달해야 한다. 패키지에 포함된 시술 내용이라든지, 한약과 같은 비보험 처방의 가격을 미리 알고 안내해야 한다. 이 과정에서 환자/방문객은 '의료쇼핑'을 하는 것이고, 자세한 상담과 함께 환자에게 공감해 주어서 '**나는 당신이 원하는 것을 알고 있다**', '**나는 당신이 어디가 아파서 어떻게 힘들어하고 있는지 경험으로써 알고 있다**'라는 강한 암시를 주어야 한다. 그래야 환자는 신뢰가 생겨 패키지/비보험의 처방을 위하여 한의원에 방문하게 된다.

④ **전화기는 나의 왼쪽에(오른손잡이의 경우)**: 과거에는 오른쪽에 전화기가 있어야 돈을 많이 번다는 말이 있었다. 그러나 이것은 어디까지나 속설일 뿐, 실제로 일을 하다 보면 왼편에 전화기가 있는 것이 훨씬 편하다. 메모는 오른손으로 하고 왼손으로는 전화를 받으면 딱 구도가 좋기 때문이다.

5) 스태프를 보고 있는 환자(대기실 환자)

환자들은 스태프의 일거수일투족을 보고 있다. 사람마다 정도의 차이는 있겠으나 대부분 스태프의 행동을 관찰하고 다른 환자를 응대하는 것을 보고 있으므로 다음은 꼭 지키자.

- 원내에서 스태프 간에 SOFTEN은 꼭 지켜야 한다. 즉, 아무리 본인이 상급자라 하여도 환자 앞에서는

스태프 간 대화할 때 팔짱을 낀다든지, 주머니에 손을 넣고 대화한다든지, 뒤로 푹 기대앉아서 대화하는 등의 모습을 환자에게 보여 주지 않음으로써 '저 사람은 친절함이 몸에 배어 있구나'라는 인상을 주어야 한다.

• 스태프 간에 대화할 때도 바른 말씨를 사용하고 업무적인 대화를 이어 가되, 농담은 정도껏, 좋지 않은 이야기는 귓속말 또는 장소를 옮겨 대화하도록 한다.

• 환자에 대한 험담은 최악이다. 본인의 험담이 아니더라도 다른 환자의 험담을 곁으로 듣게 되는 환자는 당신이 근무하는 한의원에 절대 다시 방문하지 않을 것이다. 반대로 환자가 다른 환자를 험담하는 경우가 있다(예: 대기실에서 시끄럽게 전화, 유튜브 시청, 데스크 스태프에게 무례하게 행동한 환자를 지적). 이러한 경우에는 맞장구치지 말고, '앞으로는 저희가 그분께 주의를 드려 조치하겠습니다'라든지, '환자분이 몸이 많이 아파 스트레스가 극심하시니 저희는 그냥 이해합니다' 정도로 가볍게 흘러 넘기는 기지가 필요하다.

8 스태프 간의 예절

천성이 악한 사람이 있겠느냐마는 일을 하다 보면 서로 부딪히기도 하고, 서로 간의 이해가 충돌하기도 하며, 한의원의 분위기를 상하게도 한다. 반대로 스태프 간에 사이가 좋으면 출근길이 가볍다.

1) 서열 관계

필자가 스태프를 교육할 때 자주 하는 말이 있다. '대한민국 헌법에 먼저 들어온 사람이 고참이라고 아무리 명시되어 있어도, 한국은 나이 무시 못한다'라는 말이다. 그렇다, 한국에서는 나이가 많으면 어느 정도 통한다. 그러나 한의원과 같은 의료기관에서의 서열은 다른 의미로 보아야 한다. 마치 군대와도 같은 상하조직을 연상해도 좋을 것이다.

한의원은 사람의 건강을 다루는 곳이기 때문에 긴장의 끈을 놓으면 의료사고로 이어질 수 있다. 한의원의 이러한 특성은 조직 내에서 상하관계와 보고체계, 환자의 상태를 관찰하고 기록하는 스태프의 업무에 녹아들어 있다. 아무래도 먼저 들어온 선임이 신입보다 더 많이 알고 한의원의 시스템에 능숙하다. 원장 이하는 모두 수평적 구조로 유지되는 한의원도 물론 존재한다. 그러나 중간관리자가 스태프의 업무를 중간에서 통제하는 방식의 한의원이 더 많다. 선임이 본인보다 어리다고 기분 나빠하거나, 업무지시를 따르는 것에 소홀하다면 큰 문제가 된다. 좋은 선임을 만나는 것도 중요하지만 그 한의원의 서열 분위기를 파악하고 업무에 충실해야 한다.

2) 상호 간에 지켜야 할 선

신입 스태프가 들어왔다거나 원내에 나이 어린 동료가 있다 하여 인생 조언을 너무 많이 늘어놓으면 면전에서는 내색하지 않을지 모르나 듣는 이는 귀찮을 수 있다. 반대로 선임보다 나이가 많은 신입 스태프(경력자이든 무경력자이든)가 굳이 분위기의 우위를 점하기 위하여 인생사나 과거의 경험을 이야기할 필요도 없다.

많은 사람은 사회생활 속에서 '서열 우위'에 대한 욕구가 있다. 그래서 본인이 가진 능력과 과거의 경험 또는 본인의 성향을 처음 만난 동료에게 피력하고, 신속하게 본인을 알아 주었으면 하는 마음이 있다. 물론 모든 사람이 그런 것은 아니며 성향에 따라 다를 것이다.

다만 여기서 하고자 하는 말은 어차피 한곳에서 수개월 혹은 수년을 근무하다 보면 서로에 대해 속속들이 다 알게 된다는 것이다. 본인을 상대방에게 빠르게 인지시키기 위하여 과거사, 무용담, 선물, 웃긴 이야기 등을 하기도 하지만, 이러한 것은 동료 사이에 피로를 느끼게 할 수 있다. 본인의 존재를 상대방에게 가장 신속하고 정확하게 알리는 방법은 이런 것이 아니다. 동료 간에 무엇보다 필요한 것은 **예의와 배려**이며, 직장 내에서 우리에게 공통으로 요구되는 것은 바로 **근면과 성실**이다(그림 3-13).

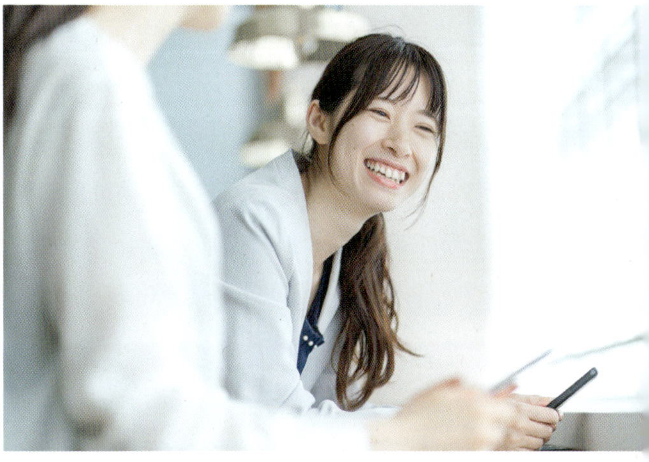

그림 3-13. 동료 간의 예의와 배려는 조직사회의 기본이다.

3) 험담

스태프가 원장에 대하여, 원장이 스태프에 대하여, 스태프가 스태프에 대하여 물론 험담이야 가능하겠다. '보이지 않는 곳에서는 나라님도 흉본다'라고 하지 않았던가. 그러나 지켜야 할 선은 있다. 섭섭한 부분에 대한 표현 정도야 가능하겠지만, 매일 출근해서 8시간 정도 같은 공간에서 일하는 사람을 흉봐 보아야 좋을 일은 없을 것이다. 또한 제삼자에 대한 근거 없는 비방이나 욕설은 듣는 이로 하여금 쉽게 피로하게 만든다.

아울러 스태프는 숨을 곳이 없다. 치료실에서도 데스크에서도 아무리 작은 목소리로 이야기한다 해도 주변의 환자가 들을 수도 있고, 이것은 어느 곳이나 마찬가지이다. 그 흉을 보는 사람만 듣지 못할 뿐 여기저기에 다 열려 있는 귀는 닫을 수 없는 것이다. 한의원에서 많이 발생하는 문제 중 하나이다.

4) 신입자와 경력자

근무지에 경력이 많은 실장이 새로 입사했다고 해 보자. 능력이 있을 테니 기대도 해 보지만, 우리 한의원에 대해서 더 잘 아는 건 현재로서는 본인이다. 그런데 새로운 실장이 '전에 있던 데에서는 이렇게 했는데'라며 계속 시스템을 바꾸려 들고, 이곳의 시스템은 잘못된 것처럼 말한다면 어떻겠는가? 신입 직원이 들어와서도 마찬가지이다. 투덜투덜 힘들어하기만 하고 일은 미숙한데, 계속 한의원에 이런저런 건의를 하게 되면 한의원의 피로도는 급상승할 것이다. 신입자든 경력자든 직원으로서 지켜야 할 선이 있는 것이다. 건의사항이 있다면 원장에게 직접 찾아가 정식으로 건의하든지 새로운 곳에 익숙해질 때까지 적응해 보는 것이 옳다(그림 3-14).

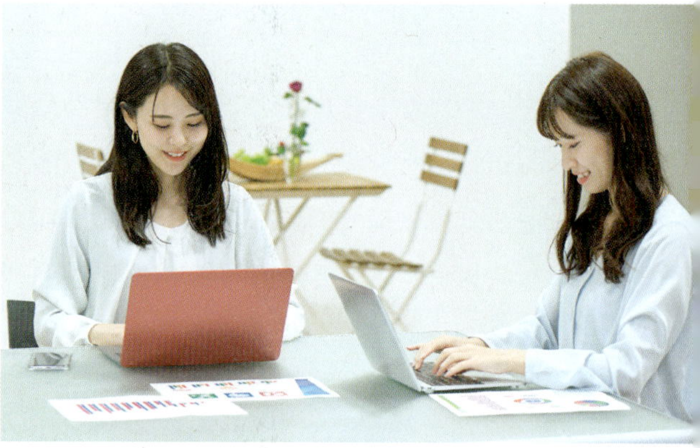

그림 3-14. 새로 입사하여 바로 시스템을 바꾸려 하기보다는 먼저 현재 시스템에 적응하도록 하자.

5) 업무의 분장

서두에서 밝혔듯이 이 책은 대형 한의원이나 한방병원의 스태프를 목표로 기술하지는 않았다. 큰 병원은 스태프의 수도 많고 업무 분장도 대체로 잘 되어 있지만, 작은 한의원은 여러 가지 일을 스태프가 직접 한다. 청소, 세탁, 서류업무나 교육업무 등 다양하다. 그러므로 한방스태프로서 '데스크 요원으로 채용되었으니 딱 이 일만 해야지'라고 생각한다면 큰 오산이다. 아무리 큰 회사라도(아무리 청소용역이 있다 해도) 본인 책상 정리와 청소 정도는 스스로 하는 게 기본이다. 근무환경은 스스로 만들지 남이 만들어 주지 않는다.

근무하는 곳이 깨끗하고, 서로 나서서 다른 스태프의 일을 도와준다면 당연히 그에 상응하는 보상이 따라온다. 서로의 일을 도와줄 때 따라오는 보상은 '고마움'이다. 더 바랄 것도 없다. 도와준다고 해서 월급을 더 받는 것도 아니지만 이것이 인간의 도리가 아닐까?

6) 인사

한의원마다 다르다. 그래서 스태프 간 상호 인사는 맨 마지막에 넣었다. 교대근무, 파트타임 근무를 선호하는 한의원에서는 한창 한의원이 돌아가고 있을 때 출근하는 스태프가 있고 업무교대가 이루어진다. 그런데 한창 바쁠 때 출근한 스태프가 일일이 원장, 동료를 찾아다니며 인사를 한다? 그것은 이상한 것이다.

하루를 온전히 같이 근무하는 곳에서는 출근 인사, 퇴근 인사가 중요하다고 보며 강조한다. 지금 필자가 근무하는 한의원은 출근하면 찾아다니면서 인사를 한다. 그러나 파트타임 스태프를 고용하는 곳에서는 굳이 찾아다니며 인사하지 않고, 그날 하루 동안 처음 봤을 때나 인사한다. 진료 시간 중간에 퇴근하는 스태프도 원장에게나 퇴근하겠다고 살짝 얼굴만 비치는 곳이 많다. 한창 돌아가고 있는 업무의 흐름을 깨고 방해가 될 수 있기 때문이다.

한의원 분위기상 인사를 중요하게 생각한다면 아무리 바빠도 얼굴도장은 찍자 하여 인사를 시키는 곳도 있다. 이것은 한의원 저마다의 개성이다. 정답은 없으므로 입사한 한의원의 분위기를 따르자.

9 노파심에서 선배가 하는 말

1) 스태프는 환자를, 환자는 스태프를 본다

흔히 '환자를 본다'는 말을 한다. 환자를 케어한다는 뜻이다. 말장난 같지만 환자도 스태프를 본다. 스태프가 실수하는지 안 하는지를 보는 것이 아니다. 스태프가 얼마나 본인(환자)에게 진심이고, 질환을 잘 케어해 주는지를 관찰한다. 환자는 이미 신뢰를 쌓을 준비가 되어 있는 것이다.

그렇다면 스태프는 무엇을 보여 주어야 할까?
환자들은 스태프에게서 무엇을 보게 될까?

환자들은 본인(환자)을 생각하는 스태프의 마음을 읽으려 한다. 상투적으로 말하는지 아니면 나에게만 말하듯이 친근하고 상세히 설명하는지, 행동 하나하나에 진심이 담겨 있는지를 본다. 어렵게 생각되는가? 사실 어렵지 않다. 스태프가 환자에게 진심이면 된다.

글씨를 잘 쓰는 사람이 있고 글씨를 잘 못 쓰는 사람이 있다. 그러나 제아무리 글씨가 미운 사람도 정성 들여 쓴 글은 보면 티가 난다. 얼굴이 잘생긴 사람과 못생긴 사람이 있다. 그러나 아무리 잘생겼다 한들 단정하지 않거나, 자신감 없는 표정에서는 신뢰가 쌓이지 않는 법이다. 사람의 말과 행동, 표정의 진심은 마음에서 나온다. 환자들은 희한하게 그것을 잘 캐치해 낸다. 몸이 아파서 병원을 자주 다니는 사람은 그걸 더 잘 본다.

경력이 많다고 해서 더 잘하는 것이 아니고, 경력이 많다고 해서 환자를 위한 진심 어린 마음이 저절로 생기는 것도 아니다. 환자를 위한 마음은 의료기관에서 요구하는 프로정신이다. 병·의원에서 일하기 위하여 간호(조무)사라는 자격증을 취득하면서 또는 공부하면서 끊임없이 요구받는 자질은 '환자를 위한 마음'이다. 바로 이 마음이 들어섰다면 당신은 이미 프로이다.
환자를 위한 마음으로 무장한 프로는 실수도 적고,
환자도 잘 따르며, 업무 습득능력도 매우 훌륭하다.

2) '우리 원장님'이라는 말 달고 살자

한의원에서 진료행위를 하는 사람은 한의사다. 한의원은 원장의 침과 뜸, 약, 추나와 약침으로 매출을 일으킨다. 환자들에게는 이것이 중요하다. 환자들은 우리가 서비스로 들여놓은 사탕 때문에 한의원에 오는 것이 아니며 베드와 대기실 소파가 편해서

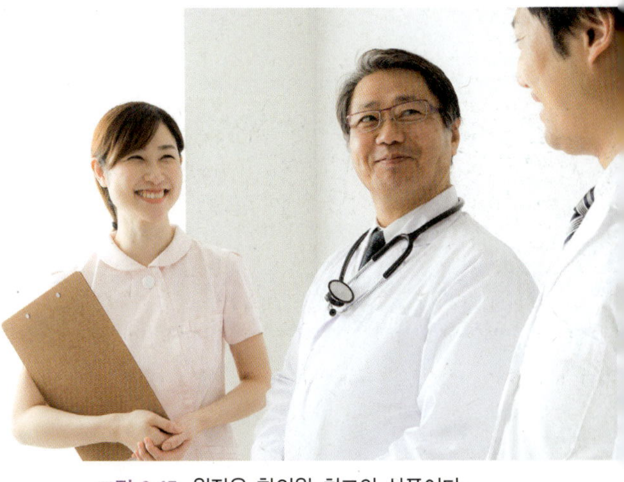

그림 3-15. 원장은 한의원 최고의 상품이다.

오는 것도 아니다. 원장 때문에 우리 한의원에 오는 것이다(그림 3-15).

원장은 곧 우리의 상품이다. 하지만 원장이 본인 스스로를 홍보하는 데에 익숙하거나 능숙하지 않을 수 있다. 이럴 땐 스태프가 전면에서 원장을 홍보하는 것이 중요하다. '우리 원장님 침 잘 놓으세요', '해당 질환은 우리 원장님이 잘 보세요'라고 입에 달고 살자.

영업사원이 본사 주력상품의 특징과 모양, 쓰임새에 대하여 구매자들에게 알리지 못하고 머뭇거린다고 생각해 보자. 누가 그 물건을 사겠는가. 따라서 스태프는 원장의 치료술을 믿고 원장을 우리 한의원의 상품이라 여겨 적극적이며 효과적으로 홍보해야 한다. 그것이 스태프가 이 작은 한의원과 함께 발전하는 길이다.

3) 퇴사 통보

앞서 언급했지만 중복해서 다시 적어 보았다.

툭하면 관두는 사람도 있고, 마음에 안 든다고 그저 문자 메시지를 남기고 퇴사하는 사람도 있다. 동료로서 관계의 가벼움도 가벼움이지만 요즘 말로 진짜 '멘붕'이다. 최소한 언제까지 근무할 수 있다고 통보는 하고 나가는 것이 좋겠다. 오늘 멀쩡히 출근해 놓고 저녁에 문자 메시지로 그만둔다고 하는 것은 지나치게 무례한 태도라 생각한다.

4) 공과 사의 구분

누구나 힘든 일을 겪는다. 달마다 겪는 생리통, 부부싸움, 병마에 시달리는 부모님을 모시는 경우 등 케이스야 매우 다양하겠지만 직장인으로서 '공과 사'는 구분해야 한다.

연인과 다투고 과음한 다음 날 술이 덜 깬 상태로 출근한다든지 하는 것은 한 번으로 충분하다. 이해하지 못하는 것도 아니고 위로를 안 해 주는 것도 아니지만, 이것이 반복되고 습관적이 되면 분명 문제이다. 특히나 병·의원에서 술이 덜 깬 상태로 환자 진료를 본다는 것은 있을 수 없는 일이라 하겠다.

불가항력적 요인은 분명히 존재한다. 자녀의 학교에서 부모를 호출한다든지, 부모님 병 때문에 급하게 출타해야 하는 등의 일은 어느 정도 인정할 수 있는 부분이다. 이 경우 동료들은 대체로 이해해 주지만 이로 인해 출근 일수가 많이 부족해진다면 직장생활을 온전히 영위할 수 있을 것인지에 대해 고민해 봐야 할 것이다. 언제까지나 직장의 이해를 바랄 수 없는 문제인 것이다.

아울러 근본적인 공과 사의 정신에 위배되면 곤란하다. 한의원의 비품을 사적으로 사용한다든지, 한의원의 컴퓨터로 쇼핑을 한다든지, 사적인 일로 근무 시간에 거의 매일 몇십 분씩 전화 통화를 한다든지, 스마트폰에 과도한 시간을 쏟는다든지 하는 것은 결코 바람직하지 못하다. 이것은 어느 직장이나 마찬가지이다. 적당한 선을 지키도록 하자.

5) 세대 차이로 느껴지는 갈등

(1) 나 때는 말이야

선임은 나이가 적든 많든 경험을 토대로 이야기한다. 그런데 그 경험적인 요소로써 교육을 받는 사람이 진심으로 '도움을 받는다'는 느낌을 받을 때와 달리, '나 때는 말이야...'로 들릴 때가 있다. '나 신입 때는 야근을 밥 먹듯이 했는데, 요즘 친구들은 잘 안 해', '우리 때는 출근하면 커피 타서 부장님께 드리기 바빴는데'라고 말하며 슬쩍 신입 스태프를 쳐다본다. 이처럼 자신의 사회생활 과거사를 인용하여 말하는 것은 지양해야 하지 않을까? 상대방의 세대를 이해하고 배려하는 노력이 필요하다.

(2) 공정한 급여

나의 급여에는 과연 커피 심부름이 포함되어 있는 것인가? 어린 세대에게는 매우 중요한 문제이다. 하기 싫은 일, 힘쓰는 일에 상대적으로 나이 어린 인력이 동원되는 것도 불쾌하게 생각하고, 어리다는 이유로 평가를 받거나 비교당하는 것도 극심히 싫어한다. 궂은일을 하는데도 상대적으로 급여는 공정하지 못하다고 생각할 수 있다.

그러나 어디든 무슨 일이든 처음 시작하는 과정에서는 업무적으로나 그 외에 기본적으로 배워야 할 것과 경험해 보아야 할 많은 일이 있다. 지금 하는 모든 것이 경험치가 된다는 것을 잊지 말자. 그리고 본인의 노력과 성장으로 그 시기를 벗어나는 것은 당연한 이치이므로, 조금 더 넓고 긴 시선으로 현재를 대하는 여유를 가져 보자.

(3) 칭찬 한마디에 고양되고, 핀잔 한마디에 지옥을 경험하는 젊은이들

경험 부족에서 오는 부분이 강할 것이다. 사회생활이라 함은 나름의 흐름이 있다. 사회생활 경험은 칭찬과 지적의 허와 실을 경험하게 해 주고, 직장 동료와의 관계와 마인드 컨트롤에 대해서도 깨닫게 한다. 젊은이라 하여 모두가 그러하지는 않겠지만, 대체로 경력자나 나이 많은 스태프보다는 멘탈이 약할 수 있다. 단맛과 쓴맛도 너무 한쪽으로 치우쳐 있으면 병이 난다.

(4) 의외로 간단한 해결방법

① 스스로 하기 – 어린 세대를 대할 때

직장 내에서 요즘 소위 'MZ세대'라 일컫는 어린 세대와 잘 지낼 수 있는 필자의 유익한 경험은 바로 '스스로 하는 것'이었다. 본인 책상은 스스로 닦고, 쓰레기 버리기는 순번을 정해서 돌아가며 했다. 실장, 막내 할 것 없이 청소는 요일별로 청소기 잡는 순번을 정해 두었다. 쉬는 날도 공평하게 했다.

물론 이것은 한의원의 시스템적인 부분이다. 공정한 시스템은 젊은이들의 마음을 사로잡는다. '**이런 건 막**

내가 해'는 이제 금기어나 다름이 없다. 부탁과 지시를 분명한 경계선으로 설정하고 움직여야 평화롭게 지낼 수 있다. 사소한 일은 스스로 하고, 본인보다 어린 스태프라도 도움이 필요할 때는 부탁하는 것이 합당하겠다.

② '꼰대'가 아니라 '언니' – 기성세대를 대할 때

나이 차이가 나는 두 스태프가 심하게 설전을 벌인 적이 있다. 둘 다 많이 속상했겠지만 확실한 승리는 나이가 더 적은 스태프였다. 물리적으로 나이가 더 많은 스태프가 상대로부터 받은 마음의 상처는 치유되기 어려운 자존심의 영역까지 건드려진 것이었다. 한 번의 큰 싸움으로 둘 사이는 더욱 멀어져만 갔고, 후에 화해는 했지만 결국 나이가 더 많은 스태프는 한의원을 떠나게 되었으며, 나이가 더 적은 스태프도 곧 한의원을 떠났다.

나이 차이가 나는 두 스태프가 같은 직급에서 서로 다투게 되면 사실상 나이가 더 많은 스태프가 입는 데미지가 훨씬 더 크다. 상대적으로 어린 세대는 이 점을 이해해 주었으면 한다. 나이가 많다고 무조건 존중하고 따르라는 것이 아니다. 무엇인가 불화가 발생하면 아무리 수평적인 관계이고 본인이 불합리하다고 생각해도 한 번은 접고 가고, 그게 잘 안 되면 당사자와 싸우려 하지 말고 원장의 도움을 받자.

싸움이라는 극단적인 예 이외에도 체력적인 면, 업무의 집중도 면에서 때로는(어쩌면 대부분) 나이가 더 적은 스태프가 유리한 부분이 있다. 육체적 노동에서의 업무 속도나 환자의 이름 암기 등이 그렇다. 체력적인 부분에서 나이 많은 동료가 많이 힘들어한다면 '제가 도와드릴까요?' 하며 손을 내밀 수 있으면 좋겠다. 그러나 현격한 업무 능력의 차이로 본인이 훨씬 더 많은 노동을 하게 된다면 이 또한 한의원에서 바라는 바가 아니니, 원장 또는 관리자와 상담하는 것이 좋다. 혼자만 손해 보는 느낌을 받는 것도 바람직하지 못하다.

6) 내가 쉬는 날, 네가 쉬는 날

동료가 아프거나(병가) 집안에 일이 있거나 휴가, 연차, 월차 등으로 빠지게 되면 남은 스태프가 그 일을 메꾼다. 그럴 때 유독 까칠해지는 스태프가 있다. 이런 분위기 속에서는 누가 쉽게 쉴 수도 없고, 편하게 아플 수도 없다. 계획적으로 아픈 사람이 어디 있겠는가? 누구나 느닷없이 아프고, 느닷없이 안 좋은 일이 생긴다. 그러니 동료의 그러한 상태를 너그러이 받아 주어야 한다.

그러나 근무 태도와 관련하여 툭하면 아프고, 툭하면 지각하는 스태프 때문에 동료들이 피해를 보며 분위기가 좋지 않다면, 이는 원장에게 직접 보고하여 인사로 처리해야 한다. 스태프 간의 좋은 관계는 어렵게 쌓이고 쉽게 무너진다. 그러니 서로 간의 불만은 중간에서 적절히 조절이 가능한 원장에게 바통을 넘기는 것이 좋은 방법이다. 쉬는 날 동료가 열심히 일해 주었다 하여 미안해하거나 민망해할 필요 없다. 동료가 쉴 때 본인도 열심히 일하면 되니까.

7) 신입 스태프의 업무 습득 속도와 능력

사람은 지능의 정도를 떠나서 업무 습득 속도가 빠른 사람이 있고 느린 사람이 있으며, 체력이 좋은 사람이 있고 그렇지 않은 사람이 있다. 즉, 사람마다 업무처리에 대한 기본적인 능력과 소양이 다르다.

(1) 신입

업무를 습득해 나아가는 과정에서 본인의 업무 습득 속도가 느릴 때 '이 일이 나에게 맞는 건가?'를 생각해 보게 된다. 업무 속도가 느려 동료나 원장으로부터 지적받는 일이 많다면 다음의 2가지 중 하나를 선택해야 할 것이다.

① 더욱 열심히 노력하여 개선하겠다는 의지를 적극적으로 피력

② 본인의 거취 변경(부서 이동, 해당 업무 배제, 퇴사)을 요청

하지만 선배로서 필자가 해 줄 수 있는 조언은 함께하는 동료로서 더 열심히 해 보자는 격려이다.

(2) 선배

신입이 업무 속도가 느리고 업무 능력이 떨어진다. 그러면 선배 자신의 일은 일대로 쌓여 가고, 지적하는 것에 점점 지친다. '내가 악마인가? 내가 이렇게 잔소리를 많이 하는 스타일이었나?' 이러한 경우 우선 후배(신입)를 잘 파악해 보라고 조언하고 싶다.

① 꾸중/지적을 받으면서 태도나 자세가 불량한지, 개선의 의지가 있는지

② 서서히 개선되어 가는지, 아니면 전혀 발전하지 않고 있는지

③ 지적받는 태도가 불량하거나 말도 안 되는 변명과 거짓말을 일삼아 더 이상 어떤 업무도 가르칠 수 없고, 가르칠 의욕도 상실하게 되었는지

④ 신입 직원에게 업무 외적으로 불만 사항이나 미운털이 박혔는지

⑤ 신입 직원이 나를 싫어하는지

필자도 써 내려가다 보니 한도 끝도 없지만, 위의 5가지 중에 몇 가지가 해당할 것이다. 이것은 신입 직원이 선배인 본인에 대해 어떻게 생각하고 행동하는지, 신입 직원이 이 한의원을 계속 다닐 의사가 있는지 하는 부분과 본인이 그 신입 직원으로 인하여 업무수행에 지장을 받고 있는지의 정도이다.

어느 정도 파악이 되었다면 결정해야 할 것이다. 함께할지, 본인 혹은 신입 직원이 그만두어야 할지, 원장의 결정과 자문이 필요할지 등인데, 이러한 상황에서는 원장에게 도움을 요청하는 편이 좋다.

그런데 여기서 잠깐. 원장실을 찾아가기 전에 한번 기억해 보자. 사회초년생 시절 혹은 이 한의원에 처음 들어왔을 때 본인의 모습은 어땠는지...

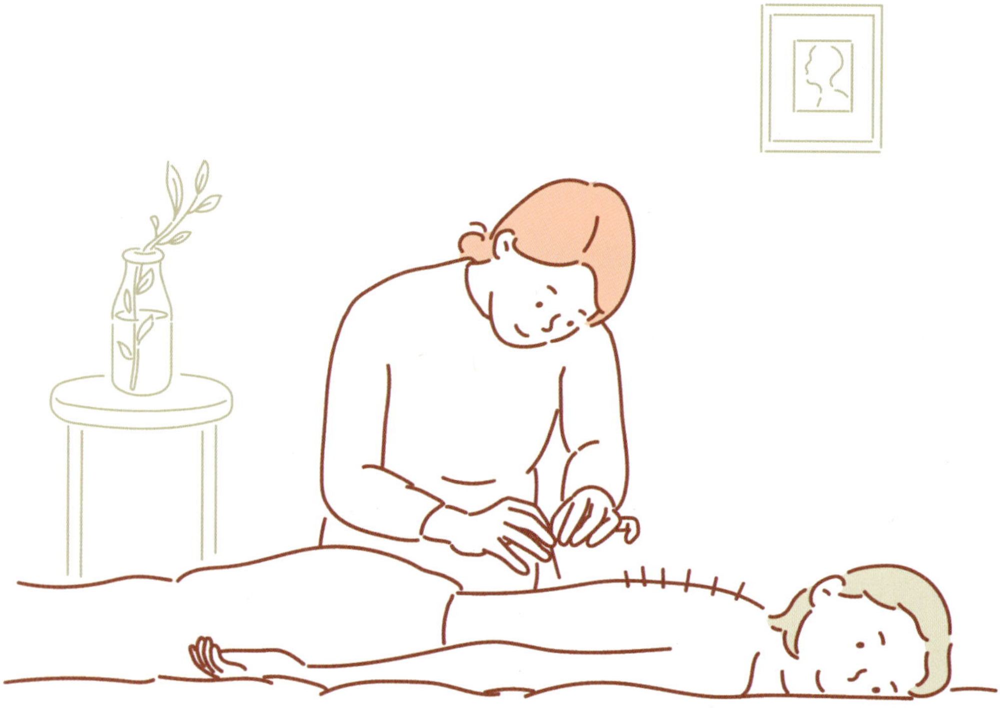

한의원 치료에 대한 어시스트와 업무영역을 다루었다.

※ 본서에서는 이해를 돕기 위해 한의원에 근무하는 간호사, 간호조무사, 코디네이터 등의 직원을 통칭하여 '한방스태프' 또는 '스태프'라 표현하였다.

PART

2

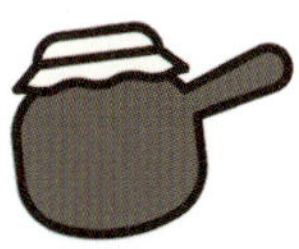

한의원 실무편

Chapter

4

데스크 업무 –
한의원의 시작과 끝

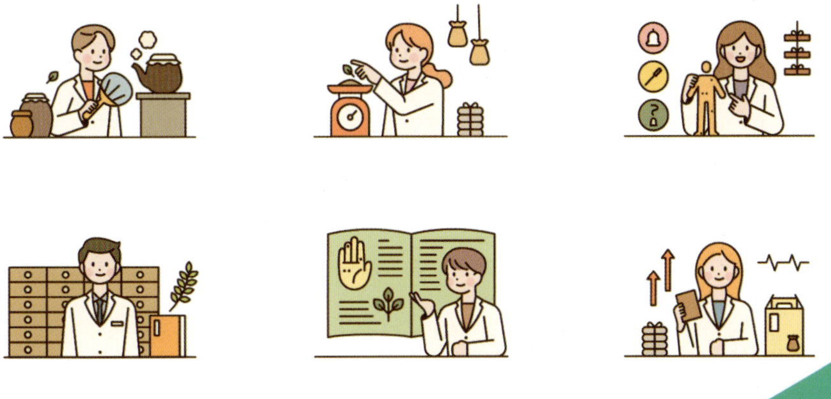

> 데스크 업무는 한의원 환자 케어의 시작과 끝을 담당한다. 인사로 시작해서 인사로 끝나니, 첫인상과 여운을 남기는 것이다. 따라서 데스크 업무에서는 친절, 청결, 전문성, 정확성을 지녀야만 찾아오는 환자에게 신뢰감을 줄 수 있다. 데스크 업무는 본래 원무 업무를 말하지만 한의원의 인적 구조상 검사 업무를 중복하는 경우가 많다.

1 접수와 수납

1) 보험진료와 비보험진료 알고 안내하기

데스크에서는 무엇이 건강보험의 보장을 받는 '**급여진료/보험진료**'로 국가로부터 일정 부분을 지원받는지, 또 무엇이 국가의 지원 없는 '**비급여진료/비보험진료**'로 한의원에서 수납해야 하는지 알아야 한다.

(1) 급여진료

국민건강보험공단에서 치료비의 일정 부분을 지원하는 방식이다.

① 공단부담금 + ② 본인부담금 = 급여진료비

그림 4-1에서 침 맞고 뜸 뜨는 진료비가 34,360원이었고, 이 중 공단에서 24,060원을 환자에게 지원하였으니 환자는 그 차액인 10,300원만 내면 되는 상황이다.

■ 국민건강보험 요양급여의 기준에 관한 규칙 [별지 제12호의2서식] <개정 2015.5.29>

진료비(약제비) 납입 확인서

<table>
<tr><td>환자 성명</td><td colspan="4"></td><td colspan="3">주민등록번호</td><td colspan="3"></td></tr>
<tr><td rowspan="4">진료·조제일자(진료기간)</td><td rowspan="4">구분(입원, 외래)</td><td colspan="6">진료비(약제비) 내역</td><td colspan="3">소득공제 대상액</td></tr>
<tr><td rowspan="3">총액(①+②+③+④)</td><td colspan="3">급여</td><td>비급여</td><td rowspan="3">환자부담총액(②+③+④)</td><td rowspan="3">카드</td><td rowspan="3">현금영수증</td><td rowspan="3">현금</td></tr>
<tr><td colspan="2">일부 본인부담</td><td rowspan="2">③전액본인부담</td><td rowspan="2">④본인부담금</td></tr>
<tr><td>①공단부담금</td><td>②본인부담금</td></tr>
<tr><td>진료일자</td><td>진료구분</td><td>진료비총액</td><td>급여 공단부담액</td><td>급여 환자부담액</td><td>급여 전액본인</td><td>비급여 환자부담액</td><td>환자부담총액</td><td>카드</td><td>현금영수증</td><td>현금</td></tr>
<tr><td>2022-09-29</td><td>외래</td><td>544,360</td><td>24,060</td><td>10,300</td><td>0</td><td>510,000</td><td>520,300</td><td>0</td><td>0</td><td>520,300</td></tr>
</table>

그림 4-1. 진료비 납입 확인서.

(2) 비급여진료

국민건강보험의 혜택을 받지 않고, 개인이 전액 부담해야 하는 금액을 말한다.

그림 4-1에서 비보험이 51만 원 부과되었다. 이 환자는 한약을 처방받아 복용하였고, 51만 원의 비용을 별도로 지불하였다.

이처럼 급여와 비급여의 격차는 크다. 따라서 규정에 의해 환자에게 비급여 진료비용을 반드시 사전에 알려야 한다. 한의원에서도 비급여 치료는 비용이 발생하며 환자가 비싸다고 느낄 수 있는 부분이므로 반드시 고지되어야 한다. 원장의 진료에 대한 권한은 환자에게 꼭 필요한 처치·처방으로 이루어지겠으나, 환자가 지불할 능력이 없거나 지불할 생각이 없는 상태에서 고가의 한약, 고가의 진료비를 환자에게 청구하게 되면 반발이 예상되기 때문이다. 가령 원장이 환자에게 한약 치료를 권할 때 한약의 가격을 제대로 환자가 인지하고 있지 못하면 추후 수납을 할 때 '이렇게 비싼지 몰랐다'라는 컴플레인을 받을 수 있다.

한의원에서는 비싼 약을 많이 처방하고 있으니, 꼭 보험의 영역과 비보험의 영역을 구분해야 한다. 뜸의 경우 왕뜸(대애주구)을 쓰는 한의원 중 이를 비보험진료로 보는 경우 적게는 몇천 원에서 많게는 4~5만 원을 받는 경우도 있다.

앞서 기술한 내용이지만, 다시 개념적으로 정리해 보면 다음과 같다(표 4-1, 그림 4-2).

표 4-1. 급여 영역과 비급여 영역의 비교

	급여 영역(보험영역)	비급여 영역(보험영역)
치료(한방 시술 및 처치료)	• 침치료(침술) • 뜸치료(구술) • 부항술 • 추나요법 • 온열치료(온열경락요법) • 추나요법 • etc	• 약침/봉침 치료[자] • ICT[자] • TENS[자] • 한방 향기요법 • 도인운동법[자] • etc
검사	• 양도락검사 • 경락기능검사 • 맥전도검사 • 현훈검사 • etc	• 적외선 체열검사 • 체형분석 • 체성분 분석(인바디) • etc
약	• 보험산제(단미엑스산혼합제) • etc	• 먹는 한약[자] • 외용제(한방 비염 분무제 등) • etc

* [자]로 표시된 부분은 자동차보험에서 보장하는 치료임(뒤에서 다시 설명)

* 간략한 예시로서 비보험 부분은 모든 한의원이 아니라 다수의 한의원이 쓰는 부분을 열거하였음

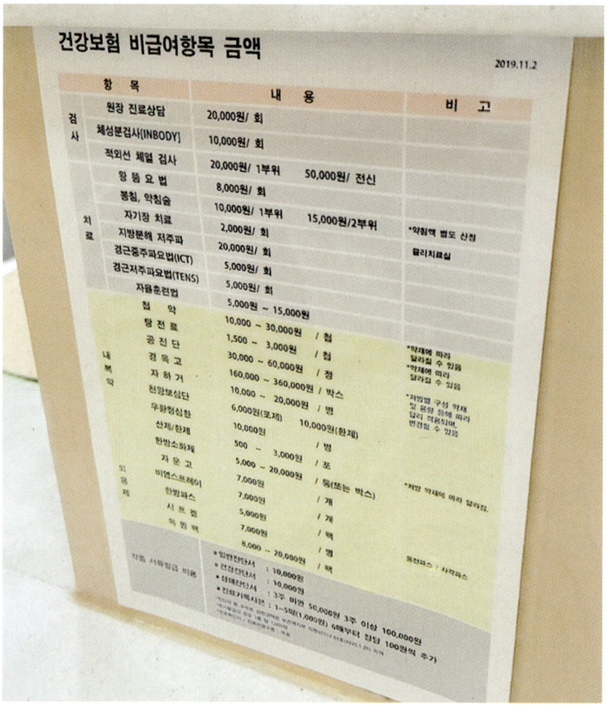
건강보험 비급여항목 금액
2019.11.2
항 목
내 용
비 고
원장 진료상담
20,000원/ 회
체성분검사(INBODY)
10,000원/ 회
적외선 체열 검사
20,000원/ 1부위
50,000원/ 전신
8,000원/ 회
봉침, 약침술
10,000원/ 1부위
15,000원/2부위
자기장 치료
2,000원/ 회
20,000원/ 회
경근중주파요법(ICT)
5,000원/ 회
경근저주파요법(TENS)
5,000원/ 회
자율훈련법
5,000원 ~ 15,000원

그림 4-2. 한의원의 비급여 항목은 한의원 내에 잘 보이는 곳에 비치하여 환자에게 정보를 제공하도록 법으로 의무화하고 있으니, 이를 활용하는 것도 좋은 방법이다.

짚고 넘어가기

❒ 인정비급여

한의원에서 무엇이든지 비급여로 처방할 수 있는 것은 아니다. 한의원에서 양방과의 진단기기라든지(골밀도 측정, X-Ray 등) 의학과 관련이 없는 비급여(선식, 식품, 가정용 물리치료 기계), 판매가 금지된 의료품(일회용 침, 한약재 등)은 비보험으로 판매가 금지된다. '인정비급여' 또는 '법정비급여'라 부른다.

'임의비급여'라는 개념이 있는데 엄밀히 말하면 불법이다. 그러나 의학적 정당성이 인정되는 의학적 임의비급여는 법원의 판례를 통하여 판가름하기도 한다.

2) 초진 환자(초진/신환)의 접수·수납

일부 한의원에서는 초진 환자를 신환, 재진 환자를 구환이라 부르기도 한다. 초진 환자는 병·의원에 본인의 간단한 개인정보 제공 후 진료를 받을 수 있다(현행 2022년 9월 기준). 따라서 한의원은 주어진 양식에 따라 개인정보 제공 동의를 받아야 하고 환자에게 개인정보보호에 대한 고지를 해야 하는데, 통상 정해진 유인물을 읽어 보도록 알려 주고 있다. 또는 차트 회사에서 제공하는 전자 차트 내의 개인정보 제공 동의를 전자 서명을 통해 보유하기도 한다.

환자가 초진 접수증(설문지)(그림 4-3) 등을 작성하면, 간략하게 환자의 몸 상태를 되물어 (1) 발병 시기, (2) 통증 및 증상의 정도, (3) 내원하게 된 동기(인터넷, 소개 등) 등의 진료 보조적인 측면을 묻고, 전자 차트상의 '메모' 난에 기록하여 치료실에서 진료에 대비할 수 있도록 하는 것도 하나의 tip이다. 초진 환자의 진료는 그림 4-4에 나타내었다.

보험 유형이 ① 국민건강보험(일반적인 환자)이 아닌 경우 ② 의료급여, ③ 교통사고, ④ 산업재해, ⑤ 보훈 대상자, ⑥ 일반진료 대상자에는 별도의 접수 방법이 존재하므로 전자 차트 회사의 안내 또는 원내교육으로 가능한다(표 4-2).

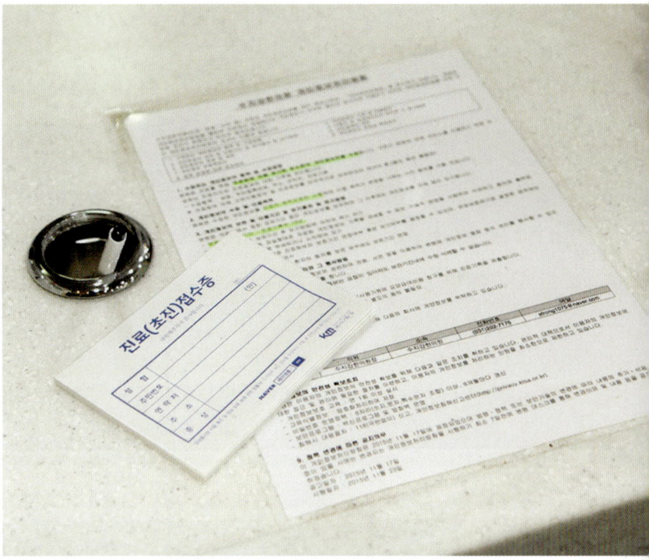

그림 4-3. 초진 접수증.

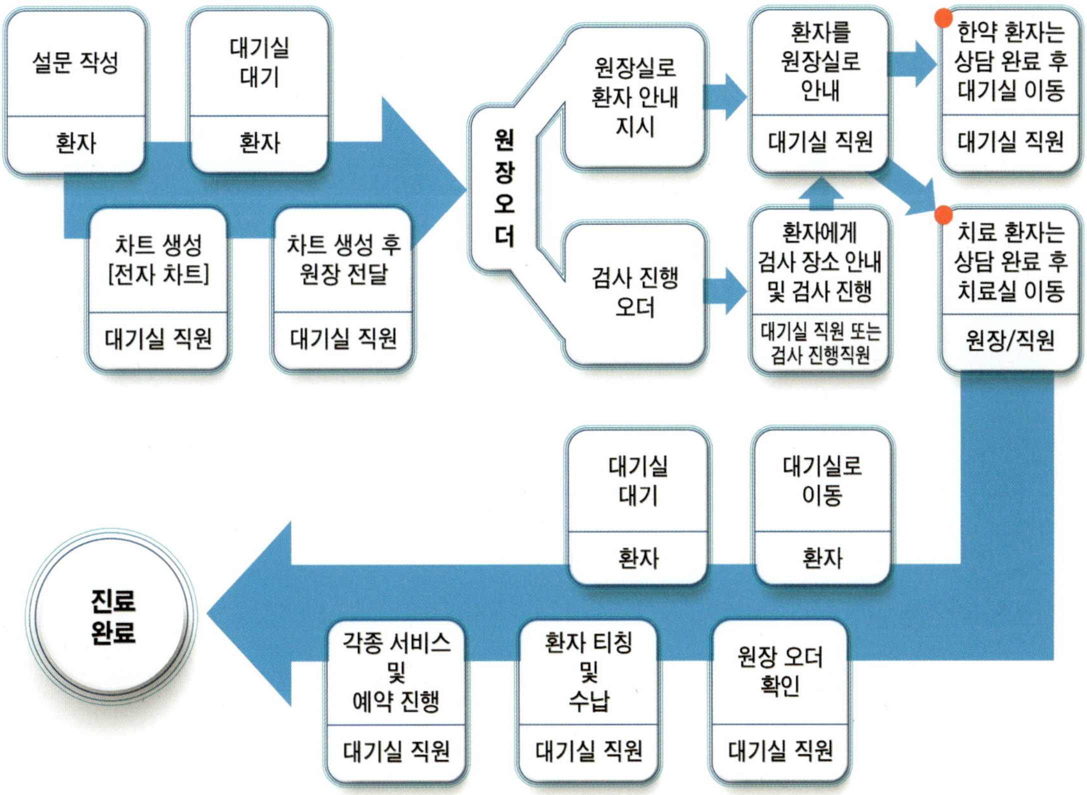

그림 4-4. 초진 환자의 진료 흐름도.

표 4-2. 보험의 유형별 구분

구분	내용
① 국민건강보험	일반적으로 건강보험이 적용되는 일반인
② 의료급여	'의료보호 대상자'라고 하는 의료적 사회적 보호 계층
③ 교통사고	교통사고와 관련된 환자
④ 산업재해	근로복지공단에서 조회되는 산업재해 환자
⑤ 보훈 대상자	보훈공단 보훈병원에서 조회되는 등록자
⑥ 일반진료	여러 이유로 위에 해당되지 않아 진료비 전액을 수납

짚고 넘어가기

❒ 초진 환자의 응대

Tip 1

- **환자가 처음 방문**하면 '어서 오세요. 방문하신 적이 있으신가요?'라고 묻는다.
- 환자가 온 적이 있거나 오랜만에 방문했을 때 '처음 오셨죠?'라고 질문하게 되면 과거에 매우 자주 방문한 단골 환자의 경우 약간은 서운할 수도 있다.

Tip 2

- **초진의 경우** 우리 한의원이 생소하므로 화장실의 위치, 정수기의 위치, 총 진료 시간, 비보험의 가격 등을 적절한 멘트로 외우고 있으면 도움이 된다.

Tip 3

- 치료 환자 / 치료약 환자 / 보약 환자

치료 환자도 비보험치료를 받으러 온 환자인지 보험치료만 받으러 온 환자인지 구분하기도 한다. 예를 들어, '왕뜸'을 하면서 '추나'를 하는 한의원에서 통상적으로 환자를 다음과 같이 구분한다.

① 일반 침치료 환자
② 왕뜸 환자 / 추나 환자(이 경우 침치료도 포함)
③ 왕뜸 + 추나 환자(이 경우 침치료도 포함)
④ 치료약 환자
⑤ 보약 환자(녹용보약, 공진단, 경옥고 등)
⑥ 약 + 치료 환자(침/왕뜸/추나)

이런 식으로 큰 카테고리를 만들고, 오늘은 '추나 환자 몇 명, 약 환자 몇 명'의 식으로 통계결산을 하기도 한다.

자세히 들여다보기

❒ 초진 접수 복습하기

스태프 : 어서 오세요. ○○한의원입니다. 전에 방문하신 적 있으신가요? **(초진인지 재진인지 확인)**

환자 : 아니요. 처음입니다.

스태프 : 아, 그러시군요. 이곳에 성함과 주민번호, 연락처, 주소를 적어 주세요(그림 4-5).

환자 : (작성 후 전달함)

스태프 : 어디가 많이 불편하신가요? **(환자의 질환을 재차 확인)**

환자 : 아 네, 3일 전부터 계속 설사를 하는데
약국에서 약을 사다 먹어봤는데도 신통치 않아서 왔습니다.

스태프 : 많이 불편하셨겠네요. 지금도 많이 안 좋으신가요? **(긴급 상황인지 판단)**

환자 : 지금은 그냥 불편하기만 합니다.

스태프 : 잠시만 기다려 주시기 바랍니다(또는 '뒤쪽 의자에 잠시 앉아 기다려 주세요').

(차트 생성 후)

스태프 : ○○○ 님, 이쪽으로 오셔서 **개인정보 제공 동의** 받겠습니다(그림 4-6).

(원장실에 차트 전달)

원장 : (원장실로 안내를 지시)

스태프 : ○○○ 님, 원장실로 안내해 드리겠습니다. 이쪽으로 오시겠어요?
소지품은 잃어버리지 않도록 잘 챙겨 주세요.

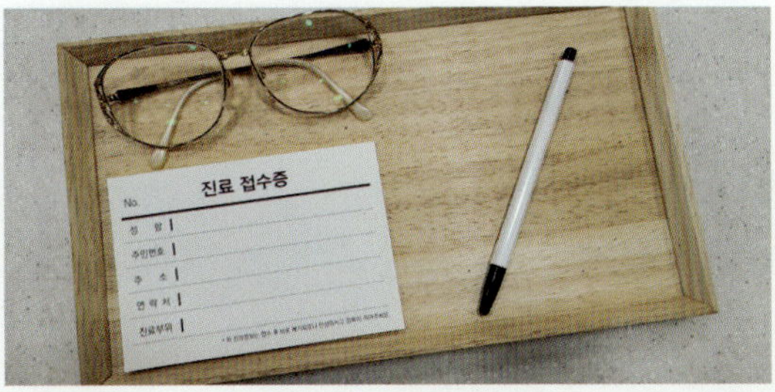

그림 4-5. 진료접수증.

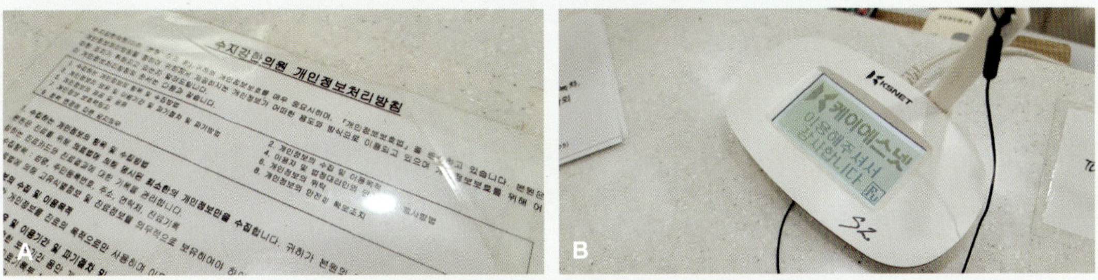

그림 4-6. A, 개인정보 제공 동의 안내문. B, 개인정보 제공 동의.

3) 재진 환자[재진/구환]의 접수

재진 환자라 함은 초진 접수와 원장의 상담을 완료하고 치료받은 후 다음 날 또는 수일 이내에 동일 상병명(동일한 곳이 아픈 상태)으로 한의원에 찾아온 환자를 말한다. 즉, 초진 때와 아픈 곳에 변동이 없다는 뜻이다. 재진 환자라 하더라도 아픈 곳이 추가로 발생했을 수도 있고 환자가 원장의 상담을 요청할 수도 있으므로, 데스크 스태프는 원장에게 이를 고지하고 원장의 오더에 따라 원장실로 안내해 추가적인 상담을 진행한다.

대부분 원장과 상담을 원하는 경우는 (1) 주 증상(주로 아픈 부위)이 변동이 없는 상태에서, (2) 추가적인 통증의 호소, (3) 원장에게 특별히 알리고 싶은 내용(치료받은 후의 몸의 변화)이 있을 때이다. 이런 상황은 굳이 원장실에서 상담하지 않더라도 원장이 치료실에 들어가 환자를 만났을 때 대화로써 문진해도 될 내용이므로, 상담시간 소요를 줄이기 위해 치료실에서 간단하게 상담하도록 조치한다. 때때로 한약의 처방이나 별도의 처치술이 필요할 수 있으니 데스크에서는 환자에게 상담 요청의 구체적인 이유를 꼭 파악하고, 필요시에는 원장과의 상담을 진행한다(그림 4-7).

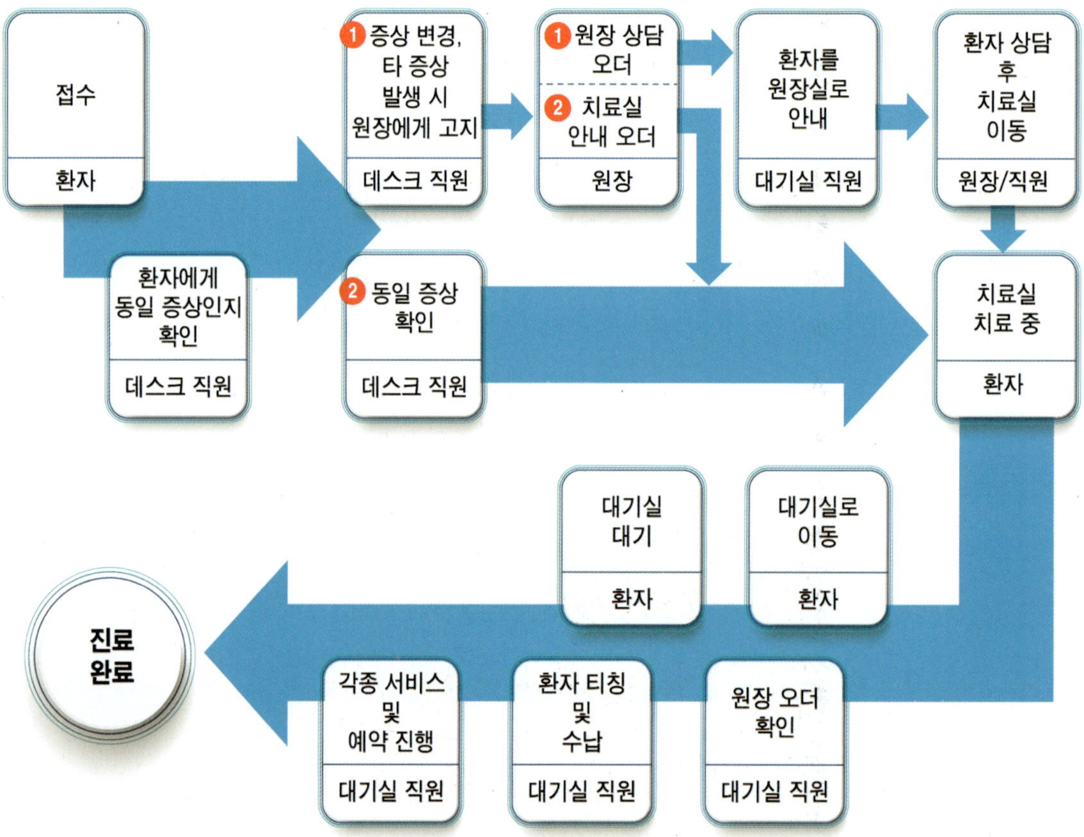

그림 4-7. 재진 환자의 진료 흐름도.

자세히 들여다보기

❒ 재진 접수 복습하기

스태프 : 어서 오세요. ○○한의원입니다. 전에 방문하신 적 있으신가요?
(환자의 이름을 기억하고 있을 때는 '안녕하세요. ○○○ 님')

환자 : 안녕하세요(네. 이름이 ○○○입니다).

스태프 : 3일 전에 복통으로 오셨었는데, 오늘도 계속 안 좋으신가요? **(환자의 치료 경과 확인)**

환자 : 지난번에 주신 약을 먹고 좀 진정이 많이 되어서 조금 더 치료받으려고 왔습니다.

스태프 : 그러셨군요. 다른 데 불편한 곳은 없으신가요? **(추가 질환이 있는지 확인)**

Case 1

환자 : 아니요, 없습니다.

스태프 : 그렇다면 치료실 상황 확인 후 바로 안내해 드리겠습니다. 잠시만 기다려 주세요.

(환자 재진 접수 → 치료실 상황 확인 → 채팅 또는 무전기를 이용하여 고지)

스태프 : ○○○ 님 같은 질환으로 재진 오셨습니다. 치료실 선생님은 준비되는 대로 호명해 주세요.

치료실 스태프 : ○○○님, 치료실로 모시겠습니다. 이쪽으로 와 주시기 바랍니다.

Case 2

환자 : 원장님과 오늘 상담하고 싶어요.

스태프 : 대부분은 치료실에서 침을 맞으시면서 상담을 하시는데요.
어떤 것이 궁금하신지 말씀해 주시면 제가 원장님께 미리 메모 남겨 놓겠습니다.

환자 : 지난번에 원장님이 한약 치료를 병행하면 좋다고 하셔서 오늘 한약을 좀 상담받으려고요.

스태프 : 네. 아무래도 한약의 상담은 먼저 진맥을 다시 보셔야 하니 치료받으시기 전에 원장실에서
상담받으시는 게 좋을 것 같아요. 원장님이 지금 침치료 중이시니
대기실에서 잠시만 더 기다려 주시기 바랍니다.

스태프 : 원장님, ○○○ 님 침치료 전 한약 상담 있습니다. **(상담의 고지)**

4) 재초진(초재진) 환자의 접수

어떠한 질병으로 한의원에 내원하여 치료를 받던 중 마지막 내원일로부터 3개월이 경과한 환자는 신규 초진으로 넘어가는 경우이다. 처음 방문했을 때와 동일한 절차를 밟아 접수 및 진료가 이루어진다.

통상 최초 진료 시(초진)보다 2번째 이후의 진료(재진)가 치료비가 저렴한데, 이렇게 저렴한 치료비로 치료받던 환자가 3개월 이상 미내원하여 갑자기 높아진 치료비에 놀라는 경우가 있으니, 데스크 스태프는 차트를 확인하여 환자에게 반드시 이를 고지하여야 한다. 3개월 동안 내원하지 않았다는 것은 그동안 병원에 올 만큼 아프지 않았다거나 치료가 종료되었음을 의미하므로, 현재와 같은 시스템이 도입되었다.

짚고 넘어가기

재초진은 초급 간호조무사가 실수하는 부분이 더러 있다. 과거에 내원한 경력이 있는 환자를 상대로 하기 때문에 '**미내원 3개월**'이라는 부분을 놓칠 수 있다. 그러니 차트를 잘 확인해 보고 접수를 진행하자.

재초진 환자를 맞이한 데스크 스태프는 반드시 '수납'에 대해 안내해야 한다. 재초진의 경우 수납금액이 초진과 같아지므로 환자에게 꼭 고지하여 **금액이 상향될 수 있음**을 미리 알려야 한다.

(환자 대응의 예)

오랜만에 오셨네요. 그동안 잘 지내셨나요? **오늘은 아픈 곳이 어디**인가요? 지난번과 같은 곳이 아프더라도 **오랜만에 오셔서 초진**으로 전환되었으니, 원장님과 상담 후 치료받으셔야 합니다. 3개월이 지났기 때문에 지난번 마지막 치료받으신 것보다는 **조금 더 치료비가 나올** 것 같습니다.

자세히 들여다보기

❐ 재초진 접수 복습하기

스태프 : 어서 오세요. ○○한의원입니다. 전에 방문하신 적 있으신가요?
(환자의 이름을 기억하고 있을 때는 '안녕하세요. ○○○ 님')

환자 : 안녕하세요(네, 이름이 ○○○입니다).

스태프 : 오랜만에 오셨네요. 벌써 석 달도 더 되었습니다.
지난번에 복통으로 오셨었는데 그건 잘 치료가 되었나요? **(환자의 치료 경과 확인)**

환자 : 네. 그때 치료를 잘 받아서 다 나았는데, 또 동일한 증상이 있어서요.

스태프 : 그러셨군요. 그렇더라도 오신 지 3개월이 지나게 되면 그 사이에 몸이 아프지 않아
병원에 방문하지 않은 것이 되어서, 다시 원장님과 상담 후에 치료받으셔야 해요.
초진으로 바뀌게 되거든요. 이 경우 석 달 전에 진료받으실 때보다 비용이 조금 더 나올 수 있는 점
참고해 주세요. **(재초진 상황을 설명)**

환자 : 아, 지난번이랑 증세가 똑같은데 또 원장님 상담을 해야 하나요?

스태프 : 네, 증상이 같다고 하더라도 그때 뭔가를 잘못 먹고 탈이 났는지,
지금은 또 어떤 원인으로 탈이 났는지, 지금의 복통이 그때의 복통과 진맥상 어떻게 다른지를 봐야 합니다.
아무래도 3개월 전과는 다를 수 있으니까요. 모두 ○○○ 님 진단을 정확하게 하기 위해서입니다.
(재초진 부연설명)

환자 : 아, 그렇군요. 감사합니다. 그럼 뵙고 치료받죠.

스태프 : (원장실에 차트 전달)

원장 : (원장실로 환자 안내를 지시)

스태프 : ○○○ 님, 원장실로 안내해 드리겠습니다. 이쪽으로 오시겠어요?
소지품은 잃어버리지 않도록 잘 챙겨 주세요.

5) 교통사고 환자의 접수

교통사고 환자는 교통사고의 후유증으로 내원하는 환자로서, 1999년 시행된 자동차손해보험 보장법에 의거, 보험치료와 정해진 비보험치료 내에서 자동차보험 회사가 환자에게 치료비의 일부 또는 전부를 지불하는 방식이다.

이러한 환자의 경우 본인부담금이 없는 치료를 일정 기준에 의하여 받게 되며, 평상시에는 본인부담금이 발생하는 치료이지만 자동차보험으로 지급됨을 알려, 상대측 보험사가 환자의 치료에 적극적이라는 점을 알려야 할 필요가 있다.

단, 환자에게 어떠한 치료를 할 것인지 한약 처방이 나갈 것인지는 원장의 진료 권한이고 불가침 영역이므로, **진료 전 접수단계에서 환자에게 섣불리 '치료 보장내용'을 과장되게 해석하여 안내하지 말아야 한다**. 자동차보험이 보장하는 진료에 무엇이 있는지 설명하는 것은 가능하다(그림 4-8).

짚고 넘어가기

❐ 자동차보험 환자의 데스크 응대

옳지 않은 예

오늘부터 바로 치료 들어가실 수 있고요, 침치료, 뜸치료를 받으실 거예요. 물리치료도 모두 보장받으실 거고, 원래 유료인 약침치료도 다 무료로 받으실 거예요. 한약도 총 21일분 처방받으시게 됩니다.

옳은 예

교통사고로 내원하시면 상해급수에 따라서 침치료나 뜸치료, 물리치료가 보장되고, 원장님 판단에 의해 필요할 경우 약침이나 한약이 처방될 수 있습니다.

짚고 넘어가기

❐ 실무자를 위하여 선배가 하고 싶은 말

자동차보험 진료를 법으로 정해 놓은 보장내용이 있다. 그러나 이것이 마치 혜택인 것처럼 환자에게 고지하는 것은 보험회사의 손해율을 높여 결국 국민이 피해를 입게 되는 것이므로, 반드시 원장의 지도를 받아 진행하는 것이 좋겠다(쉽게 말해, '적당히' 하자).

일반 초진 환자와 달리 자동차보험 환자의 접수는 확인할 부분이 있고, 자동차보험 환자의 진료 시에 사용되는 필수적인 용어가 있으므로 잘 숙지해 두자.

(자동차보험의 진료기준은 수시로 변한다. 이 글은 2022년 9월의 기준임을 밝혀 둔다. 따라서 한의원에 입사하게 되면 해당 한의원에서의 기준이 이것과 다를 수 있음을 알아 두자.)

(1) 교통사고 환자 관련 용어 (그림 4-8)

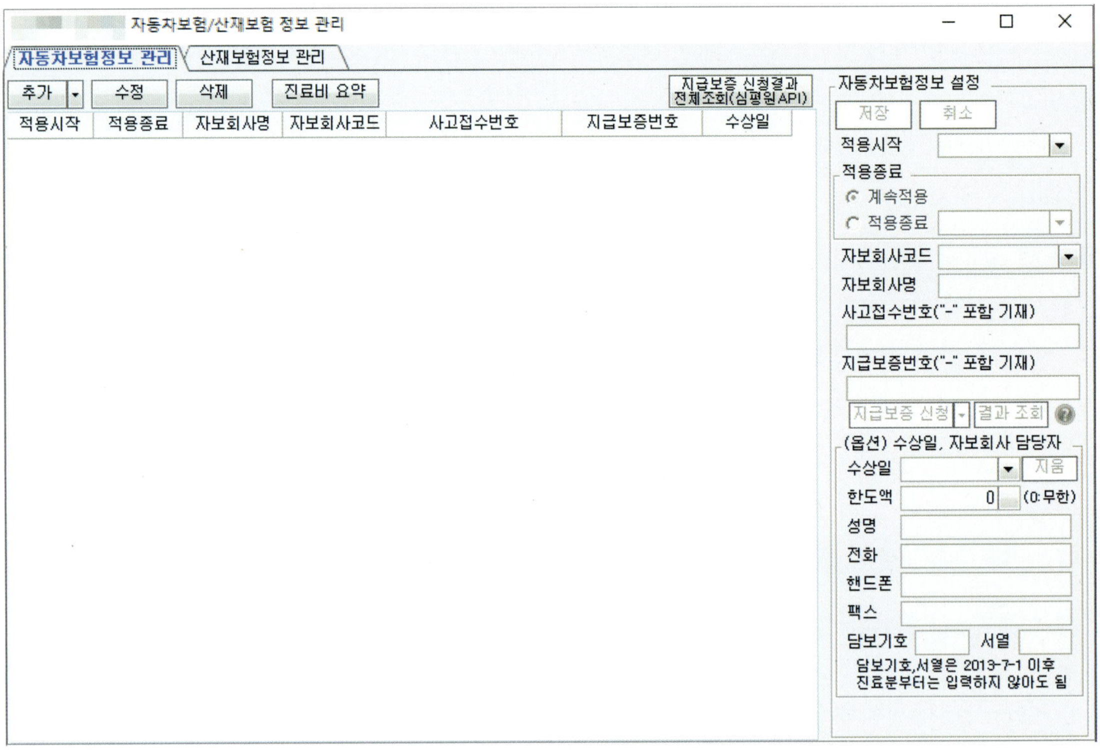

그림 4-8. 차트상의 자동차사고 환자 정보 입력 셀.

주요 용어	의미
자동차보험 환자	교통사고 환자, TA(traffic accident) 환자(모두 같은 의미)
차대인 사고	차량이 사람을 치었을 때
차대차 사고	차량과 차량이 충돌했을 때
대인배상 접수	• 차가 망가져서 수리하는 것을 대물배상, 사람이 아프면 대인배상 • 사고가 발생하면 상대 차량 운전자에게 사고로 인하여 상해를 입었으니 치료를 받겠다고 통보하고, 보험사에 대인배상을 해 달라고 등록 진행
수상일	사고를 당한 날짜
지급보증서(지불보증서)	보험사가 병·의원에 해당 환자의 치료비용을 특정 한도 또는 무한도로 지불하겠다는 문서
사고접수번호	사고가 발생하면 보험사에서 등록하는 접수번호로서 해당 사건에 부여되는 번호
지급보증번호	사고번호가 부여된 후 차량에 탑승한 사람별로 부여되는 번호로서, 4명의 탑승객이 있었다면 4명에게 모두 별도로 부여

(2) 자동차보험에서 보장하는 진료/검사

한방의료기관(한의원, 한방병원)의 자동차보험 치료 범위[출처: 대한한의사협회]
• 진찰, 입원 등 기본 진료 • 침, 뜸, 부항, 레이저 침술, 약침술 등 시술 • 양도락검사, 맥전도검사, 경락기능검사 등 한방 검사 • 관장, 일반처치, 산소흡입 등 처치 • 개인 정신치료, 가족치료 등 한방정신치료요법 • 한약(첩약), 한약제제, 한방파스 등 • 온랭경락요법(온습포, 적외선, 냉습포), 경피전기자극요법(TENS), 경근간섭저주파요법(ICT), 추나요법 등 한방 물리요법

이 가운데 한의원급에서 중요하게 보는 것은 바로 (1) 한약, (2) 추나, (3) 약침/봉침이다. 이들의 경우 상해등급(교통사고로 인해 몸이 다친 정도를 나타내는 등급)별로 차등하게 처방 또는 시술된다.

(3) 환자의 접수

자동차보험 환자가 한의원에 내원 시 환자에게 다음의 내용을 확인한다.

① 상대측 보험사명(동부, 삼성, 현대, 한화 등)

② 사고접수번호

③ 대인배상 담당자의 연락처

대인배상 담당자에게 연락하여 위의 정보와 더불어 환자의 정보를 알려 주고, '지불보증서'를 팩스로 받는다. 보통 보험사들은 환자에게 카카오톡/SMS로 안내문을 발송한다. 그러나 정보의 확인이 어려울 때는 직접 해당 보험사의 고객센터로 전화하여 지불보증서를 받는다.

이때 중요하게 파악해야 하는 부분은 '**지급한도와 치료의 기간**'이다. 지급한도가 무한이 아니고 유한으로 잡혀 금액이 정해져 있거나, 치료의 기간이 명시된 경우 그 기간까지 치료를 받아야 하니 치료가 촉박할 수도 있다. 이 경우 원장의 소견서 또는 진단서로써 치료의 기간과 치료비의 증액을 보험사에 요청할 수 있으므로, 원장의 판단과 지시에 따라 처리한다. 환자에게 미리 고지하면 곤란을 겪을 수 있다.

지불보증서를 받은 후 전자 차트로 차트를 생성하고 차트상의 '자동차보험 정보 입력 창'을 열어 정보를 채워 주면, 이후의 상황은 원장과의 상담 후 진료 파트로 넘어가게 된다. 환자가 수상일로부터 받게 되는 치료술과 치료기간이 경과함에 따라 받게 되는 치료 주기가 다르므로 이를 정확히 환자에게 고지해 주어야 한다(그림 4-9, 표 4-3, 4-4).

환자가 자동차보험사와 치료 종료를 합의하게 되면, 보험사는 한의원에 '**지급중지 요청**'을 보내게 된다. 이 경우 데스크 스태프는 차트의 '종료일'에 지급중지 날짜를 기록하고, 본건을 종료한다.

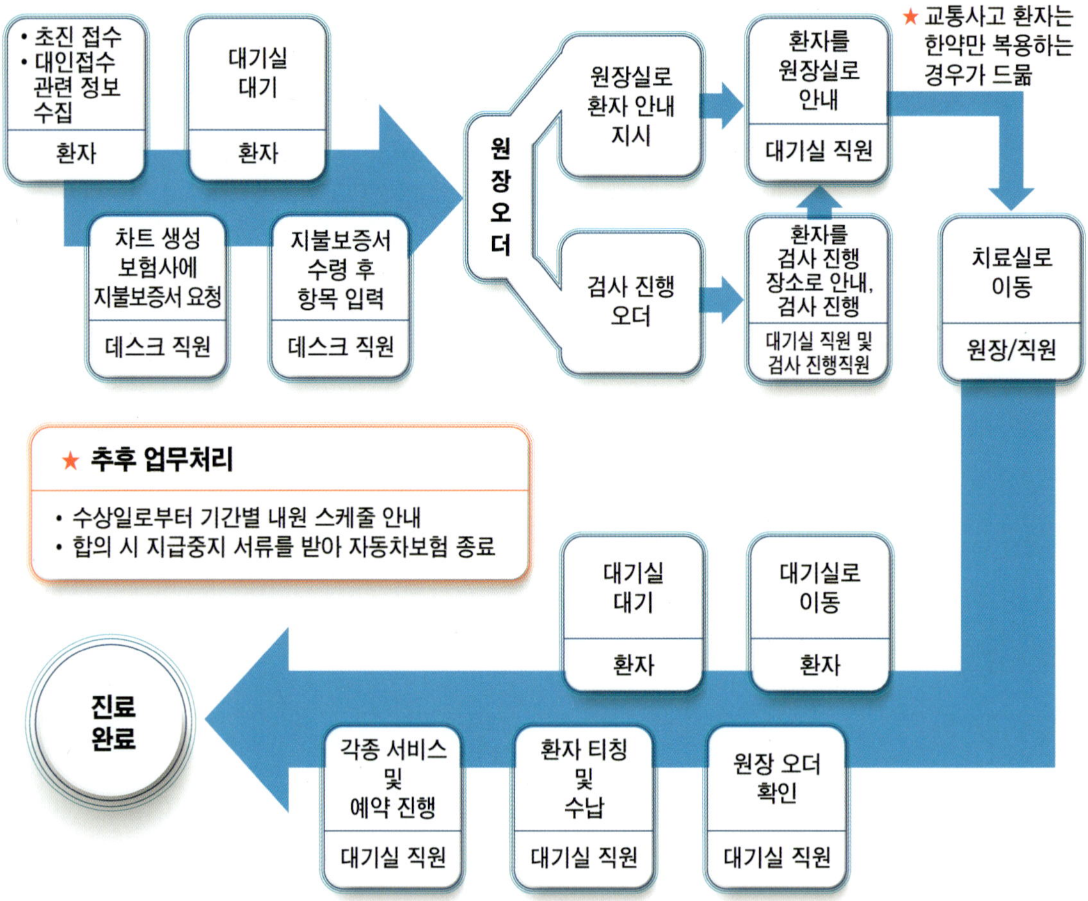

그림 4-9. 자동차보험 환자의 진료 흐름도.

표 4-3. 자동차보험 내원 치료 횟수 기준

수상일~3주 차(~21일)	매일 진료
4~11주 차(22~77일)	주 3회
12~24주 차(6개월)(78~168일)	주 2회
6개월 초과(169일~)	주 1회

표 4-4. 자동차보험 자락(습부) 치료 기준

최초내원~1주 차(~7일)	매일 시술
2~3주 차(8~21일)	주 3회
3주 초과(22일~)	주 2회

짚고 넘어가기

❐ 초진 환자의 응대

Tip 4. 자주 하는 실수 1(지불보증서의 배상한도 확인)

자동차보험 환자가 오면 환자가 보장받을 수 있는 부분을 설명하게 되는데, 통상 한약/추나/약침/일체의 침·뜸·부항 치료를 설명하곤 한다. 그런데 환자의 지불보증이 유한배상으로 확인되면 가령 20만 원으로 진료비가 책정된 경우 환자에게 진료를 한도에 맞게 선택적으로 받아야 한다는 고지를 다시 하게 되는 해프닝이 발생하기도 한다. 따라서 어떠한 안내든 '지불보증서'를 받은 뒤 한도를 확인 후 안내하거나 원장이 상담 중에 자연스레 설명하는 것이 좋다.

Tip 5. 자주 하는 실수 2(차트 입력 시 간혹 발생하는 오타)

일반적인 오타는 대체로 그냥 넘어가는데 사고접수번호나 지불보증번호는 하나라도 틀리면 나중에 상당히 골 아픈 일이 생긴다. (1) 띄어쓰기, (2) '–'를 빠뜨리거나 넣어서 문제가 되므로 꼭 두 번, 세 번 확인하는 습관을 들여야 한다.

Tip 6. 환자 중에 대인접수를 안 하고 온 경우

대인접수의 과정은 (1) '상대방 측 운전자에게 치료를 받을 테니 대인접수를 해 달라'라고 말하는 것이 원칙이므로 안내를 한다. 그러나 상대 운전자의 연락처를 모르는 것이 태반이니, (2) 상대측 보험사의 담당자(사고 시 출동한 보험사 직원)에게 전화하여 요청한다. 그러나 어떤 환자의 경우 이마저도 모르는 경우가 있다. 이럴 때는 환자 본인이 가입한 자동차보험사에 요청하여 상대방 보험사에 연락하고 대인접수를 진행한다.

스태프가 환자의 대인접수를 도와주는 입장에서 곰곰이 생각해 봐야 할 부분은 환자가 만일 대인접수를 기피하고 본인의 돈으로 치료하기를 원하는 상태에서는 무리하게 대인접수를 권해서는 안 된다는 것이다. 자칫 환자 유인행위가 될 수 있기 때문이다.

Tip 7. 보험사에서(대인 담당자가) 환자 서류, 즉 진료기록부를 요청할 경우

법에서는 정당한 사유가 없는 경우 열람 청구를 할 수 없도록 했다(자동차손해배상 보장법 제14조).

그러나 개인정보보호가 날로 중요해지는 시점에서 모든 환자의 건강에 대한 민감한 정보를 알려 주기는 힘들다. 따라서 환자의 동의를 구했을 때 가능하다는 점을 늘 기준으로 삼아야 한다. 보험사는 지불해야 할 금액을 산정함에 있어서 도움이 되는 자료 이외는 사실상 필요가 없다. 한의원은 지금까지의 내원일/횟수/금액 정도는 알려 줄 수 있지만, 환자의 민감정보로 소송, 명예훼손 등이 발생할 수 있는 부분은 꼭 환자에게 허가를 득해야 한다(그림 4-10 참고).

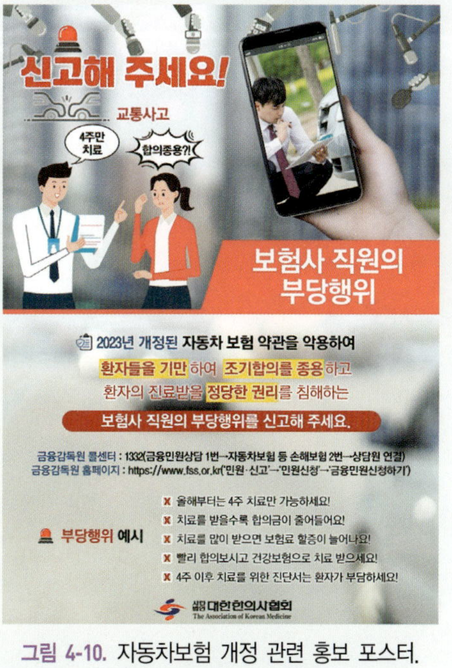

그림 4-10. 자동차보험 개정 관련 홍보 포스터.
(출처: 대한한의사협회)

자세히 들여다보기

❒ 교통사고 접수 복습

스태프 : 어서 오세요. ○○한의원입니다. 전에 방문하신 적 있으신가요? **(초진인지 재진인지 확인)**

환자 : 아니요, 처음입니다.

스태프 : 아, 그러시군요. 이곳에 성함과 주민번호, 연락처, 주소를 적어 주세요(그림 4-11).

환자 : (작성 후 전달)

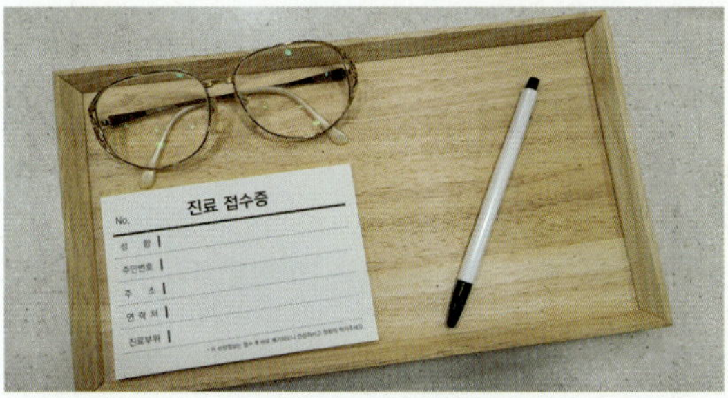

그림 4-11. 진료접수증.

스태프 : 어디가 많이 불편하신가요? **(환자의 질환 확인)**

환자 : 아 네, 제가 교통사고를 당했는데 치료받으려고 왔습니다.

스태프 : 큰일을 당하셨네요. 교통사고로 오시게 되면 저희가 몇 가지 추가로 여쭤볼 게 있습니다. 보험사, 대인접수 담당자, 사고접수번호가 필요합니다. 아마 상대측 보험사에서 카톡이나 문자를 보냈을 거예요. **(긴급 상황인지 판단)**

환자 : (작성)

스태프 : 보험사에 연락해서 서류를 받을 것이 있는데 5분 이상 소요될 수 있습니다. 뒤쪽 의자에 앉아 잠시 기다려 주세요.

(대인배상 담당자 또는 보험사에 연락하여 지불보증서를 FAX 또는 문서로 받음 →
이미 생성해 놓은 초진 차트에 지불보증서의 내용을 기재하고 자동차보험접수 → 차트 생성)

스태프 : ○○○ 님, 이쪽으로 오셔서 '**개인정보 제공 동의**' 받겠습니다(그림 4-12).

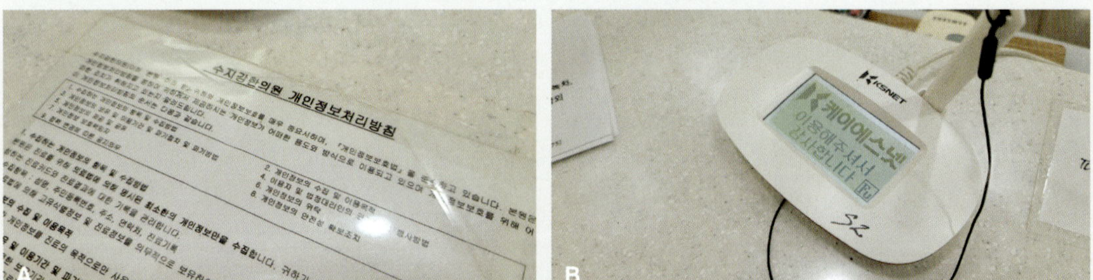

그림 4-12. A, 개인정보 제공 동의 안내문. B, 개인정보 제공 동의.

(원장실에 차트 전달)

원장 : (수양명경 경락기능검사를 지시)

스태프 : (검사실로 가서 검사기에 환자의 정보를 입력한 후 환자 호출)
○○○ 님, 원장님 상담 전에 먼저 검사 진행하겠습니다. 이 검사는 경락기능검사인데요.
말씀하시거나 전화 받으시거나 움직이시면 안 됩니다. 차분하게 검사받으십시오.
검사 소요시간은 5분입니다. 검사 결과는 원장님께서 상담 중에 말씀해 주실 겁니다. 시작하겠습니다(그림 4-13).

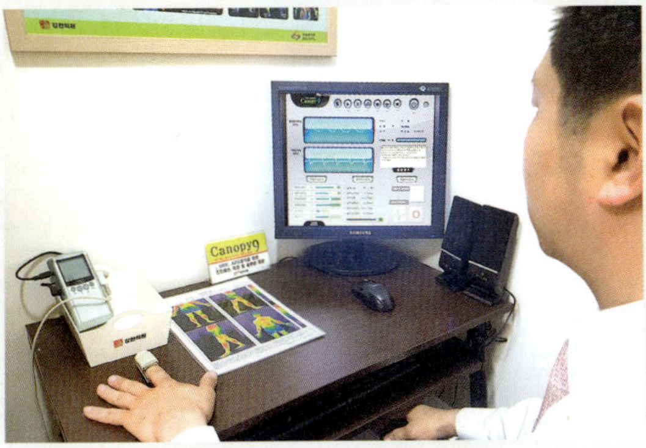

그림 4-13. 수양명경 경락기능검사.

(검사 완료)

스태프 : 수고하셨습니다. 바로 원장실로 안내해 드리겠습니다(또는 잠시 대기실에서 기다려 주시기 바랍니다).

2 예약 환자 관리

1) 예약받는 방법

(1) 예약

① 환자가 본인이 진료받고 싶은 시간에 한의원에 방문해 진료받는 것을 말한다.

② **초진 환자의 예약**: 초진 환자는 개인정보보호법에 의거하여 환자의 이름과 전화번호 정도만을 메모하여 예약을 받는다.

③ **재진 환자의 예약**: 재진 환자의 경우 원장의 진료목적과 방문주기를 확인한 후 환자에게 고지하고, 진료를 목표로 한 날 또는 앞뒤 하루 정도의 편차를 두고 예약을 잡는다.

④ **교통사고 환자의 예약**: 교통사고의 경우 재진 환자에 준해서 설정하기도 하지만, 수상일(사고발생일)로부터의 경과일에 따라 진료주기가 편성되어 있으니 이에 유념하여 예약을 잡는다.

짚고 넘어가기

예약 또한 환자와의 약속이다. 한의원에서 예약을 잡는다는 것은 식당에서 음식을 예약하는 것과는 다르다. 진료 행위이기 때문이다. 따라서 단순히 예약이라고만 생각하는 것보다는 원장의 진료 스케줄과 목적에 맞게 치료가 들어가야 한다고 환자에게 안내하는 것이 예약을 유도하는 것에 더욱 유리하다.

[예]

- 원장님께서 주 2회 침치료를 말씀하셨어요. 오늘이 화요일이니까 목요일 이후로 이번 주중에 예약을 잡아 드리겠습니다.
- 원장님께서 오늘 치료받으시고 내일 어떻게 상태가 변화되는지 한번 보자고 하셨어요. 그러면 내일 다시 오셔야 하는데 몇 시쯤이 편하시겠어요?

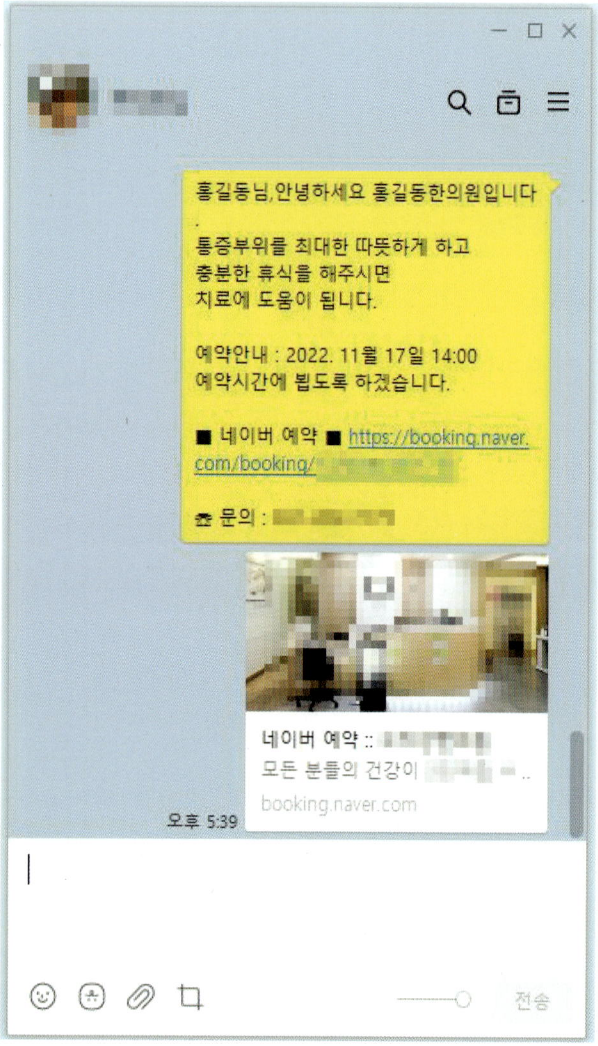

그림 4-14. 카카오톡을 통해 예약 안내 발송.

(2) 예약 확정의 안내

① 통상 휴대전화의 문자 메시지, 카카오톡을 통하여 보낸다. 차트 프로그램 또는 사설 대량 문자 메시지 전송업체를 이용하여 보낸다.

② 당일 예약의 경우 별도로 문자 메시지는 보내지 않는다.

③ 예약시스템인 '네이버 스마트 플레이스 예약'을 통해 받는 경우도 별도의 문자 메시지 안내는 필요 없다(그림 4-14).

2) 예약 클레임 및 컴플레인

여기서는 고객의 불만 사항, 즉 클레임, 컴플레인을 다룬다(표 4-5).

표 4-5. 클레임과 컴플레인

구분	성격	내용	요구사항
클레임	주관적	서비스 불만, 감정적 요소 예: 가격 불만, 불친절, 불결 등	시정, 개선, 사과
컴플레인	객관적	약속 불이행, 내용 상이 예: 예약의 누락, 의료진의 임의변경 등	책임, 보상

(1) 예약이 실수로 누락되었을 경우

신속하게 치료실 자리 또는 상담의 순번을 앞으로 이동시켜야 하며, 추가 대기시간이 발생한 만큼 충분히 안내하고 양해를 구해야 한다.

> **스태프 :** 시스템 오류로(스태프의 실수로) 예약이 지워져서 정말 죄송합니다.
> 최대한 순서를 변경해서 빠르게 진료받으실 수 있도록 조치하겠습니다. 다시 한번 죄송합니다.

(2) 환자가 인지한 시간과 한의원의 예약시간이 다를 때

환자가 실수로 예약시간을 잘못 알고 있어서 발생하는 경우가 많다. 그렇다 하더라도 환자를 위해서 빠르게 진료받을 수 있도록 조치하는 모습을 보여 주어야 한다. 경우에 따라서 환자가 스태프의 실수로 내모는 경우가 있는데 이럴 때도 '안타깝지만 조금 기다려 주셔야 한다'라는 뉘앙스로 차분하게 대응하고, 흥분하거나 감정의 동요를 일으키지는 말자.

> **스태프 :** 오늘 2시 예약이시고 문자 메시지를 보내드렸는데,
> 아마 못 보셨나 봐요. 우선 잠시 기다려 주시면 빨리 자리가 날 수 있도록 해 보겠습니다.

(3) 예약시간에 자리가 없어서 환자가 대기할 때

이 경우가 환자가 가장 기분 나쁘게 느끼는 경우이다. 분명히 본인이 그 시간에 예약하고 왔는데 기다린다는 것이 기분 나쁜 것이다. 이 경우 앞의 환자가 밀려서 그렇다고 죄송한 마음을 표현하고 환자를 대기시키도록 한다. 이 경우에 가장 중요한 것은 **환자 대기시간**이다.

> **스태프 :** 앞 환자들이 치료시간이 더 많이 걸려서 시간이 조금 밀리는 상황입니다.
> 모든 환자가 30분씩 밀리고 있어서 예약하신 분들한테 연락을 돌리고 있었는데,
> ○○○ 님께 미처 연락드리지 못해 죄송합니다.
> **30분 정도 더 기다리시면** 치료받으실 수 있습니다.
> 잠시만 기다려 주세요. 죄송합니다.

(4) 예약 환자가 애매하게 늦어서 자리가 없는 경우

이 경우 한의원 측 실수는 아니라도 환자는 나름 억울하고 기분도 나쁘다. 이 경우 환자가 늦게 와서 당연히 자리가 없다고 고지한다면 환자의 화난 마음에 부채질하는 결과가 될 수 있다. 같이 안타까워하며 빠르게 안내하겠다고 전해야 환자를 진정시킬 수 있을 것이다.

> **스태프 :** 오늘 환자가 많아서 바로 뒤 예약 환자가 먼저 들어가셨어요.
> 자리가 나면 순서 바꾸어서 먼저 들어가실 수 있습니다.
> 한 30분 정도 기다리셔야 하니 서비스 물리치료 받으시면서
> 기다리시는 것이 좋을 것 같아요.

3 불만 환자 응대

1) 환자 유형별 분류

한의원 환자는 보약을 짓는 등의 예방적 차원에서 오기도 하지만 대부분 아파서 치료를 받으러 오는 환자이다. 따라서 환자는 스트레스가 가득한 상태로 오는 경우가 많고 그러한 환자를 돌보는 의료기관 종사자는 적지 않은 감정 소모를 하게 된다. 환자가 스트레스를 받은 상태에서 내원한다는 대전제가 있으므로 스태프는 반드시 이를 명심하고 환자의 마음까지 돌볼 줄 아는 자세가 필요하다.

환자가 불만을 느끼는 데는 매우 다양한 이유가 있다. 이 경우 스태프가 기지를 발휘하여 해결하는 방식이 주를 이루니 여기서는 필자가 경험한 것들 위주로 서술해 보겠다.

치료/한약 등 효과를 보지 못하여 불만인 경우	• 치료의 효과 부분은 기본적으로 원장에게 알려 한의사로 하여금 재진단, 재치료 등을 선택하게 하는 것이 우선이다. 환자가 낫지 않는다 하여 스태프가 처방을 내릴 수는 없기 때문이다. 따라서 원장의 환자 면담 또는 원장이 데스크에 내리는 지시(오더)를 통해 해결해야만 일단락된다. • 원장의 처치술에 이유가 있을 수 있으므로, 섣불리 먼저 사과하는 일은 없어야 하겠다.
그 외의 불만	• 우선 사과하고 불만을 해소하는 방식으로 각개격파해 나가야 한다. • 터무니없는 불만만 아니라면, 우선 주변의 다른 환자들도 보고 있다고 생각하고 반드시 정중한 자세로 불만을 해소해 주어야 한다.

2) 대처요령

(1) 치료 후 낫지 않아 불만인 경우(혹은 통증 가중)

클레임에 해당된다. 감정적 요소까지 더해진다면 문제가 더욱 심각하다고 할 수 있다. 물론 침 한 방에 모든 병마가 치료된다면 명의 중 명의겠지만 현실적으로 한의원 치료는 대부분 어느 정도의 기간이 필요하다. 종종 성격이 급한 환자나 한의원 치료의 경험이 많지 않은 환자가 이러한 불만을 피력할 경우, 이에 대처하는 방법은 적절한 위로와 안내이다(그림 4-15). 그리고 결국에는 원장의 오더/상담을 통해 해결해야 할 수도 있다.

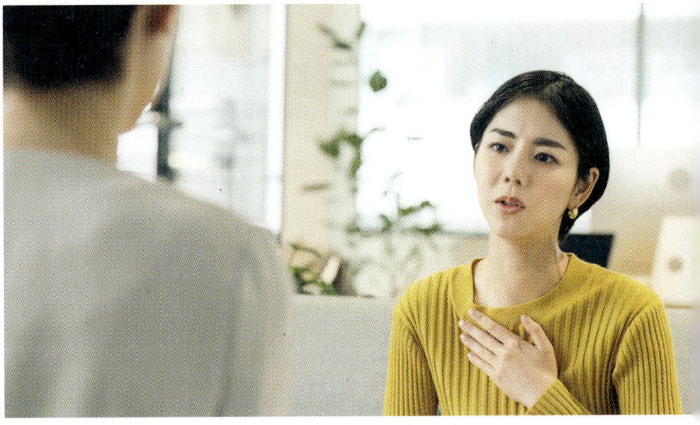

그림 4-15. 불만 환자의 상담에 있어서 '경청'은 중요한 요소이다.

스태프 : ① 지금 많이 불편하시니 저도 진짜 어찌할 바를 모르겠네요.
우선 원장님께 바로 알릴 테니 잠시만 기다려 주세요.
② 아픈 기간이 길었던 만큼 치료에도 시간이 걸립니다. ○○○ 님 침치료의 경우 원장님께서 주 2회 치료를 보고 계시니 꾸준히 치료받다 보면 점차 호전되시리라 기대합니다.
③ 침을 맞으면 아무래도 치료 부위를 건드려 놓아서 일시적으로 더 아프다고 느낄 수 있는데요, 우선 원장님과 상담하실 수 있도록 말씀드릴게요. 잠시만 기다려 주세요.

(2) 한약의 효과에 불만인 경우(혹은 부작용)

비싼 한약을 복용한 만큼 불만도 클 수 있다. 이 경우 약의 효능이 환자에게 어떻게 작용했는지 스태프로서는 잘 알 수 없다. 게다가 환자가 한약의 효능을 떨어뜨리는 행위를 했을 수도 있다. 한약을 복용할 때 금기해야 하는 음식을 복용했을 수 있고, 다이어트 환자의 경우 음주, 회식으로 제대로 감량이 이루어지지 않았을 수도 있다.

이 경우에도 원장에게 알리자. 원장은 진맥 등을 통하여 환자가 느끼지 못한 치료효과(예: 신체 장부의 어느 부분이 개선되었는지)를 파악할 수 있다. 또는 환자와의 문답을 통하여 어느 부분이 개선되거나 잘못되었는지 등을 면밀히 체크하고 상담할 것이다.

스태프는 환자의 마음을 이해하고 적절한 안내와 재상담 예약을 통해 해결하는 것이 좋겠다.

스태프 : ① 원장님께서 다시 진맥해 보시고 잘 상담해 주셨을 거예요.
○○○ 님, 아무래도 꾸준한 침치료와 추후 한 번 더 한약을 복용하시는 게 좋을 것 같다고 원장님께서 말씀해 주셨거든요.
② 어머나 ○○○ 님, 저도 많이 안 좋았던 적 있어서 배앓이 하시는 것 저도 공감이 되네요.
그래도 원장님이 다시 상담해 주셨으니 한 번 더 믿고 내일 다시 찾아 주세요. 지금 시간 되시면 치료받고 가세요.

(3) 환자 응대 방식에 불만인 경우

불친절에 대한 환자의 반응에서 '당신은 이러저러해서 참 불친절하다'라고 말하는 환자는 없다. '여기저기 참 지저분하다'라고 말해 주는 환자도 없다. 그저 다른 꼬투리를 잡거나 이런저런 짜증을 내고, 치료실에서는 이상한 요구를 하기도 한다. 원장에게 직접 짜증을 내는 경우도 있다.

이 경우 치료실에서 데스크로 환자가 불만이 많다는 보고(노티스)가 들어오거나, 데스크에서 인지하는 경우가 있다. 이럴 때는 무엇 때문에 짜증이 났는지를 살펴봐야 하는데, (1) 불친절하지는 않았는지, (2) 청결하지 않았던 것이 있는지, (3) 대기시간이 길었는지 등을 면밀히 체크한다.

> **스태프 :** ① 치료받으면서 어떠셨어요? 몸이 불편하시니 꼭 치료받고 좋아지셨으면 좋겠습니다. **(언뜻 의중 물어보기)**
>
> (치료실의 행동 지적 시)
>
> ② 아, 저희 스태프가 실수했나 보네요. 제가 원장님께도 말씀드리고 스태프에게도 확인해서 다음부터는 주의하게끔 반드시 조치하겠습니다.

(4) 치료비용이 불만인 경우

치료비용에 불만이 있을 수 있다. 비보험치료의 경우는 앞서 설명하였듯이 가격 저항에 부딪히면 환자나 스태프나 모두 당혹스럽기는 마찬가지일 것이다. 그래서 비보험치료는 반드시 가격을 환자에게 고지해야만 하는 것이다. 이것 또한 원장이 치료에 반드시 필요하여 조치한 사항임을 강조하면서 문제를 해결해야 한다.

> **스태프 :** ① 원장님께서 OOO 님 무릎이 아프시니 꼭 약침이 들어가야 한다고 판단하셔서 약침치료 진행되었습니다. 오늘 침치료는 좀 어떠셨나요?
>
> ② (보험진료 비용이 불만인 경우) 오늘 치료해 드린 내용은 진료비 세부내역서를 뽑아서 설명해 드리겠습니다. 법에서 보장하는 치료를 해 드렸고, 원장님이 OOO 님께 필요한 진료를 하신 것이어서 이 부분을 더 할인해 드리기는 어려울 것 같습니다. 그래도 원장님께 말씀드려서 다음 번 진료 시에 꼭 참고하겠습니다.

(5) 대기시간이 길어져 불만인 경우

맛집에 갔다고 예를 들어 보자. 대기하는 손님이 있고 분주하게 돌아가는 식당 직원을 보면서 맛있는 음식을 빨리 먹기를 바라며 기다릴 것이다. 그러나 하염없이 기다려야 한다면 화가 날 수밖에 없다. 그렇다. 대기시간이 어느 정도 되는지 환자에게 알려 주어야 한다.

대기시간의 임계치는 한의원마다 다르다. 가령 대기 시 (1) 물리치료기 서비스가 가능한지, (2) TV 프로그램 시청이 가능한지, (3) 간단한 다과와 음료가 제공되는지, (4) 최신 잡지가 비치되어 있어 무료함을 달랠 수 있는지 등에 따라 임계치는 다를 것이다. 어느 한의원은 대기시간의 임계치를 20분으로 보는가 하면, 30분으로 보는 곳도 있고 5분이나 10분으로 보는 곳도 있다.

데스크 스태프는 대기 환자가 생기면 환자에게 **대기시간**을 꼭 알려 주어야 한다(그림 4-16). 즉, 치료실의 치료가 어느 정도 회전이 되는지도 알고 있어야 한다는 말이 된다. 대기 환자가 발생하면 데스크의 스태프는 바빠질 수밖에 없다.

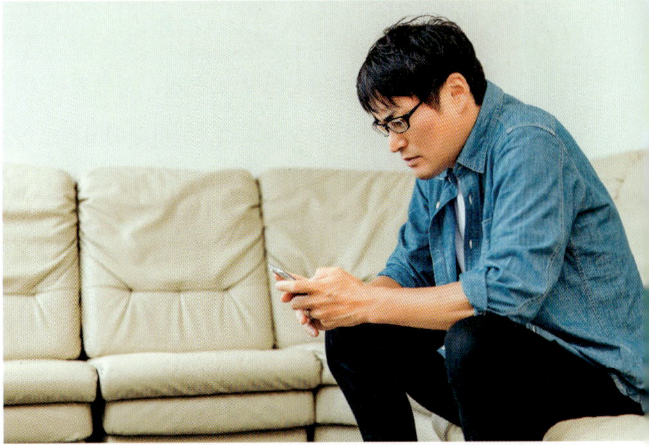

그림 4-16. 대기 환자에게 대기시간을 알려 주어야 환자의 불만을 줄일 수 있다.

자세히 들여다보기

❒ 대기시간 임계치

환자가 대기실에서 진료를 기다릴 수 있는 시간이다. 이 임계치에 다가갈수록 환자는 스트레스를 느끼게 되며, 임계치를 넘기는 순간 기다리지 않고 나가든지 불만을 표출한다든지 참고 기다리더라도 상당히 화를 낼 수 있는 상태가 된다.

❒ 최대 대기시간

환자가 한의원 내에서 최대한 기다릴 수 있는 시간으로 정한다. 가령 최대 대기시간이 60분이 넘어갈 경우 다른 볼일을 보고 오든지, 예약 후 재방문을 유도하는 것이 효율적이다. 이유는 환자 본인이 1시간을 기다릴 수 있다고 말을 해도 기다리는 동안 스트레스가 올라가기 때문이다.

Tip 8

현재 필자가 근무하고 있는 한의원의 **대기시간 임계치는 20분, 최대 대기시간은 60분**으로 설정하고 있다.

① 20분 이내로 치료실에 들어갈 수 있는 경우

스태프 : 잠시만 기다려 주세요.

② 20분 넘게 기다려야 하는 경우

스태프 : 현재 치료실에 환자가 많아 20분 정도 기다리셔야 하는데 괜찮으신가요?

Tip 9

환자가 한의원에 와서 기다린 시간, 즉 대기시간은 언제부터일까? 한의원 스태프 입장에서는 '한의원 출입문을 열고 들어와서부터'라고 생각하기 쉽지만, 한의원 인근에 도착하여 주변 공영주차장에 주차한 시간까지 포함한 총 시간이 환자가 느끼는 대기시간이다. 어떤 환자는 집에서 한의원으로 출발하는 시간까지도 본인이 한의원에서 진료받기 위해 본인이 소비한 시간이라고 생각하기도 한다. 따라서 원거리에서 온 환자, 주차에 어려움이 있던 환자의 마음도 살펴야 할 것이다.

3) 한의원에서의 의료사고

치료실에서의 주의사항에서도 명시하겠지만 대부분의 사후 클레임/컴플레인은 데스크에 호소하는 경우가 많아 여기서 정리해 보았다. 한의원에서는 의료사고라고 할 만한 것이 별로 없지만 열거해 보면 다음과 같다.

치료	내용	
침	• 미발침 사고 • 절침 사고 • 기흉 사고	• 전침 강자극 사고 • 쇼크/기절 • 침으로 인한 출혈 및 붉은 반점
뜸/온열치료	화상 사고	
부항	• 습부항 과출혈 또는 염증 • 부항시술 후 자국 또는 자색 반응/물집	
물리치료	• 강자극 사고 • ICT 흡인도자 자국 및 멍	
기타	베드 낙상사고	
한약	한약 부작용 및 과다 명현반응 사고	

이러한 사고 및 클레임이 발생하고 이를 인지하면 기본적으로 '**죄송합니다'라는 말을 아껴야 한다. 이러한 의료사고에 대하여 이미 단련·학습되어 있는 원장과 상의하여 처리해야 하기 때문**이다. 어떤 것은 치료의 일환으로 발현되는 현상(명현반응)일 수 있고, 또 어떤 것은 진정한 의미의 의료사고로 이어지는 경우가 있다. 대부분 케이스별로 대응 방식이 매뉴얼화되어 있고 체계화되어 있으므로, 스태프는 환자에 공감하고 원장의 지시에 따라 대처하기만 하면 된다. 사실상 이러한 의료사고 대처 및 클레임의 경우 한의원에 입사하면 한의원 자체에서 귀가 따갑도록 교육을 한다. 그러니 이 내용은 너무 어렵다고 생각하지 말고 한번 읽어 보며 지나가도록 하자.

각각의 해당 클레임에 대하여 대처요령을 여기서 서술하고, 예방법은 치료실 업무 부분에서 다루어 보도록 하겠다.

(1) 미발침 사고

'발침 사고'라고도 한다. 원장이 환자의 신체 여러 부위에 침을 놓게 되는데, 치료실 스태프가 미처 모두 빼지 못하여 환자가 침을 몸에 꽂은 채로 치료실 밖으로 나온 상황을 말한다. 이 경우 데스크에서도 인지하기 어렵다. 대부분의 경우 환자가 집에서 스스로 발침하여 한의원으로 다시 가져다주는 등 웃지 못할 해프닝이 벌어진다.

만일 전화로 이러한 사실을 환자가 알려 왔다면 반드시 그 침을 가지고 한의원으로 내원해 달라고 한 뒤,

원장에게 알리고 적절한 조치·지시에 따른다. 의료기구인 일회용 침은 사용 후에 의료폐기물로 처리하므로, 환자가 스스로 폐기하는 일이 없도록 안내한다.

발침 사고는 한의원에서 가끔 발생하는 일이지만 환자에게는 큰일로 받아들여진다.

(2) 절침 사고(만침 사고)

침이 몸 안에서 부러져 빠져나오지 못하는 사고이다. 이 경우 외과적 시술로 꺼내야 한다. 즉, 상당히 골치 아픈 사고이다. 조사에 따르면 절침 사고의 원인으로는 (1) 침의 불량, (2) 전침의 강도가 높을 때, (3) 전침 시간이 20분 이상 걸렸을 때 발생한다고 알려져 있다. 원장이 시술 시스템을 잘 알고 있으므로 대개 절침 사고는 (1)을 제외하고 잘 일어날 일이 없다.

(3) 기흉 사고

침을 상체의 허파, 갈비뼈, 명치, 등(back) 쪽에 놓은 상태에서, 여러 이유로 침이 깊이 들어가면 허파에 천공(구멍)을 낸다. 이것을 기흉 사고라고 한다. 침은 매우 가늘지만 허파는 미세한 구멍도 위험할 수 있다.

대부분의 사고는 (1) **낙상사고**와 연관되어 벌어진다. 환자가 침을 맞고 있는 상태에서 (2) **돌아눕거나**, (3) **미발침 사고 상태에서 옷을 입다가** 침이 몸으로 쑥 박혀 들어가 버릴 때도 발생한다. 가슴 통증과 호흡곤란이 일어나므로 특히 조심해야 한다.

(4) 전침 강자극 사고

전침 하는 중에 (1) 기기 오작동, (2) 전기 자극강도를 조절하는 사람의 실수, (3) 전침 전극이 살짝만 붙어 있다가 미세한 떨림으로 갑자기 강하게 붙으면서 과도한 전류가 흘러 발생한다. 이 경우 몸통이나 팔다리에 강한 자극이 오게 되어 일반적으로 환자가 비명을 지르게 된다. 따라서 치료실 스태프는 이 부분에 신경을 써야 하고, 이러한 실수나 클레임 발생 시 치료실 스태프는 데스크에 알려 데스크에서 다시 한번 사과하는 한편 원장에게도 알려서 추후에 이런 일이 발생하지 않도록 시스템을 구축해야 한다.

(5) 쇼크/기절

이 사고는 원장의 침술 중에 발생하는 일이 많다. 원장이 적절히 대처할 것으로 판단된다.

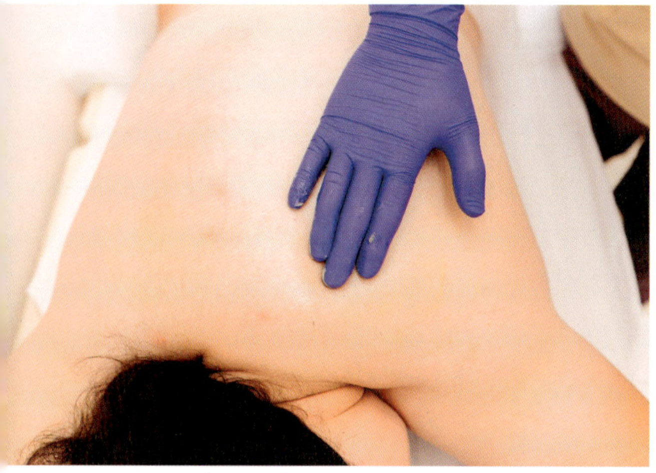

그림 4-17. 침치료 시 출혈 및 붉은 반점이 나타날 수 있다.

(6) 침으로 인한 출혈 및 붉은 반점

침을 맞으면 가끔 있을 수 있는 일이기는 하지만, 신체의 노출이 많은 여름이라든지 결혼을 앞둔 사람이라든지 얼굴 부위라든지, **미용과 관련하여 예민**하거나 대소사를 앞둔 사람이라면 깨알같이 작은 붉은 반점도 신경이 쓰일 수 있다(그림 4-17). 이 경우 데스크 수납 시에 또는 사후에 전화로 불만을 표출하게 된다. 스태프 입장에서 '빈번하며, 있을 수 있는 일이다'라고 환자에게 말하면 환자가 오히려 불같이 화를 내는 경우가 많다. 따라서 이 경우에도 원장에게 알려서 적절히 조치를 취해야 한다. 불만이 극심한 경우 피부과 진료를 권하고 한의원이 치료비를 대납해 준 경험이 있다.

침치료 후 발침했을 때 출혈이 살짝 동반되는 경우가 있다. 이 경우 데스크에서 인지하면 바로 치료실에서 알코올 솜을 가져와서 닦아 주거나 치료실로 다시 안내하여 피를 닦아 주고 소독을 실시한다.

이러한 일은 스태프로서 흔히 겪을 수 있는 일이지만 환자는 심각하게 받아들일 수 있다. 클레임이 발생하면 원장에게 알려서 적절히 조치를 취해야 한다.

(7) 침이 빠지지 않는 상황

근육의 긴장 등 여러 상황으로 인하여 침이 몸에서 빠지지 않는 상황인데, 이 경우는 원장에게 보고하고 침을 맞은 부위를 마사지하거나 두드려서 긴장을 풀어준 뒤 발침을 시도한다. 억지로 뺄 경우는 절침이 발생할 수 있으니 반드시 침 부위의 긴장을 풀어 발침해야 한다.

(8) 봉침/약침 후 알레르기 반응(아나필락시스 쇼크)

특히 봉침을 사용할 때 이러한 반응이 나타날 수 있다. 이 경우 환자는 발열, 어지러움, 두드러기, 호흡곤란 등의 다양한 증상을 보이며, 이 현상은 환자가 침을 맞은 즉시 또는 몇 분 후에 발생한다. 이러한 일을 발견하면 즉시 주변 스태프의 도움을 요청하고 원장에게 알려 조치를 받는다.

(9) 화상 사고

IR(적외선 조사기), 핫팩, 뜸으로 화상을 입는 경우가 있다. 화상의 경우 통증이 심하므로 원장에게 알리고 치료실 액팅으로 처치한다. 화상이 심한 경우 피부과 진료를 권하고 한의원이 치료비를 대납한 경험이 있다.

(10) 습부항 과출혈 또는 염증

습부항(자락관법) 시행 후 과도한 출혈이 발생하여 환자가 놀라는 경우가 있다. 또는 피가 잘 멈추지 않는 경우가 있는데 이는 반드시 원장에게 알려야 한다. 데스크에서 환자는 '치료 중에 사혈 부위에 피딱지가 앉아 불편했다'라고 말하기도 하고, '흉터가 생길 것 같다'라고 말하기도 하며, '사혈 부위에 염증이 동반되어 붉게 부풀어 올랐다'라고 말하기도 한다. 전화로 이런 불만을 토로하기도 하니 데스크 스태프는 이러한 문제가 생기면 바로 원장에게 알려 지시에 따른다.

(11) 부항시술 후 자국 또는 자색 반응/물집

부항을 받은 다음 붉게 올라오는 것을 '**자색 반응**'이라고 한다(그림 4-18). 치료의 일환으로 보지만 미용적인 측면에서 보기 좋지 않으므로 이는 원장이 시술 전에 환자에게 고지하는 경우가 많은데, 환자가 스스로 생각하기에 좀 과하다고 판단하여 클레임을 거는 경우가 있다.

물집의 경우 (1) 피부가 예민하고 약할 경우나 (2) 부항의 음압이 과도하여 발생하기도 한다. 물집은 흔하게 일어나지는 않지만 한의학적 용어로 '**수포 반응**'이라 하여 치료의 일환으로 본다. 이 경우 데스크에서 대부분은 곧 사라진다고 섣불리 답변하지 말고, 원장에게 알려 지시에 따른다.

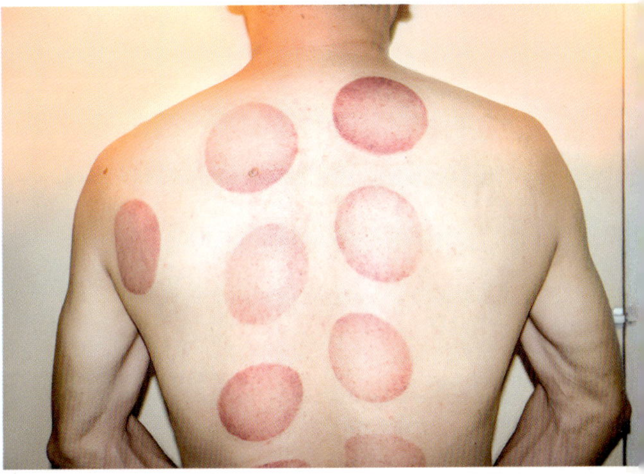

그림 4-18. 부항시술 후의 자색 반응. 미용적 측면에서 클레임이 발생할 수 있다.

(12) ICT 흡인도자 자국 및 멍

ICT뿐만 아니라 TENS, SSP와 같이 흡인도자를 사용하는 기기에서 일반적으로 나타나는 홍색 반점과 자국, 멍은 사실 빈번하게 발생한다. 이 또한 원장에게 알려서 조치를 받는다.

(13) 한약 부작용 및 명현반응 과다 사고

한약의 부작용이나 명현반응은 데스크에 바로 연락이 온다. 환자는 한약을 먹고 나타난 반응에 대해 알려오는데, 환자가 가진 다른 질환 또는 우연히 발생한 피부트러블이나 설사 같은 반응을 부작용이라 느낄 수 있다. 즉, 한약과 환자의 반응이 인과관계가 없는 경우도 있다는 것이다. 따라서 이 부분은 원장이 의학적 판단하에 내릴 수 있는 결론이다. 따라서 스태프는 이러한 내용에 대하여 '그럴 수 있다', '명현반응이다' 등의 말은 절대 하지 말고 앞서 설명한 '한약의 효과에 불만인 경우'와 같이 원장에게 알리어 적절한 조치/

지시에 따른다.

예상되는 원장의 조치는 (1) 지속적인 복용의 지시, (2) 한약 복용의 용량 조절, (3) 재처방, (4) 환불이 있다.

4 대기 환자 응대

어느 환자든지 대기실을 거쳐 가게 되어 있다. 대기하든 치료실로 직행하든 대기실은 늘 환자가 지나가는 동선상에 있으므로 환자들과의 소통의 장이요, 환자들은 차를 마시며 기다리는 마실이요, 치료를 받은 뒤 마사지기로 몸을 힐링하는 장소이다.

하지만 한의원을 재미 삼아 오는 분들은 없다. 본인의 건강관리를 위하여 침을 맞는 두려움을 감수하고 한의원에 찾아오는 것이다. 이럴 때 대기실이라는 공간은 치료 전 스트레스를 완화하고 두런두런 데스크 스태프와 말동무 하며 라포를 형성하는 등의 부차적 기능을 가지므로, 대기실은 늘 청결하고 환자의 불안한 마음을 진정시키는 공간이 되어야 한다.

대기실에서의 주의사항은 다음과 같다.

① 접수, 수납 시 환자의 증상과 관련된 이야기는 귓속말로 한다.

② 환자의 개인정보가 노출되지 않도록 진료비 계산서, 차트 등은 꼭 보이지 않는 곳에 있어야 한다.

③ 대기실에 환자가 많을 경우 특별히 친한 환자와 오랫동안 대화하는 것은 실례가 된다. 친한 환자가 계속 말을 걸어오는 경우 주로 듣고 맞장구야 쳐 주겠지만, 대화를 생성하지는 말자.

④ 대기실에 환자가 많다는 것은 이미 치료실에 환자가 가득하거나 원장이 바빠 상담이 지연되는 상황일 것이다. 이러면 환자들은 점점 기다림에 지쳐 간다. 이럴 때 스태프 간의 잡담이나 사적인 행동을 환자들이 본다면 매우 불쾌해진다. 따라서 대기실에 환자가 많으면 기본적으로는 긴장해야 한다.

⑤ 환자들은 나름 본인이 먼저 왔는지 누구보다 나중에 왔는지 잘 알고 있다. 그런데 본인보다 늦게 온 환자가 치료순서를 어기고 먼저 들어갈 경우 상당히 불쾌해진다. 한 예로, 환자 A는 초진으로 먼저 왔고, 환자 B는 재진으로 왔다고 하자. A는 원장실에서 상담 후 치료실로 가야 하고 B는 치료실로 바로 들어가도 되는 상황일 때, 데스크 안내자는 반드시 A에게 '원장님 상담 후 치료실로 안내해 드릴 테니 잠시만 더 기다려 주세요. 치료만 받으시면 되는 분 먼저 안내해 드리겠습니다'라고 설명해야 한다. 그렇지 않으면 환자는 먼저 화를 내게 되고, 스태프는 다시 해명하느라 진땀을 뺄 수 있다.

5 제증명 업무와 수납

1) 제증명 서류의 종류

의료기관의 제증명수수료 항목 및 금액 기준(보건복지부 고시 제2021-034호)을 보면 총 30종의 제증명 항목이 존재하나, 여기서는 한의원에서 자주 사용하는 것 위주로 소개한다(표 4-6).

2) 증명서별 세부내용

(1) 일반진단서

직장이나 회사, 보험금 청구, 교통사고의 접수 등에 사용되며, 진단일, 진료일, 진단명과 향후 치료의 의견, 진단 한의사의 면허번호와 의료기관의 정보가 들어 있다. 한의사가 직접 작성한다(그림 4-19). 출력은 원장이 직접 하거나 차트에 저장하면 데스크에서 발행만 가능하도록 되어 있기도 하다(차트사마다 다름).

표 4-6. 제증명 서류의 종류와 수수료 기준

항목	기준	상한금액(원)
일반진단서	의사가 진찰하거나 검사한 결과를 종합하여 작성한 진단서를 말함	20,000
영문 일반진단서	의사가 영문으로 작성한 '일반진단서'를 말함	20,000
입·퇴원 확인서	환자의 인적사항(성명, 성별, 생년월일 등)과 입·퇴원일을 기재하여, 입원 사실에 대하여 행정적으로 발급하는 확인서를 말함('입원사실증명서'와 동일)	3,000
통원확인서	환자의 인적사항(성명, 성별, 생년월일 등)과 외래진료일을 기재하여, 외래진료 사실에 대하여 행정적으로 발급하는 확인서를 말함	3,000
진료확인서	환자의 인적사항(성명, 성별, 생년월일 등)과 특정 진료 내용을 기재하여, 특정 진료 사실에 대하여 행정적으로 발급하는 확인서를 말함(방사선 치료, 검사 및 의약품 등)	3,000
입원사실증명서	환자의 인적사항과 입원일이 기재되어 있는 확인서로 '입·퇴원 확인서' 금액 기준과 동일함	3,000
진료기록 사본(1~5매)	진료기록부 등을 복사하는 경우를 말함(1~5매까지, 1매당 금액)	1,000
진료기록 사본(6매 이상)	진료기록부 등을 복사하는 경우를 말함(6매부터, 1매당 금액)	100
진료기록영상(CD)	영상진단, 내시경사진, 진료 중 촬영한 신체부위 등 영상 자료를 CD를 이용하여 복사하는 경우를 말함	10,000
진료기록영상(DVD)	영상진단, 내시경사진, 진료 중 촬영한 신체부위 등 영상 자료를 DVD를 이용하여 복사하는 경우를 말함	20,000
제증명서 사본	기존의 제증명서를 복사(재발급)하는 경우를 말함(동시에 동일 제증명서를 여러 통 발급받는 경우 최초 1통 이외 추가로 발급받는 제증명서도 사본으로 봄)	1,000

(2) 입·퇴원 확인서

입원실을 갖춘 한의원에서 사용되는 '입·퇴원 확인서'는 일반진단서처럼 직장이나 회사, 보험금 청구, 교통사고의 접수 등에 사용되나, '진단서'와 같은 강력한 법적 효력은 없고, 어떤 질환으로 입·퇴원했는지 정도가 명시되어 있다(그림 4-20). 출력은 원장이 직접 하거나 차트에 저장하면 데스크에서 발행만 가능하도록 되어 있기도 하다(차트사마다 다름).

(3) 통원확인서/진료확인서

'입·퇴원 확인서'와 동일한 개념으로 보면 된다(그림 4-21). 출력은 원장이 직접 하거나 차트에 저장하면 데스크에서 발행만 가능하도록 되어 있기도 하다(차트사마다 다름).

(4) 진료기록 사본

데스크 스태프가 출력할 수 있다. 단, 출력 후 '원본대조필' 도장을 찍어 주고, 총 매수를 표기해 주어야 한다(그림 4-22).

■ 의료법 시행규칙 [별지 제5호의 2서식]

진 단 서

등 록 번 호	
연 번 호	

환자의 성명		환자의 주민등록번호	
환자의 주소	(전화번호:)		
병 명 [ ] 임상적 추정 [ ] 최 종 진 단	(주 상병) (부 상병)	질병분류기호	
발병 연월일	년 월 일	진단 연월일	년 월 일
치료 내용 및 향후 치료에 대한 소견			
입원·퇴원 연월일	입원일: 년 월 일부터	퇴원일: 년 월 일	
용 도			
비 고			

「의료법」 제17조 및 같은 법 시행규칙 제9조 제1항에 따라 위와 같이 진단합니다.

년 월 일

의료기관 명칭:

주소:

[ ]의사 [ ]치과의사 [ ]한의사 면허번호 제 호

성 명: (서명 또는 인)

작 성 방 법

1. 환자의 인적사항은 진찰한 의사, 치과의사 또는 한의사가 주민등록증, 기간 만료 전 여권, 운전면허증, 공무원증, 국립·공립대학 학생증, 군무원증, 건강보험증, 외국인등록증 등 국가공인 신분증(환자가 미성년자인 경우에는 주민등록등본·초본, 학생증 등으로 대체 가능합니다)과 대조하여 확인하고 서명 또는 날인합니다.
2. "병명" 난에는 "임상적 추정"과 "최종진단" 중 택일하여 [ ]에 √ 표시를 하고, 질병명은 한글로 적되 영어로 적을 경우에는 한글을 함께 적으며, 질병분류기호도 함께 적습니다.

그림 4-19. 진단서(개정 2015. 12. 23.).

원부 대조필 인

치료(입원) 확인서

연 번 호:

병 록 번 호:

환 자 명: 주민등록번호:

진 료 과:

병 명:

내 역:

상기와 같이 치료하였음을 확인함.

발행일:

면 허 번 호: 한의사 성명:

의료기관 주소 및 명칭:

그림 4-20. 입원 확인서.

대조필 인

진료확인서/통원확인서(실손보험용)

병록번호			
연번호		주민등록번호	

환자의 주소							
환자의 성명		성별		생일		연령	
병 명 임 상 적 최 종				국제질병분류번호			
발 병 일				진 단 일			
향 후 치 료 의 견							
비 고							

위와 같이 확인함.

발 행 일 년 월 일

병·의원 주소

병·의원 명칭

면 허 번 호 한의사 성명 인

그림 4-21. 통원확인서/진료확인서.

진료기록부

NO. ________________

<table>
<tr><td rowspan="2">기 본 정 보</td><td>성 명</td><td colspan="2"></td><td>성 별</td><td></td><td>등록일</td><td></td></tr>
<tr><td>주 민 등 록</td><td colspan="2"></td><td>생 일</td><td></td><td>양 / 음</td><td></td></tr>
<tr><td rowspan="2">연 락 처</td><td>주 소</td><td colspan="6"></td></tr>
<tr><td>집 전 화</td><td colspan="2"></td><td>휴 대 전 화</td><td colspan="3"></td></tr>
<tr><td rowspan="2">보 험 정 보</td><td>조 합 명 칭</td><td colspan="2"></td><td>조 합 기 호</td><td colspan="3"></td></tr>
<tr><td>증 번 호</td><td colspan="2"></td><td>피 보 험 자</td><td colspan="3"></td></tr>
<tr><td rowspan="4">의 학 정 보</td><td>혈 액 형</td><td></td><td>혈 압</td><td>/</td><td>맥 박</td><td colspan="2">회/분</td></tr>
<tr><td>신 장</td><td>cm</td><td>체 중</td><td>kg</td><td>체 형</td><td colspan="2"></td></tr>
<tr><td>사 상 체 질</td><td colspan="3"></td><td>팔 체 질</td><td colspan="2"></td></tr>
<tr><td>운 기 / 선 천</td><td colspan="3"></td><td>운기/후천</td><td colspan="2"></td></tr>
<tr><td>현 주 증 상</td><td colspan="7"></td></tr>
</table>

그림 4-22. 진료기록부.

(5) CD/DVD 영상물

적외선 체열진단(DITI), 골도검사 등과 같이 정지영상, 동영상과 같은 고용량 파일 자료 또는 누적된 경락기능검사 자료 등을 한의원에서 CD/DVD로 저장하여 환자에게 제공할 수 있다(그림 4-23).

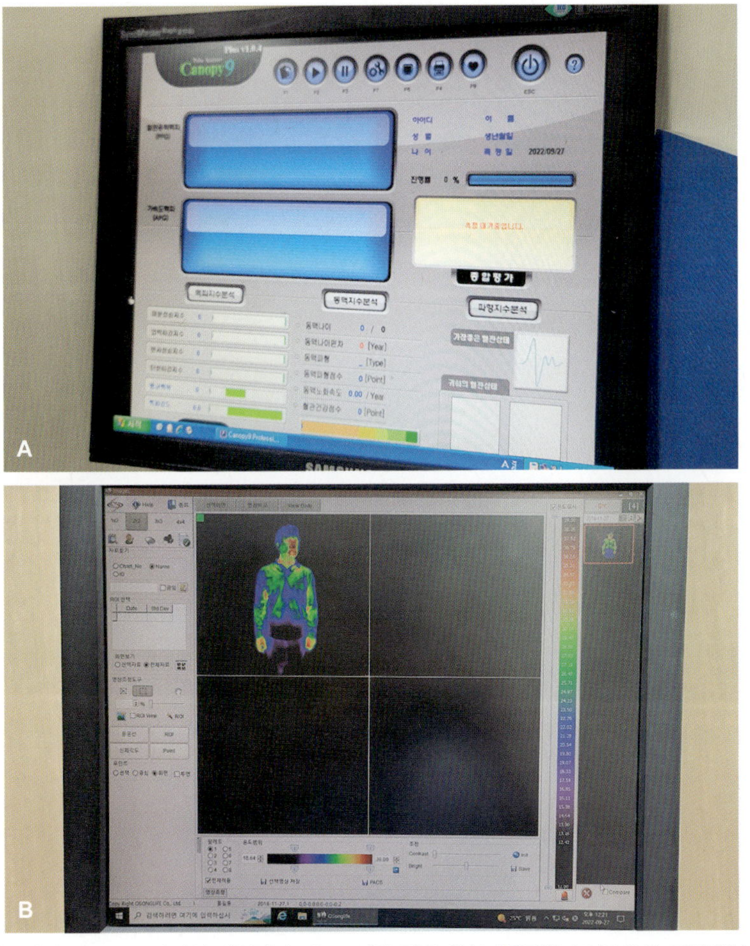

그림 4-23. A, 경락기능검사 자료. B, 적외선 체열진단 자료. 이와 같은 영상기록물을 CD/DVD로 저장하여 환자에게 제공한다.

3) 수납업무

앞서 비급여와 급여진료 부분에서 설명한 것의 연장선으로 '진료비 영수증'을 보면 그 금액이 상세히 나오게 된다(그림 4-24).

진료비의 총액(환자가 내야 할 금액)은 '**본인부담금 + 비급여비용**'이다.

쉽게 말하자면, 발생한 모든 비용(한의원이 버는 돈) 중에 건강보험공단에서 환자에게 지원한 '**공단부담금**'**을 제외한 금액을 수납**하는 것이다. 추후 공단에 공단부담금을 청구하는 방식으로 진행된다.

수납 시에는 치료를 마치고 나온 환자에게 한의원이 규정한 서비스를 실시하는데, 통상 대기실에 배치한 마사지 기기를 활용하여 서비스하기도 한다(이는 재진도 마찬가지이다). 비보험 한약 수납금액을 확인하고 카드결제, 현금결제 등을 실시한다.

자세히 들여다보기

❐ 진료비 수납 시 유의사항

환자에게 금액을 자세히 안내해 주는 것이 좋다. 일반적으로 'OOO 님, 오늘 진료비 12,000원 나왔습니다'라고 안내하지만, 만일 이 금액에 한의사가 처방한 비보험(파스)이 처방되어 있다면, 비보험 제품의 금액을 안내 후 총액을 알려 주도록 하자.

[예]

스태프 : OOO 님, 오늘 진료비는 원장님이 처방하신 물파스 포함 총 12,000원입니다.

환자 : 집에 사용하던 물파스가 있는데 그것을 사용하고 부족하면 그때 처방받아도 될까요?

스태프 : 일반적으로는 그러셔도 될 것 같은데요, 자주 내원하시기 불편하셔서 원장님이 물파스로라도 진통효과를 보려고 그런 것 같습니다. 자주 내원해 주시는 것이 좋다고 하시네요.
물파스 없이 오늘 진료비는 5천 원입니다. 다음 내원은 언제로 예약 진행해 드릴까요?
원장님께서는 아무리 늦어도 3일 뒤에는 꼭 진료받으시도록 말씀하셨습니다.

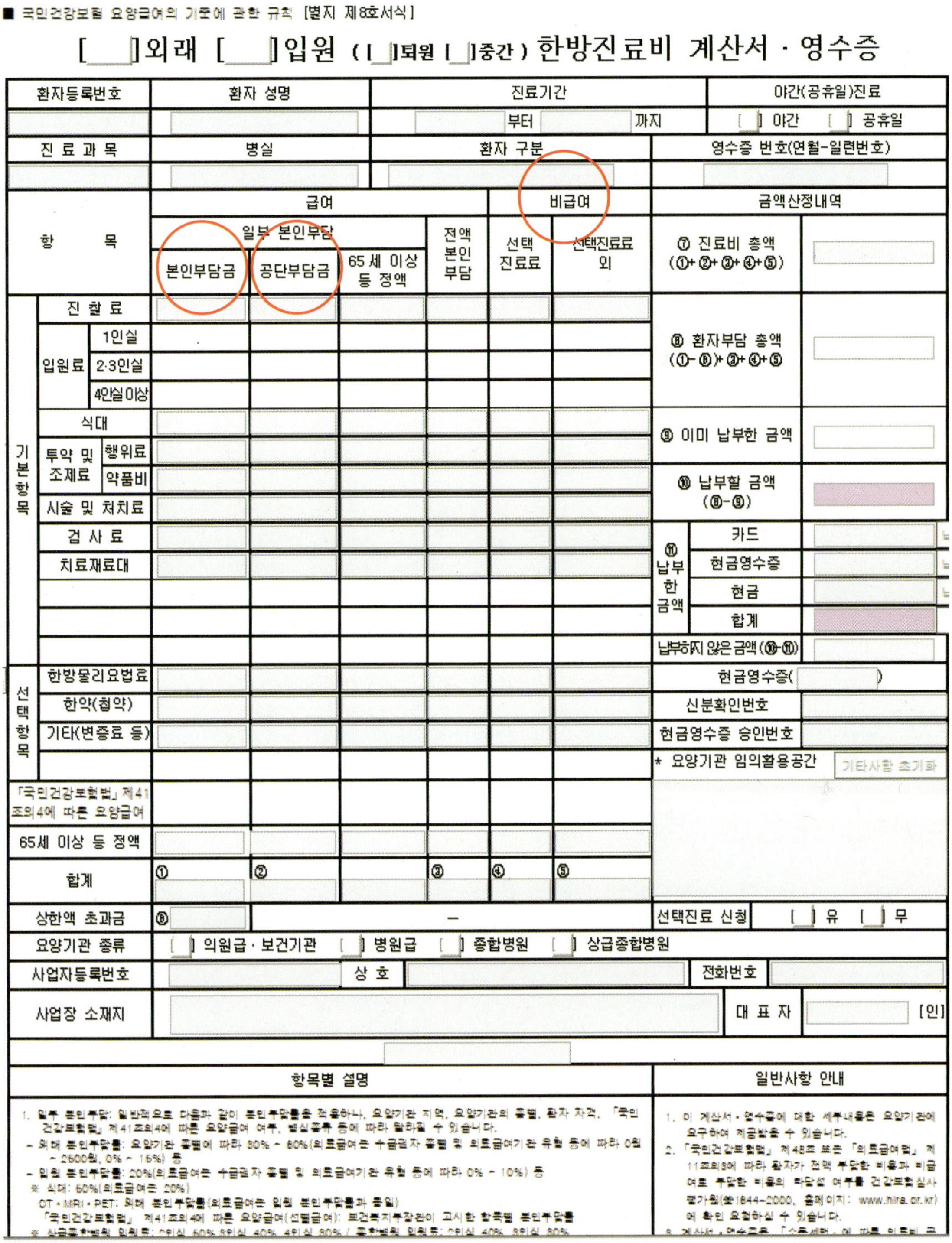
■ 국민건강보험 요양급여의 기준에 관한 규칙 [별지 제8호서식]

[ ]외래 [ ]입원 ([ ]퇴원 [ ]중간) 한방진료비 계산서 · 영수증

환자등록번호	환자 성명	진료기간	야간(공휴일)진료
		부터 까지	[ ] 야간 [ ] 공휴일
진 료 과 목	병실	환자 구분	영수증 번호(연월-일련번호)

항 목		급여: 일부 본인부담 본인부담금	급여: 일부 본인부담 공단부담금	급여: 65세 이상 등 정액	급여: 전액 본인 부담	비급여: 선택 진료료	비급여: 선택진료료 외
기본항목	진 찰 료						
	입원료 1인실						
	입원료 2·3인실						
	입원료 4인실 이상						
	식대						
	투약 및 조제료 행위료						
	투약 및 조제료 약품비						
	시술 및 처치료						
	검 사 료						
	치료재료대						
선택항목	한방물리요법료						
	한약(첩약)						
	기타(변증료 등)						
「국민건강보험법」 제41조의4에 따른 요양급여							
65세 이상 등 정액							
합계		①	②		③	④	⑤
상한액 초과금		⑥	—				

금액산정내역	
⑦ 진료비 총액 (①+②+③+④+⑤)	
⑧ 환자부담 총액 (①-⑥)+③+④+⑤	
⑨ 이미 납부한 금액	
⑩ 납부할 금액 (⑧-⑨)	
⑪ 납부한 금액: 카드	
⑪ 납부한 금액: 현금영수증	
⑪ 납부한 금액: 현금	
⑪ 납부한 금액: 합계	
납부하지 않은 금액(⑩-⑪)	
현금영수증( )	
신분확인번호	
현금영수증 승인번호	
* 요양기관 임의활용공간	기타사항 초기화

선택진료 신청	[ ] 유 [ ] 무

요양기관 종류	[ ] 의원급 · 보건기관 [ ] 병원급 [ ] 종합병원 [ ] 상급종합병원		
사업자등록번호	상 호		전화번호
사업장 소재지		대 표 자	[인]

항목별 설명

1. 일부 본인부담: 일반적으로 다음과 같이 본인부담률을 적용하나, 요양기관 지역, 요양기관의 종별, 환자 자격, 「국민건강보험법」 제41조의4에 따른 요양급여 여부, 병실종류 등에 따라 달라질 수 있습니다.
- 외래 본인부담률: 요양기관 종별에 따라 30% ~ 60%(의료급여는 수급권자 종별 및 의료급여기관 유형 등에 따라 0원 ~ 2500원, 0% ~ 15%) 등
- 입원 본인부담률: 20%(의료급여는 수급권자 종별 및 의료급여기관 유형 등에 따라 0% ~ 10%) 등
※ 식대: 50%(의료급여는 20%)
CT · MRI · PET: 외래 본인부담률(의료급여는 입원 본인부담률과 동일)
「국민건강보험법」 제41조의4에 따른 요양급여(선별급여): 보건복지부장관이 고시한 항목별 본인부담률

일반사항 안내

1. 이 계산서 · 영수증에 대한 세부내용은 요양기관에 요구하여 제공받을 수 있습니다.
2. 「국민건강보험법」 제48조 또는 「의료급여법」 제11조의3에 따라 환자가 전액 부담한 비용과 비급여로 부담한 비용의 타당성 여부를 건강보험심사평가원(☎1644-2000, 홈페이지: www.hira.or.kr)에 확인 요청하실 수 있습니다.

그림 4-24. 진료비 영수증.

6 복약 설명(복약 지도)

비보험 한약이든 보험 한약이든 한의사/스태프는 환자에게 약 먹는 방법에 대해 설명해 주어야 한다. 약 먹는 방법을 올바르게 알려 주어야만 약물의 오용으로 인한 부작용이 없다.

1) 약의 포장(보험약/비보험약)

보험약에는 종류가 많다. 한방건강보험용 단미엑스산혼합제(이하 보험산제)는 (1) 산제(가루약), (2) 알약(정제), (3) 짜 먹는 약(연조), (4) 과립제(알갱이가 큰 가루약)로 형태가 나뉜다. 모두 깨끗한 알루미늄 비닐에 포장된 제약회사의 약이다. 물론 원내에서 덕용(벌크 포장)으로 보험제를 주문하여 소분 포장하기도 한다.

※ 보험산제의 종류와 효능은 '부록'에 첨부

2) 복약지시서 또는 약 봉투에 기록

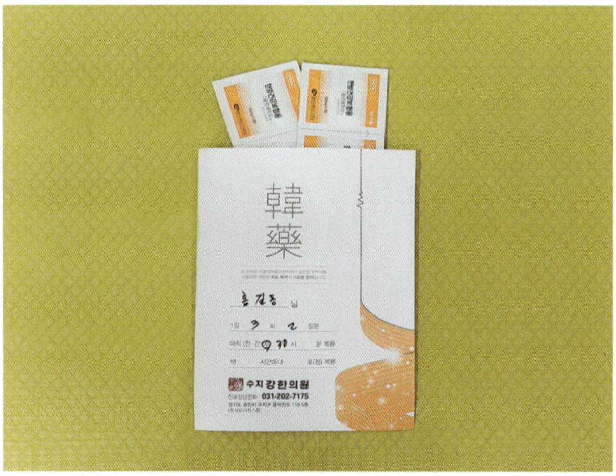

그림 4-25. 한의사의 처방 또는 복용 지시를 약 봉투에 기입한다.

비보험약이든 보험약이든 먹기 간단하게 포장된 약을 수일분 포장하여 환자에게 주며, 봉투에 복약지시를 간단하게 적어 준다(이는 한의사의 처방/복용 지시에 따름)(그림 4-25).

① 환자의 이름
② 처방한 날짜
③ 처방한 한의사의 이름
④ 의료기관의 명칭
⑤ 처방 기간(약 먹는 기간)
⑥ 1회 복용량
⑦ 복용주기(식전, 식후와 같은 약 먹는 주기)

약을 먹은 후에 부작용이나 기타 반응(메스꺼움, 더부룩함, 가슴 두근거림, 목마름, 불면, 변비 등)이 나타날 수 있는 약의 경우 절대 누락 없이 설명해 주어야 한다.

3) 탕약 처방의 복약지시

약을 달인 다음 환자가 한약을 받아갈 때 통상 복약지시를 내리게 된다. 약을 받으러 온 환자는 한의사를 만나지 않고, 한의사가 미리 써 둔 '복약지시서'를 수령하는데, 이때 데스크 스태프는 환자에게 '복약지시서'를 같이 읽어 내려가며 중요한 사항을 체크해 주게 된다(그림 4-26).

예시(홍길동) 님 귀하

1. 복용시간

식후 30분 경과 후 복용하는 것이 원칙입니다.

약을 먹지 않으면 효과를 볼 수 없으므로 식사직전 직후라도 거르지 않도록 해 주십시오.

2. 복용량 및 복용횟수

1파우치의 량은 100cc 1일 3팩(아침/점심/저녁) 복용

시간상 부득이한 경우 2회(아침/저녁) 또는 수시로 나눠서 복용함

3. 약의 보관방법

서늘한 곳에 보관하여야 하며 직사광선을 피하십시오.

여름철이나 환절기에는 냉장보관하세요 (냉장보관시 2개월)

4. 복용법

복용시 전자레인지를 사용하지 마시고 중탕으로 따뜻하게 덥혀서 복용하시기 바랍니다.

5. 복용시 주의사항

복용시 음주를 금합니다. 과로를 금합니다. 과식을 금합니다. 정신적인 안정을 요합니다.

복용시 다음과 같이 몸을 차게 하는 음식을 금해야 합니다.

녹두, 메밀, 단음식, 술, 팥음식, 냉음료, 커피, 생무(익힌무 또는 깍두기같은 발효음식 가능)

6. 복용후 다음과 같은 현상이 발생하면 즉시 전화를 주십시오.

복용 후 전신발열이 발생하는 경우 구토 복통 설사 증상을 유발하는 경우

발적이나 발진이 발생하는 경우 두통이나 어지러움증이 발생하는 경우

7. 사고로 인해 경직된 근육의 통증을 완화시키고, 긴장된 근육을 이완시키기 위한 탕약입니다.

진맥을 통한, 혈액순환 및 회복을 돕기 위한 약재가 가감되었습니다.

복용 중 불편하신 부분이 있으시면 언제든지 문의해주세요.

년 월 일

OOO 한의원장 OOO

그림 4-26. 복약지시서.

자세히 들여다보기

❐ 제증명 업무와 수납, 복약 설명, 예약 복습하기

환자가 치료를 마치고 대기실로 나오면 스태프는 다음과 같이 안내한다.

스태프 : ○○○ 님, 치료받으시느라 수고하셨습니다. 안내해 드리겠습니다.
오늘 ○○○ 님 약 처방이 있습니다. 이 약은 황련해독탕이라는 약인데요. 하루 세 번 식후에 드시고, 약은 2일분입니다. 만일 식사를 거르시더라도 약은 꼭 때맞춰 챙겨 드세요(그림 4-27). **(복약 지도)**

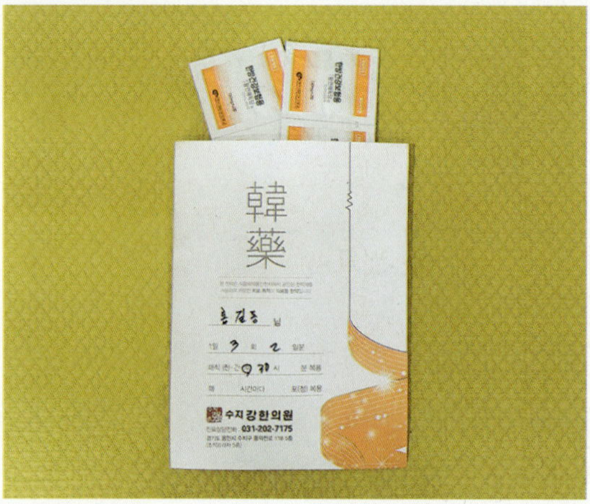

그림 4-27. 복약 지도.

스태프 : 이 약은 차가운 성질의 약이라서 먹게 되면 살짝 위장이 차가워지는 느낌을 받으실 수 있어요.
만약 그러시면 저희 한의원으로 전화 한번 주세요. 그런데 그럴 확률은 극히 낮습니다.
약 드시는 동안에는 술이나 담배, 과식은 피해 주세요. **(복용 시 주의사항)**
원장님이 ○○○ 님 팔꿈치 통증에 붙이는 파스를 처방하셨는데 이것은 일반 진료비에서 7천 원 추가됩니다. 궁금하신 사항 있으면 진료 시간 중에 언제라도 전화 주시기 바랍니다.

환자 : 감사합니다. 아, 그런데 저 진료비 영수증이랑 초진기록지, 진단서까지 좀 받아 갈 수 있을까요?

스태프 : 네, 가능합니다. 초진기록지는 처음 오셨을 때부터 현재까지의 진료기록부를 말씀하시는 건가요?
현재 저희 한의원에 6번 오셨습니다.

환자 : 네 그렇습니다.

스태프 : 일반진단서는 2만 원 비용 발생하고, 진료기록부,
그러니까 초진기록지는 발행하는 장수에 따라서 비용이 발생하는데 괜찮으실까요?

환자 : 네. 괜찮습니다.

스태프 : 잠시만 확인해 보겠습니다.

(차트에서 초진으로부터 현재까지의 진료기록부가 몇 페이지 나오는지 확인)

스태프 : 현재 ○○○ 님 처음 내원일이 2021년 12월 3일이고, 그때부터 지금까지 진료기록부 모두 출력하면 총 3페이지입니다. 진료기록부 발행비용이 1,000원 추가되는데요. 일반진단서와 더해서 21,000원 추가 금액 발생합니다. 괜찮으시겠어요? **(비보험서류 발급비용 안내)**

환자 : 네. 괜찮습니다.

스태프 : 진단서는 원장님이 직접 작성하셔야 하기 때문에 시간이 좀 걸립니다.
혹시 실례가 안 된다면 진단서는 어디에 제출하실 건가요?
진단서에 사용처를 적는 공간이 있어서요. **(진단서의 사용처 문의)**

환자 : 아, 보험사에 제출할 겁니다.

스태프 : 네, 알겠습니다. 뒤쪽 의자에 앉아서 잠시만 기다려 주세요.

(원장에게 보험사 제출용 진단서 작성을 보고하고 기다린 뒤 원장이 모두 작성하면 모든 서류 출력)

스태프 : 수납 안내해 드리겠습니다. 우선 서류는 진단서, 진료기록부 이렇게 해서 21,000원이고요,
오늘의 치료비는 약값 포함해서 10,400원, 원장님이 처방하신 붙이는 파스 6,000원입니다.
모두 37,400원입니다. **(모든 비용의 안내)**

환자 : 감사합니다. (현금 4만 원을 건넴) 아까 말씀드린 영수증도 꼭 챙겨 주세요.

스태프 : 네. 수납 완료 후에 진료비 영수증도 꼭 챙겨드리겠습니다.

(현금영수증 처리까지 진행, 계산 완료 후 서류와 약, 파스, 거스름돈을 환자에게 건넴)

스태프 : 원장님이 2일 뒤에 다시 한번 진료 보자고 하셨는데 이번 주 금요일이네요.
몇 시가 편하신가요? **(예약 진행)**

환자 : 그날은 일이 좀 있어서 힘들고 토요일은 괜찮은데요.

스태프 : 토요일은 환자가 많은 날이지만, 낮 12시에 자리가 좀 비어 있습니다.
그때로 예약을 진행해 드릴까요? **(예약 조율)**

환자 : 네. 그때로 잡아 주세요.

스태프 : 이번 주 토요일 낮 12시에 ○○○ 님 예약 진행해 드렸습니다.
혹시 모르니 문자 메시지로 안내해 드릴게요. 괜찮으시죠? **(진료 정보 문자 메시지 발송에 동의)**

환자 : 네 괜찮습니다.

스태프 : 네, 그러면 토요일에 뵙겠습니다. 안녕히 가세요.

환자 : 안녕히 계세요.

Chapter 5

진단 장비, 검사 업무 - 저를 따라오세요

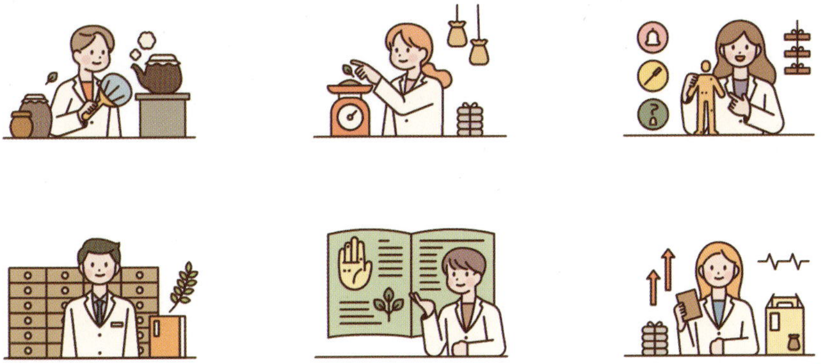

수양명경, 양명경, 경락기능, 양도락 등 검사의 종류는 매우 다양하지만, 대부분은 인바디(체성분 분석)와 경락기능검사를 많이 선호하고 있으니 간략히 설명해 보겠다. 기기별로 조작 방법이 다소 상이하지만 일반적인 검사의 흐름을 이해하는 것이 중요하며, 자세한 한의원 내 장비 조작 방법은 입사 후 별도로 교육을 받는다.

1 개요

1) 탈의·환복과 소지품

대부분의 검사환경에서 탈의/환복, 소지품의 보관이 이루어지므로 한의원은 환자가 소지품을 보관할 수 있도록 함, 바구니, 옷장 등을 비치하고 있다(그림 5-1). 환자의 중요 소지품은 분실의 우려가 있을 수 있으니 꼭 환자에게 주지시키고 분실 시 책임 대책과 같은 것이 강구되어 있어야 할 것으로 사료된다.

몸에 부착한 액세서리, 장신구 등을 제거하고 검사를 진행하게 되는데 환자 신체에 위해를 가할 정도의 강한 (1) 자기장, (2) 전류, (3) 온도의 영향이 환자 몸에 가해지지 않는다면 탈부착이 어려운 피어싱 정도는 허용하기도 하니 이 부분은 원내의 규정/지침에 따른다.

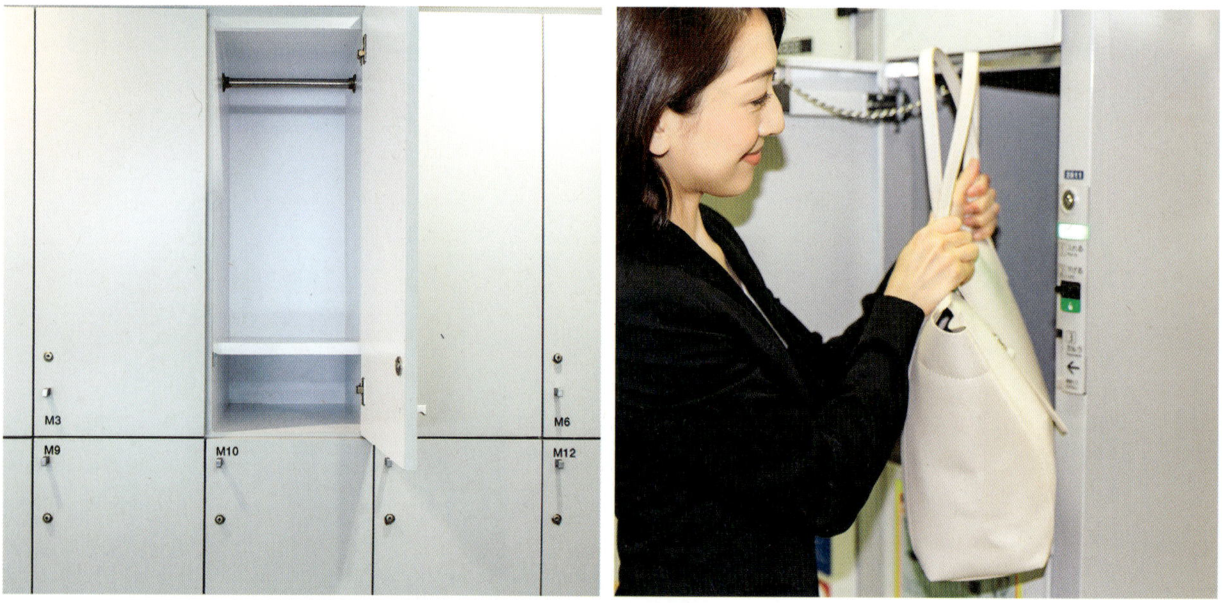

그림 5-1. 병원 사물함.

2) 검사 안내

검사의 지시는 원장(한의사)이 하는데, 이 검사는 원장의 진단에 도움을 주는 방식으로 진행되므로 상담 이전에 진행되는 경우가 많다. 따라서 검사 전에 환자에게 (1) 검사의 목적, (2) 검사방식, (3) 소요시간, (4) 검사 진행 시 유의사항, (5) 신체 노출 관계, (6) 검사 기록은 개인정보보호법에 의거 의료기록으로 보존, 관리된다는 것을 고지해야 한다(그림 5-2).

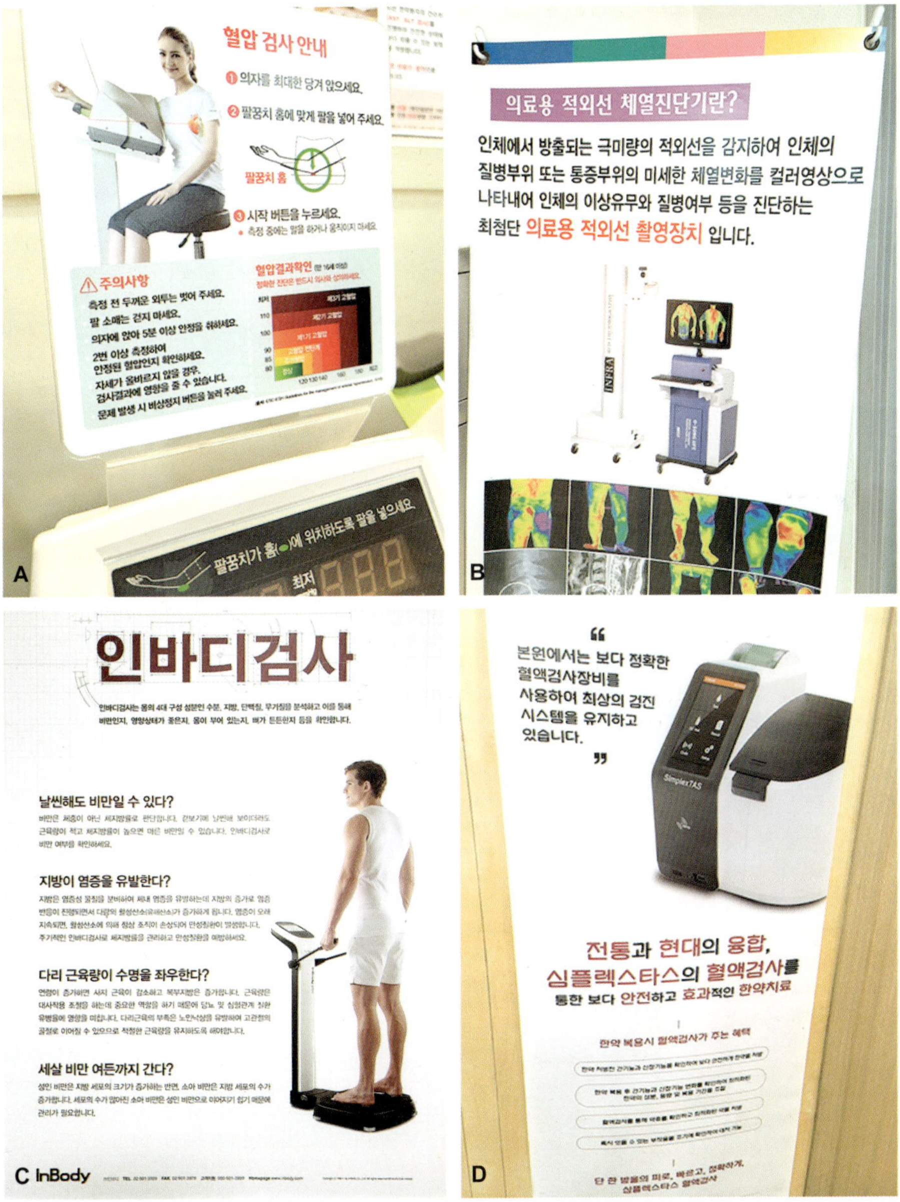

그림 5-2. 각종 검사의 안내 및 주의사항 패널. A, 혈압계. B, 체열진단. C, 체성분 검사, D, 혈액검사.

3) 환자의 상태 파악

검사기기마다 측정의 범위(체중계의 경우 몇 kg까지인지 등)가 정해져 있는데, 기기의 오작동을 막고 정확히 측정하기 위하여 환자의 신체상태를 규정하곤 한다. 심박조절기, 신체의 보형물 시술, 심부전으로 인한 심장박동의 이상 증상이 있을 때 정확한 측정이 어렵고 환자의 건강을 해칠 수 있기 때문에 **(1) 측정 장비의 정확한 계측범위, (2) 환자의 상태 파악이 중요**하다(그림 5-3). 아울러 환자가 심한 오한, 순환기계통의 문제, 감기 증상으로 탈의 측정이 어려운지도 한 번쯤 확인해 보아야 한다.

A. 검사 전 주의 사항

⚠ **경고**

- 심장박동 조절기(Pacemaker)등 이식형 의료기기 또는 환자 감시장치와 같은 생명을 유지하는데 필수적인 의료기기를 신체 내부에 착용하고 있는 사람은 검사하지 마세요. 검사 중 미약 전류가 인체로 흐르게 되어 의료기기 고장, 생명의 위험으로 이어질 수 있습니다.
- 장비 근처에서 장난치거나 발판 위에서 뛰지 마세요. 심각한 부상이 발생할 수 있습니다.
- 어린이나 거동이 불편한 사람은 관리자 또는 보조자의 도움을 받아 검사해야 합니다.
- 전염성 질병이 있거나 손바닥 또는 발바닥에 상처가 있는 사람은 장비에 접촉하거나 사용하지 마세요.

⚠ **주의**

- 약 5분간 서 있다가 검사하세요. 장시간 누워 있거나 앉아 있다가 검사하면 체수분이 하체로 이동하여 검사 결과에 영향을 미칠 수 있습니다.
- 공복상태로 검사하세요. 음식물 섭취는 체중에 영향을 미쳐 체성분으로 간주되므로 검사 결과에 영향을 미칠 수 있습니다.
- 화장실에 다녀온 후 검사하세요. 내장기관 내에 있는 음식물이 체중에 영향을 미쳐 체성분으로 간주되므로 검사 결과에 영향을 미칠 수 있습니다.
- 운동을 하기 전에 검사하세요. 가벼운 운동이라도 체성분을 일시적으로 변화시킬 수 있습니다.
- 가급적 오전에 검사하세요. 오후가 될수록 체수분이 하체로 몰리는 경향이 있어 검사 결과에 영향을 미칠 수 있습니다.
- 손바닥과 발바닥이 건조하거나 각질이 많은 경우 검사가 원활하게 진행되지 않을 수 있습니다. 인바디 티슈(물티슈)로 손바닥과 발바닥을 충분히 닦은 후 검사하세요.

그림 5-3. 체성분 측정기(인바디社)의 매뉴얼상 주의사항.

4) 검사 기록물의 제공

신체의 측정값, 결과물 등을 환자가 요구할 때 이것이 '제증명 서류(제4장 '제증명 업무와 수납' 참고)'에 포함되는 것인지 확인한 뒤 제공한다(그림 5-4). 그렇지 않더라도 원장에게 보고하여 기록물을 사본으로 제공하도록 한다.

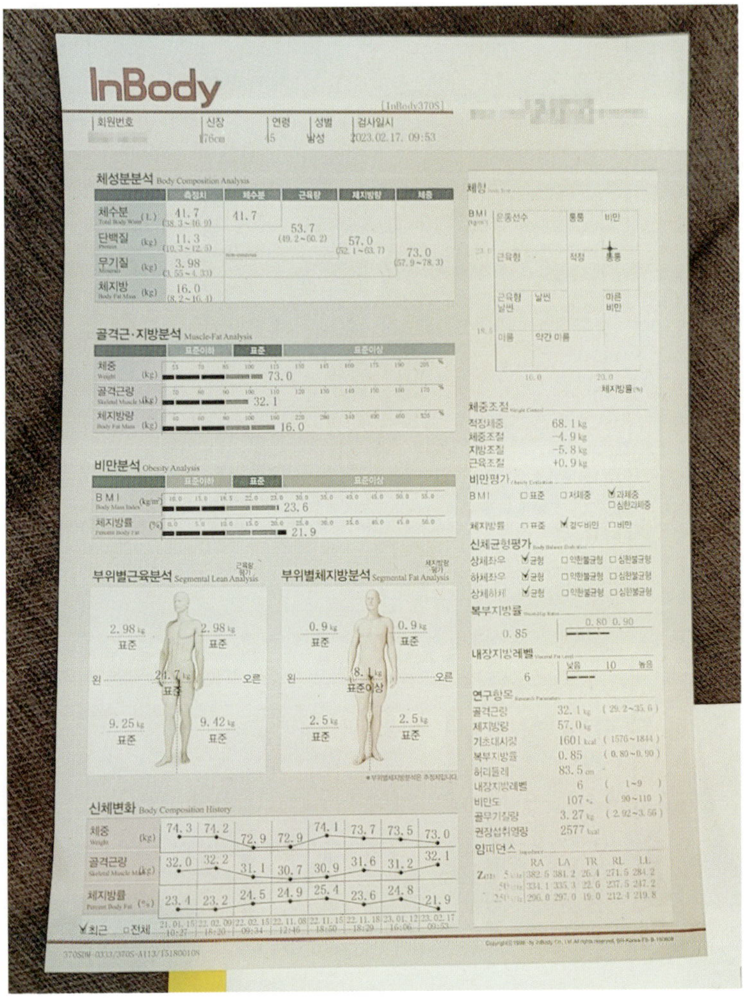

그림 5-4. 검사 기록물.

5) 기기의 올바른 작동과 관리

기기에 최초 전원을 넣고(스위치를 켜고) 한참 동안 예열 또는 부팅단계를 거쳐야 하는 장비가 있는가 하면, 출력 프린터를 켜 놓아야 하거나 검사 시약을 준비해야 하는 경우도 있다. 즉, 정확한 기기의 작동방법을 숙지해야 하는데 본 지면에 모두 열거하고 설명하는 것은 사실 무의미하다. 같은 검사 장비라 할지라도 회사별로 작동방식이 모두 다르므로 최고의 교과서는 매뉴얼(설명서)이라 하겠다. 기기의 오작동, 오류 메시지에 대한 대처 방법 등이 매뉴얼에 잘 나와 있다. 또한 고장 발생 시 즉시 연락할 수 있는 업체 연락처는 별도로 메모해 놓거나 기기에 큼지막하게 적어 두는 센스가 필요하다(그림 5-5).

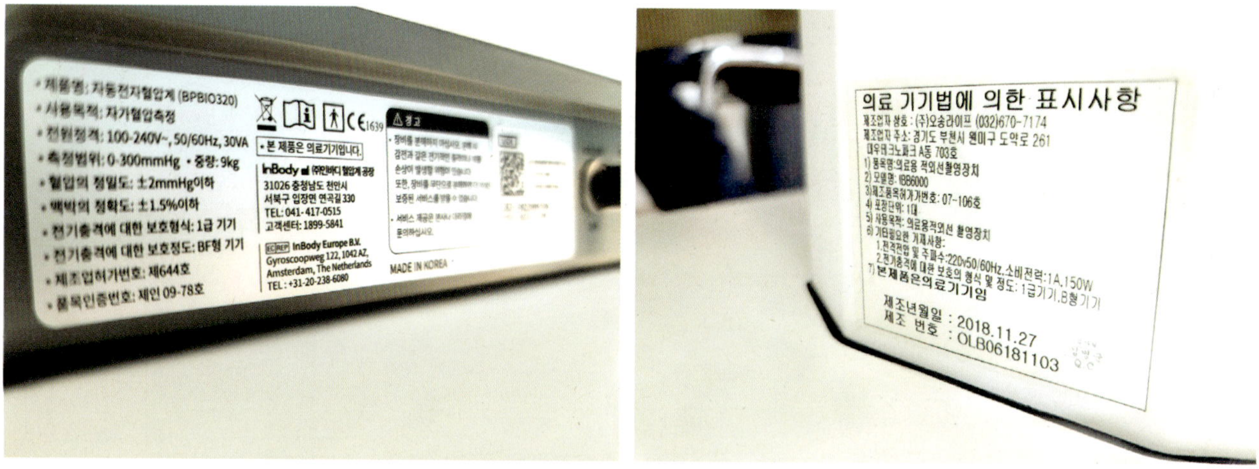

그림 5-5. 검사 장비 뒷면의 표시사항 안내. 기기의 문의처가 안내되어 있다.

6) 검사 진행 중에 오작동 발생 시 환자 응대요령

누구나 이러한 상황이면 당황하게 된다. 치료실에서 치료기기가 오작동을 일으키면 정상작동 되는 같은 장비를 가져와서 치료를 진행하면 되는데, 대부분의 한의원에서 검사 장비는 딱 한 대씩 운용하는 경우가 많으니 당황할 수밖에 없다.

기기가 화면의 정지, 멈춤, 검사자가 원하는 대로 움직이지 않는 등의 오작동을 일으키면

① 환자에게 기기의 오작동이 발생하여 검사를 중단한다고 고지한다.

② 기기 오작동에 대하여 기기관리 책임자(원장, 실장, 사무장 등)에게 알리고 오작동의 내용을 확인한다.

③ 즉시 조치 및 수리가 가능한지를 확인한다.

④ 즉시 조치가 가능하면 수리/조치 시간을 확인(소요시간)하여 원장에게 보고하고 검사를 진행할지 다음에 할지의 여부를 확인한다.

⑤ 수리 후 검사 지시 오더가 나오면 환자에게 양해를 구하고 대기시간을 다시 알려 재차 검사를 시도한다.

환자가 검사복, 가운, 탈의한 상태라면

① 신체를 보온할 수 있는 별도의 가운이나 담요를 준다.

② 안정감 있게 기다릴 수 있는 장소와 의자를 제공한다.

③ 이러한 공간이 별도로 없을 때는 치료실 베드에서 대기할 수 있도록 조치해야 한다.

④ 대기할 공간이 부족하거나 여건이 되지 않는다면 과감하게 검사를 포기해야 할 경우도 발생한다.

2 경락기능검사

경락기능검사, 양명경 경락기능검사, 수양명경 경락기능검사 모두 한방 검사 급여항목으로 등재되어 있으며, 기기 조작의 순서는 대동소이하다.

1) 검사환경 (그림 5-6)

① 밝은 조도를 유지하고 답답하지 않게 한다.

② 실내온도: 20~24℃로 유지하고 겨울철 또는 여름철에는 대기실에서 실온에 적응한 후 측정한다.

③ 측정 자세: 최대한 안락한 상태에서 측정하되 잠들게 해서는 안 된다.

④ 측정 결과의 추이를 살필 경우(2회 이상의 검사 진행) 다른 날에 오더라도 동일 조건(공복, 같은 시간대)에서 검사를 진행해야 한다.

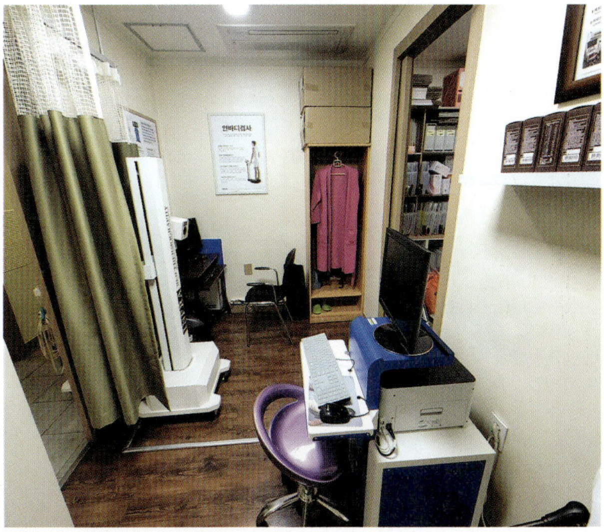

그림 5-6. 경락기능검사실.

2) 환자의 상태와 준비사항

① 몸에 반지, 목걸이 등의 액세서리를 제거하게 한다(단, 탈부착이 용이하지 않은 피어싱 등은 상황을 고려하여 그대로 두기도 한다. 이는 원내의 지침을 따른다).

② 검사 중 움직이지 않게 한다.

③ 검사 중 말하지 않게 한다.

④ 기침이 계속되면 꼭 스태프를 불러서 검사를 다시 한다.

⑤ 검사 중에 휴대전화의 사용이 금지되어 있음을 안내한다.

※ 단, 한두 번의 기침, 한두 번의 움직임으로 검사의 데이터가 완전히 잘못되는 것은 아니므로 그러한 것은 허용한다.

3) 검사의 진행

① 환자의 차트를 생성한 후 환자 정보(이름, 생년월일)를 입력하여 자료를 생성한다(때로는 작성한 것과 주민등록상의 생년월일이 상이할 수 있으므로 재차 확인할 필요가 있다. 이 또한 원내 지침에 따른다).

② 환자를 호명한 뒤 검사 주의사항을 안내한다.

③ 검사를 진행한다(원내 지침 참고 및 매뉴얼 숙지).

④ 검사가 완료되면 환자를 원장실 또는 대기실로 안내한다.

자세히 들여다보기

❐ **수양명경 경락기능검사** (그림 5-7)

스태프 : 몇 가지 검사를 하겠습니다. 저를 따라오세요.

(환자를 검사실로 안내)

스태프 : 이쪽으로 편하게 앉으시면 됩니다.

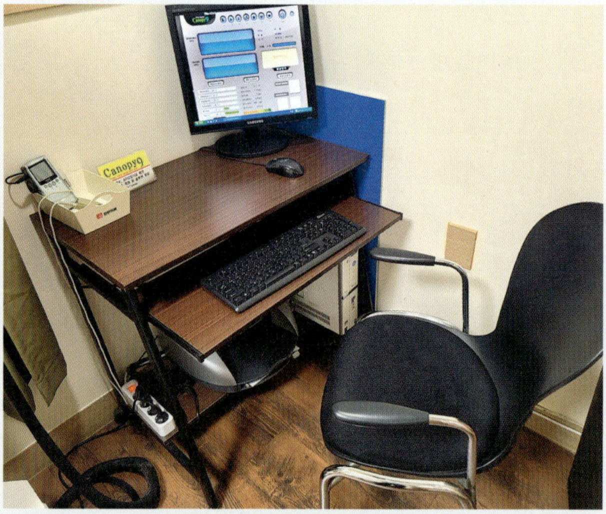

그림 5-7. 수양명경 경락기능검사기.

스태프 : 이 검사는 경락기능검사로 원장님 상담에 도움이 되는 검사입니다. **(어떤 검사인지 환자에게 설명)**
검사시간은 5분 정도 되고요. **(검사시간의 안내)**
몸에 착용한 액세서리는 모두 빼서 테이블 위에 올려놔 주세요(그림 5-8).

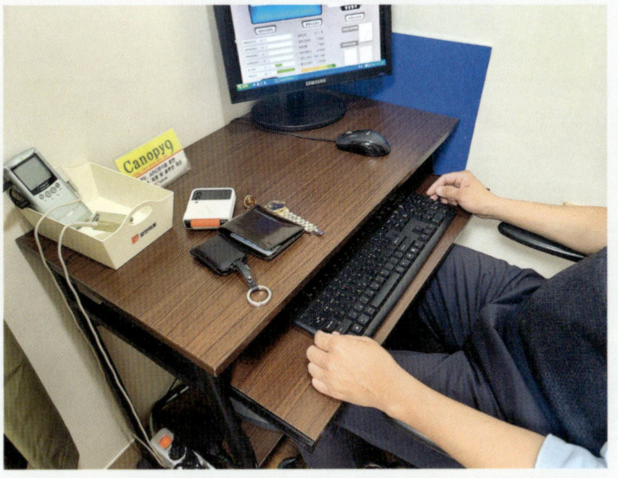

그림 5-8. 검사에 영향을 줄 수 있는 액세서리는 모두 제거한다.

스태프 : 검사받으시는 동안 말씀하시거나 움직이거나 전화 받으시거나 기침하시면 검사가 잘 안 됩니다. **(주의사항 안내)**
불편하시면 꼭 저를 불러 주세요. **(긴급상황 시 조치 안내)**
왼손 검지(두 번째 손가락)에 기기를 끼울게요. 지금부터 검사 시작하겠습니다. 편안한 마음으로 계십시오(그림 5–9).

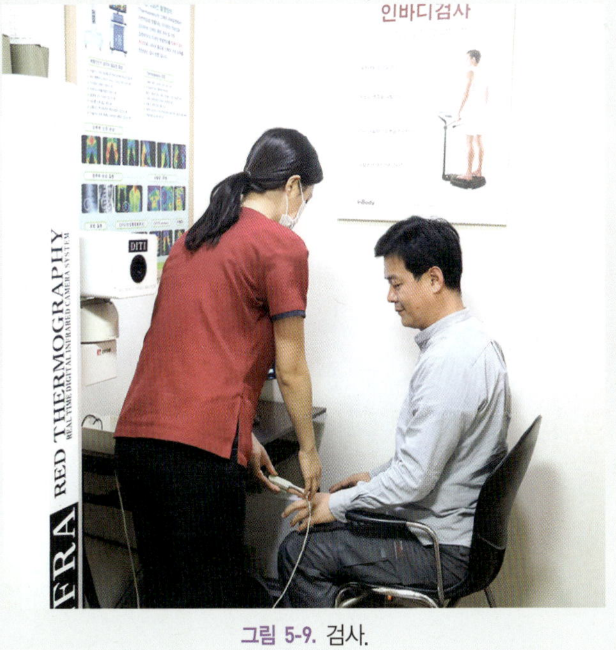

그림 5-9. 검사.

(검사 종료)

스태프 : 수고하셨습니다. 소지품 잘 확인해 주시고, 대기실에서 잠시만 기다려 주세요.

3 체성분 검사 – 인바디 측정

체성분 검사는 '다이어트/비만' 측정용으로 많이 사용된다. 하지만 저체중 환자, 성장기 어린이, 고령자의 경우 근육 소실 등을 판단하는 등에 활용된다. 환자의 신체를 직접 보고 만져 보아 진단하던 것이 이러한 장비의 활용으로 한결 간편해졌다.

1) 측정 환경

① 밝은 조도를 유지하고 답답하지 않게 한다.

② 실내온도: 20~24℃로 유지하고 겨울철 또는 여름철에는 대기실에서 실온에 적응한 후 측정한다.

③ 측정 자세: 바로 선 자세로 한다.

④ 측정 결과의 추이를 살필 경우(2회 이상의 측정 진행) 다른 날에 오더라도 동일 조건(공복, 같은 시간대)에서 측정을 진행해야 한다.

2) 환자의 상태와 준비사항

① 공복을 유지하고 가능한 한 물도 마시지 않게 한다.

② 격렬한 운동 및 활동을 피하여 안정된 상태에서 측정한다. 대체로 오전에 측정하는 편이 좋다.

③ 사우나나 목욕을 한 뒤에는 측정하지 않고 3~4시간 후에 측정한다.

④ 소변이나 대변을 모두 마친 상태에서 측정한다.

⑤ 가능한 한 의복과 액세서리를 제거하고 측정한다. 일부 한의원에서는 속옷만 입고 측정하는 경우도 있다.

⑥ 인바디 기기(그림 5-10)는 몸에 미세전류를 흘려보내기 때문에 몸에 심박조절기와 같이 이식형 의료기기를 몸에 지닌 환자는 측정할 수 없다.

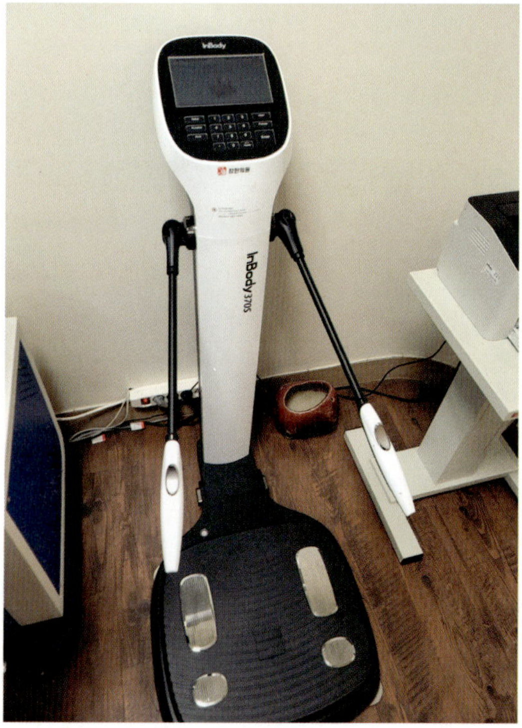

그림 5-10. 인바디 검사기기.

3) 측정의 진행

① 검사실로 안내하기 전 환자의 검사 전 상태를 체크한다.

② 기기에 입력하기 위한 환자의 정보를 메모한다(나이, 신장, 차트번호, 전화번호 등).

③ 환자를 검사실로 안내한다.

④ 환자의 손과 발이 건조한지 확인하고, 너무 건조하다면 환자에게 물티슈, 손 소독 스프레이를 주고 적시도록 한다.

⑤ 측정기 발판의 발 모양에 환자가 정확히 올라설 수 있도록 한다.

⑥ 체중 측정 후 환자의 정보를 입력한다.

⑦ 환자에게 정해진 정확한 자세를 취하도록 안내한다(그림 5-11).

⑧ 측정이 종료되면 환자를 원장실 또는 대기실로 안내한다.

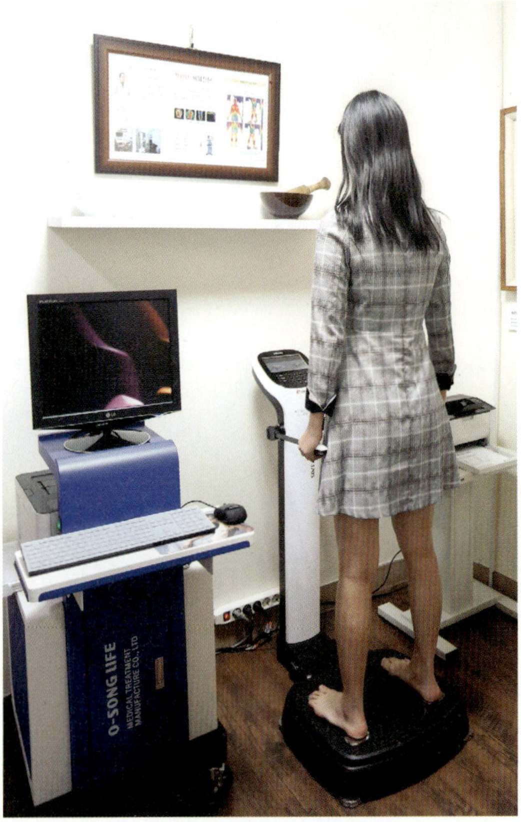

그림 5-11. 인바디 검사.

자세히 들여다보기

❐ 인바디 검사

스태프 : 원장님 상담 전에 인바디(그림 5–12) 체크하겠습니다. 혹시 화장실 다녀오시겠어요? **(권장사항 안내)**

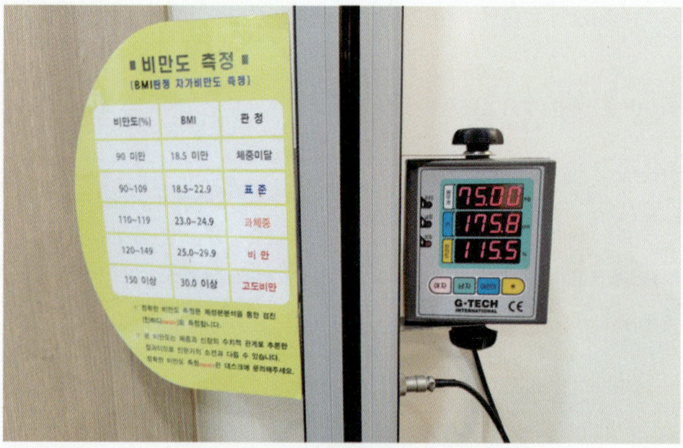

그림 5-12. 인바디 검사기기.

스태프 : ○○○ 님, 신장 먼저 측정하겠습니다. 저를 따라오세요.

(검사실로 안내)

스태프 : 이 검사는 비만도, 근육발달과 같이 몸의 균형을 측정하는 검사입니다.
외투와 휴대폰, 소지품 등은 모두 테이블(또는 소지품 함)에 올리시고 양말을 벗어 주세요.

(환자에게 슬리퍼 제공)

스태프 : 발판의 발 모양에 맞게 올라서세요(그림 5–13).

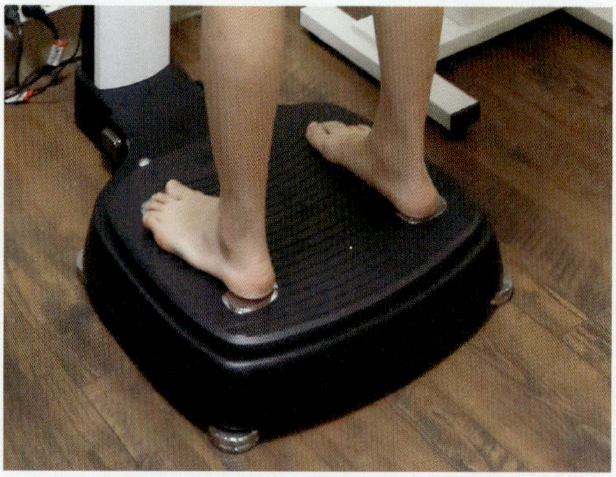

그림 5-13. 발 모양에 맞게 올라서서 측정한다.

[체중 측정이 완료되면 환자 정보 입력 창에 환자 정보 입력(신장, 전화번호, 이름 등)](그림 5–14)

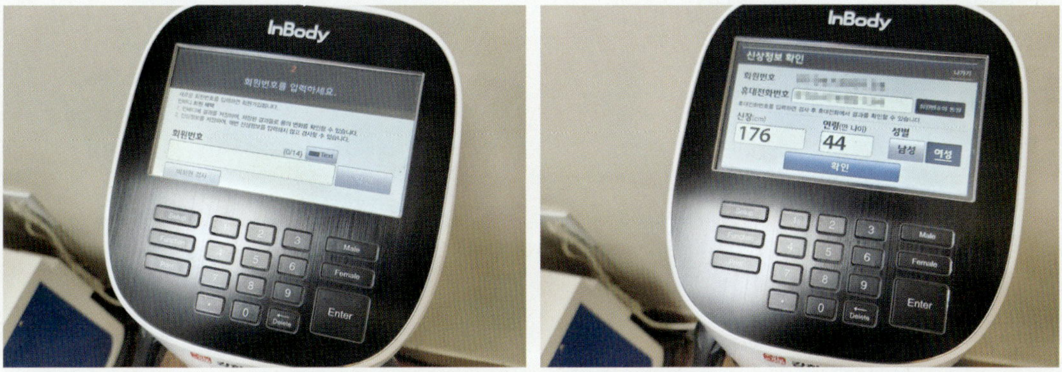

그림 5-14. 환자의 정보 입력.

스태프 : 지금부터 측정을 시작하겠습니다. 손으로 봉을 잡고 엄지손가락을 쇠 부분에 잘 접촉시켜 주세요(그림 5–15). 팔은 몸에서 떨어지도록 벌려 주시고 힘을 너무 세게 주지 않으셔야 합니다.

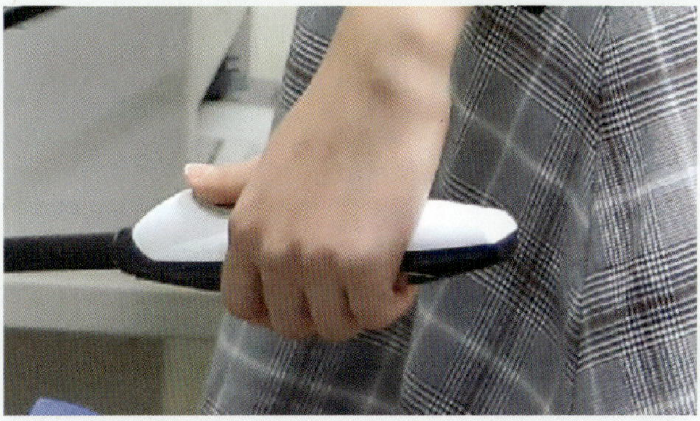

그림 5-15. 측정기기를 잡고 엄지손가락을 쇠 부분에 접촉하게 한다.

(검사 종료 후)(그림 5–16)

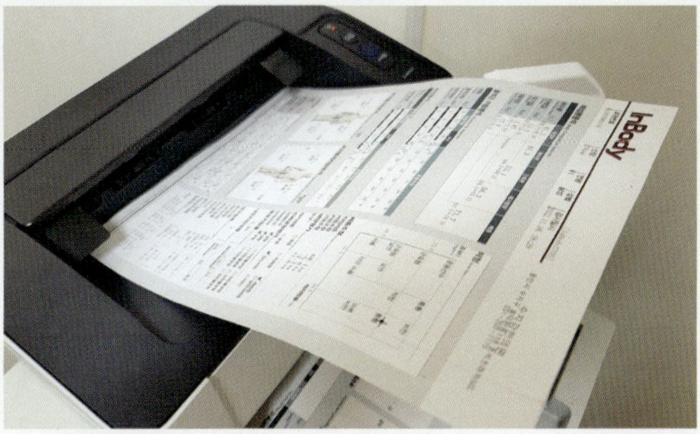

그림 5-16. 검사 결과지 출력.

스태프 : 수고하셨습니다. 소지품 잘 확인해 주시고, 대기실에서 잠시만 기다려 주세요.

4 적외선 체열진단(DITI)

1) 측정 환경 (그림 5-17)

① 밝은 조도를 유지하고 답답하지 않게 한다.

② 실내온도: 20~24℃로 유지하고 겨울철 또는 여름철에는 대기실에서 실온에 적응한 후 측정한다.

③ 측정 자세: 앉아서 또는 서서 진행한다.

④ 측정 결과의 추이를 살필 경우(2회 이상의 측정 진행) 다른 날에 오더라도 동일 조건(공복, 같은 시간대)에서 측정을 진행해야 한다.

⑤ 커튼을 쳐 놓거나, 독립된 공간에서 실시한다.

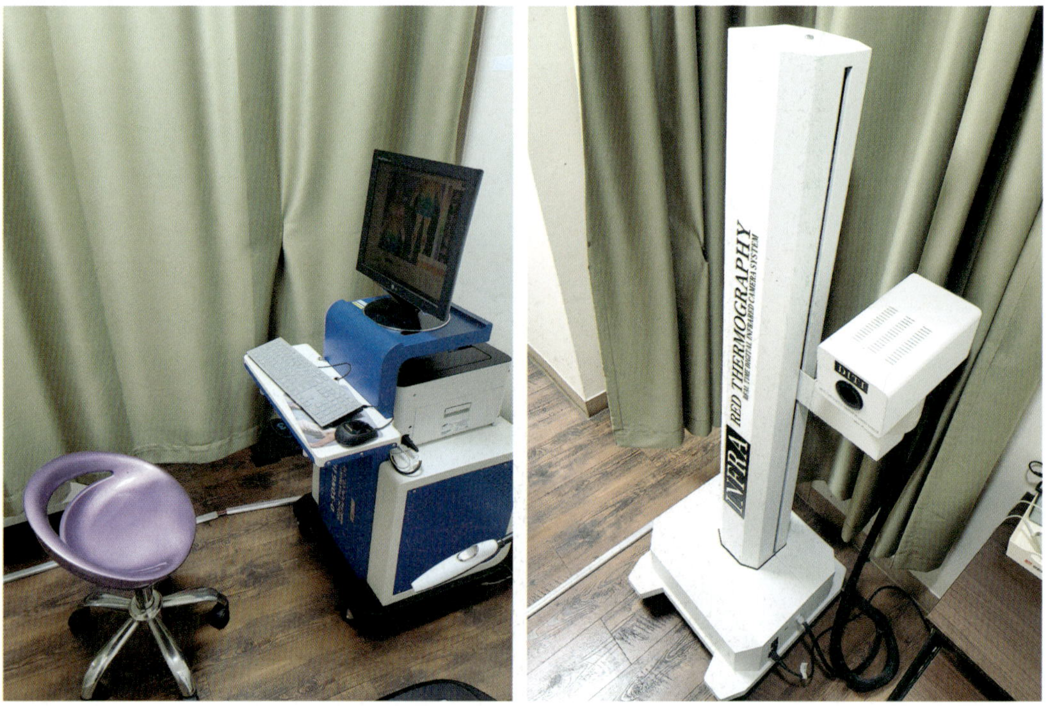

그림 5-17. 적외선 체열진단기.

2) 환자의 상태와 준비사항 (그림 5-18)

① 전신 촬영의 경우 환자는 모두 탈의하고 가운을 입은 상태에서 신체가 실내온도에 적응되어야 한다. 옷으로 두껍게 감싼 가슴, 하복부 등의 체표면 온도가 다소 높고, 여름철에는 체표면 온도가 높으니 탈의 후 실내온도에 적응하는 단계를 가져야 한다.

② 얼굴이나 관절부의 국소적인 부분을 촬영하는 경우 마스크, 장갑 등을 벗고 해당 질환 부위를 상온에

충분히 노출한 뒤 촬영한다.

③ 몸에 액세서리를 모두 제거한다.

④ 체온의 변화를 줄 수 있는 약물, 물리치료, 파스 같은 것을 제거 또는 복용중단 후 촬영해야 한다.

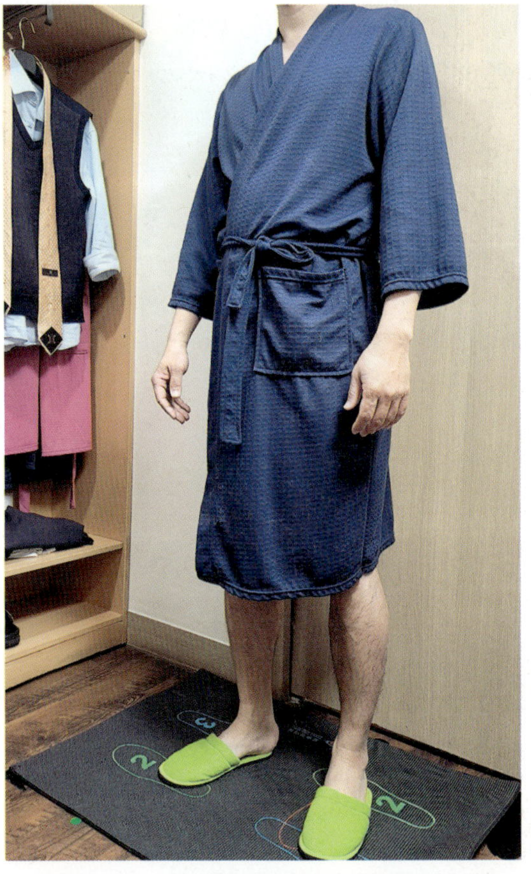

그림 5-18. 측정에 영향을 줄 수 있는 액세서리나 체온 변화를 일으키는 요소를 제거한다.

3) 측정의 진행

① 환자에게 주의사항을 알려 주고 환복 안내를 한다.

② 통상의 대기시간이 발생하므로 환자에게 잡지나 본인 휴대폰 등을 주어 대기시킨다.

③ 같은 공간에 다른 검사기가 있으면 해당 검사를 진행하며 기다리게 한다.

④ 환자가 옷을 갈아입을 때까지 해당 기기에 환자의 정보를 입력한다.

⑤ 측정이 종료되면 다시 옷을 갈아입도록 안내하고 대기실 또는 원장실로 안내한다.

자세히 들여다보기

❐ 적외선 체열진단

스태프 : 원장님 상담 전에 체열진단 하겠습니다. 저를 따라오세요.

(검사실로 안내)

스태프 : 이 검사는 몸의 온도 분포로 아픈 곳을 보는 검사입니다. 우선 옷을 갈아입으셔야 합니다. 옷은 모두 탈의하신 후 옷장에 있는 가운을 입으세요. 속옷을 제외하고 모두 탈의하시고 브래지어도 탈의하셔야 합니다(그림 5-19).

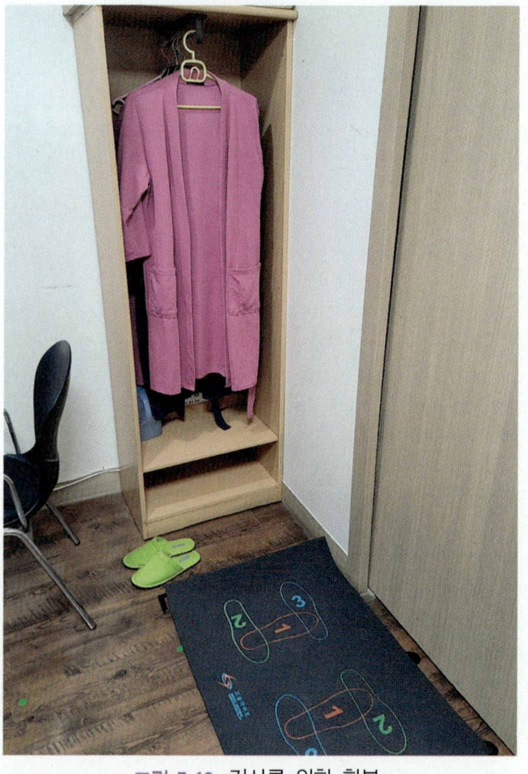

그림 5-19. 검사를 위한 환복.

(환자에게 슬리퍼 제공)

스태프 : 전부 갈아입으시면 나오지 마시고 저를 불러 주세요.

(커튼을 닫아 준 후 시간 절약을 위해 환자가 환복할 동안 환자 정보를 기기에 입력)

환자 : 네. 다 됐습니다.

스태프 : (커튼 밖에서) 가운 잘 입으셨죠? 들어가서 안내해도 될까요?

환자 : 네.

(조심스럽게 들어가서 차후 안내 진행)

자세히 들여다보기

❐ 적외선 체열진단 검사 진행

Case 1. 다른 검사와 병행

스태프 : 체열진단 검사는 환복 후에 조금 기다리셨다가 촬영해야 하는데, 그동안 다른 검사 진행하겠습니다.

(환자에게 적외선 촬영 전 경락기능검사, 인바디 검사 진행)(그림 5-20)

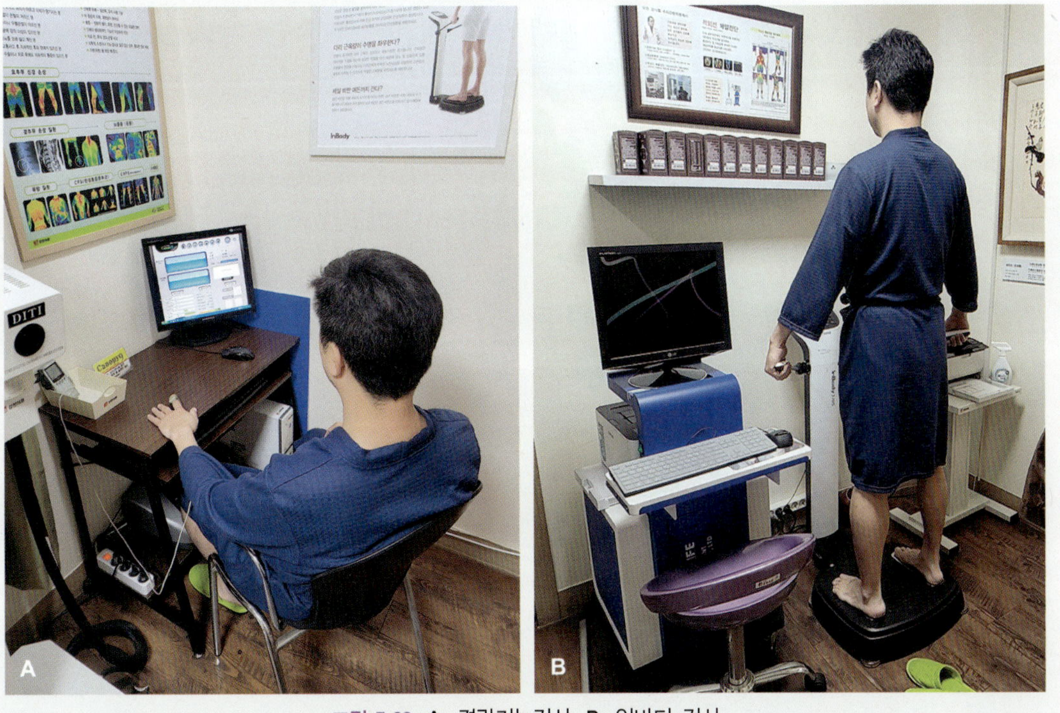

그림 5-20. A, 경락기능검사. B, 인바디 검사.

자세히 들여다보기

Case 2. 단독 진행

스태프 : 체열진단 검사는 환복 후에 조금 기다리셨다가 촬영해야 하는데,
오늘은 너무 춥지 않으니 20분 정도 대기하셨다가 촬영하겠습니다.
이곳에 편하게 앉아서 기다리셔도 됩니다. 휴대폰 사용하셔도 됩니다.

(대기실이 별도로 마련되어 있으면 그곳에 대기시키기.
촬영자가 많은 한의원의 경우는 대기실이 준비되어 있음)

스태프 : 제가 커튼을 닫으면 촬영이 시작됩니다.
커튼을 닫으면 가운은 벗어서 옆에 두시고 제가 안내하는 자세를 취해 주세요(그림 5-21).

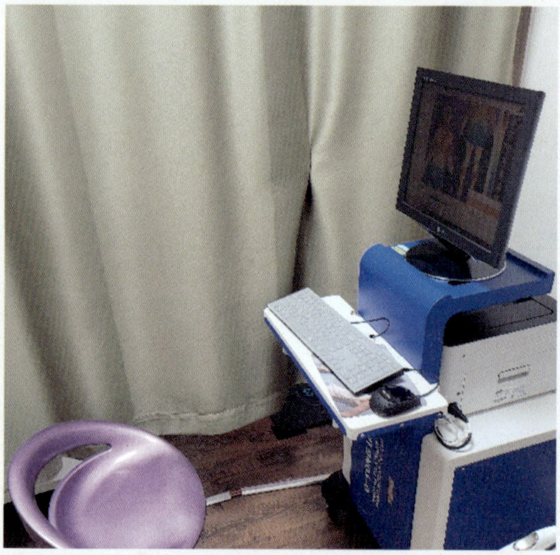

그림 5-21. 적외선 체열진단기.

(환자에게 촬영 자세를 유도하고 촬영 진행 및 완료)

스태프 : 고생하셨습니다. 촬영은 잘 마쳤습니다.
옷을 잘 챙겨 입으시고 소지품 다시 한번 확인하신 다음 대기실에서 기다려 주세요.

(환자가 나오면 뒷정리)

Chapter 6

치료실 보조업무 - 무엇을 준비하고 무엇을 해야 하지?

1 치료실에서 자주 사용하는 용어

모든 한의원에서 정식 치료의 명칭과 용어를 다 full name으로 사용하지는 않는다. 침전기자극술의 경우 간단히 '전침'이라 부르기도 한다. 이처럼 일하는 사람끼리 빠르게 소통하기 위하여 서로 약속하에 붙인 약어는 모든 한의원에서 공통적으로 사용되는 용어가 아니므로 참고만 하고, 업무 투입 시 소속 한의원에서 익히면 된다(표 6-1).

표 6-1. 치료실 주요 용어(예)

치료	용어	의미	대부분의 한의원에서 사용
침	AT(에이티)	Acupuncture therapy: 침치료	
	MPS침	침법의 일종(침이 다름)	
	전침	침전기자극기	○
	온침	뜸을 올려 따뜻한 침	○
	화침	불을 쬐어 뜨거운 침	○
뜸	**간접구**	**화상 방지되는 뜸**	○
	왕뜸	**대애주구. 큰 뜸을 배, 허리, 무릎에 놓음**	
	전자뜸	**전기적 뜸**	○
부항	건부항	일반적인 부항술	○
	습부항	사혈부항. 피를 빼는 부항	○

① 환자가 베드에서 침 맞는 자세를 A 타입(똑바로 누워 침 맞는 자세), P 타입(엎드려 침 맞는 자세), AP 타입/PA 타입(앞쪽 침치료 후 자세 바꿔 엎드려 침) 등의 약어로 약속하여 부른 경험이 있다.

> **원장 :** (오더) 지금 초진으로 오신 ○○○ 님은 A 타입으로 왼쪽 어깨 방향 AT 들어가니 자리 안내해 주세요.
> (A 타입: 똑바로 누워서, AT: 침치료)

② 봉침/약침을 약어로 부르는 경우 V침, A침으로, 봉독의 강도에 따라 V테스트, V1~5로 나누어 부르기도 하고, 약침의 종류에 번호를 붙여 1번 침(어혈약침), 2번 침(자하거약침) 등으로 부르기도 한다.

> **원장 :** (오더) 6번 베드 환자분 오늘 1번 침 들어가니 준비되면 말씀해 주세요.

③ 침치료를 준비할 때 MPS침은 일반 경혈침과 달리 아시혈에 놓는 침으로서 도침을 활용한다든지 침의 길이가 더 굵고 길다든지 하여 별도로 MPS침/경혈침이라 부르는 등, 한의원에서 정하기 나름으로 약어를 붙이고 있다.

2 환자 치료용 침대 (그림 6-1)

① **환자용 침구류(베개류, 쿠션류)**: 거의 모든 환자의 맨몸이 닿기 때문에 사용하면 교체 또는 소독을 실시한다. 따라서 병·의원용으로 제작된 것들은 일회용 또는 소독이 용이하도록 레자 재질의 침구류가 많다.

② **집게**: 많은 한의원에서 빨래집게를 사용하는데, 환자의 치료 부위가 가슴, 등 쪽의 경우 잠깐 옷을 올릴 때 사용한다. 침을 맞거나 물리치료를 받을 때 옷이 흘러내리는 것을 방지해 준다.

③ **타월류**: 활용도가 높아 많은 한의원에서 사용한다. 집게를 사용하지 않고 환자의 옷을 지지해 준다든지, 접거나 말아서 환자의 자세를 안정감 있게 취해 줄 때도 활용된다.

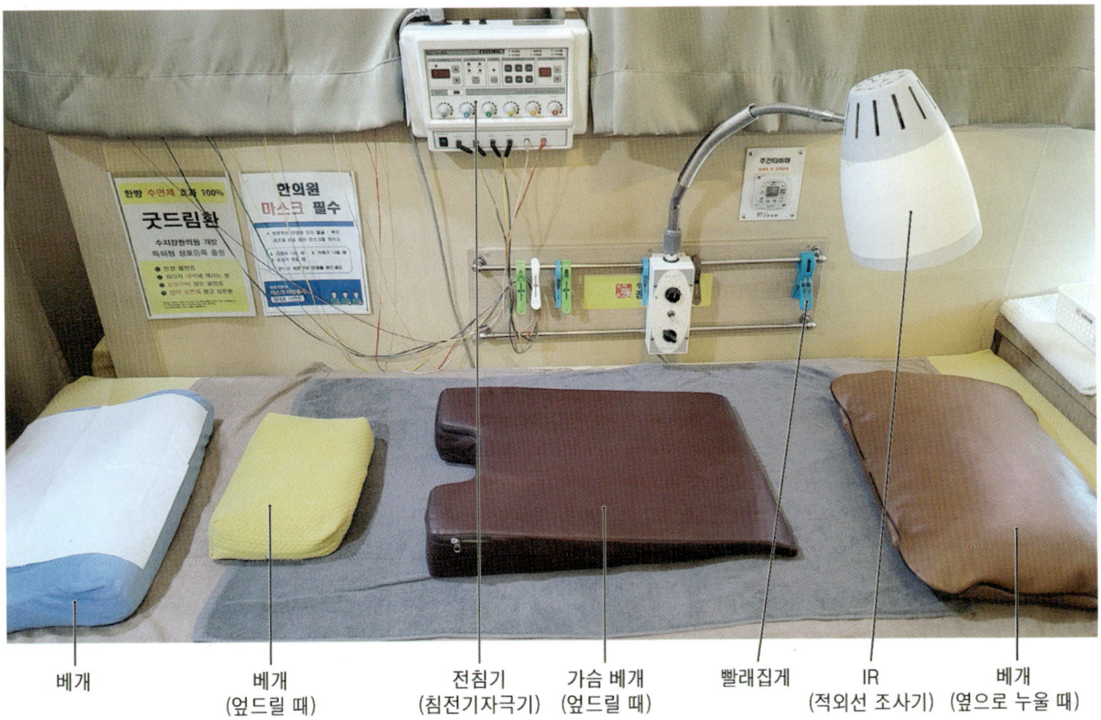

그림 6-1. 환자용 베드 배치 및 각종 베개류.

④ **환자복/머리끈**: 환자의 치료 부위가 광범위하다든지, 골반부, 둔부와 같은 곳을 치료한다든지, 환자가 요구할 때 환자복을 사용한다(그림 6-2). 치료에 용이하도록 긴 머리를 묶을 수 있는 머리끈을 준비해 두기도 한다. 추나요법을 시행하는 다수의 한의원은 이와 같은 환자복을 보유하고 있다.

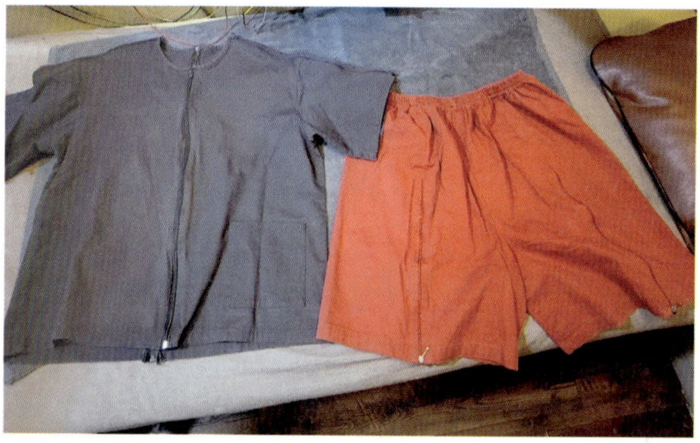

그림 6-2. 환자복 준비.

⑤ **타이머/콜벨**: 대부분의 한의원에서 타이머와 콜벨을 이용하는데, 타이머는 환자 치료시간을 설정하고 종료되면 울리게 하여 바로 후속 조치를 할 수 있게 하며, 콜벨은 환자 필요시 스태프를 호출하는 기능이 있다(그림 6-3).

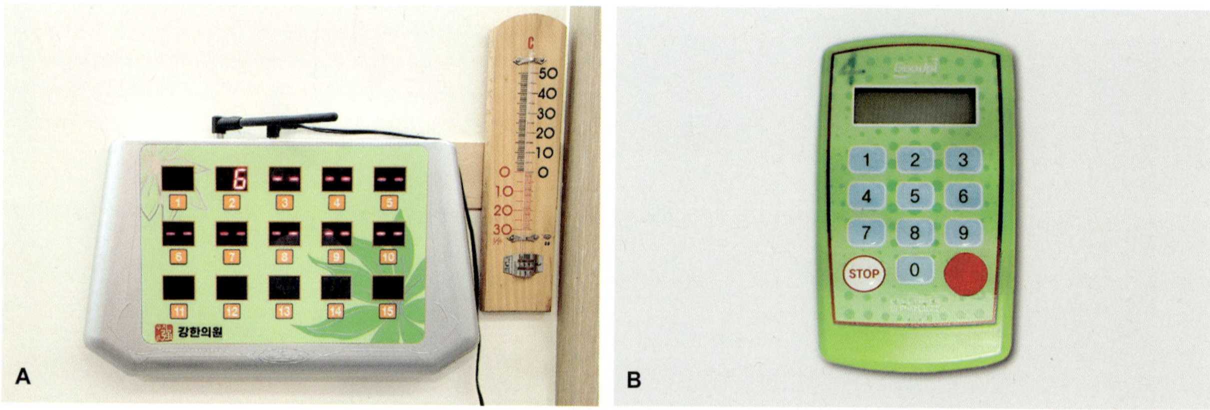

그림 6-3. A, 타이머 메인 수신기. B, 벨 발신기(콜벨).

3 치료실의 흐름

일반적으로 치료실에서 이루어지는 치료술을 그림 6-4에 나타내었는데, 이것은 한의원별로 다양하게 진행될 수 있다. 치료실이라고도 하고 '침구실(침과 뜸을 뜨는 곳이라는 뜻)'이라고도 한다. 어떤 한의원의 경우는 뜸치료실, 물리치료실, 침치료실, 추나치료실이 별도로 있기도 하지만, 많은 한의원에서 침/뜸/물리치료는 치료의 개념으로 같은 공간을 사용하고 추나 장비는 부피가 크므로 별도의 공간을 활용한다.

그림 6-4에 나타낸 ① 온열, ② 침, ③ 뜸, ④ 부항, ⑤ 물리치료, ⑥ 추나치료는 일반적인 한의원에서 많이 하는 치료이며, 이 중에 어느 것을 하고 안 하고는 한의원장의 재량이다. 물론 이 이외에도 다른 치료술이

있을 수 있다(예: 해독청장실, 비만관리실, 피부시술실, 서비스실 등).

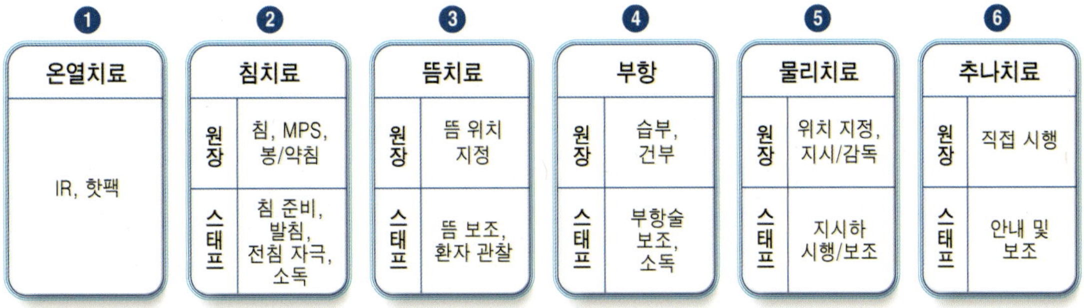

1 온열치료
IR, 핫팩
2 침치료
원장 침, MPS, 봉/약침
스태프 침 준비, 발침, 전침 자극, 소독
3 뜸치료
원장 뜸 위치 지정
스태프 뜸 보조, 환자 관찰
4 부항
원장 습부, 건부
스태프 부항술 보조, 소독
5 물리치료
원장 위치 지정, 지시/감독
스태프 지시하 시행/보조
6 추나치료
원장 직접 시행
스태프 안내 및 보조

그림 6-4. 일반적인 치료실 프로세스.

순서 또한 제각각이다. 온열을 지속하면서 침→부항→물리치료의 순으로 하는가 하면, 온열을 지속하면서 물리치료→침→부항을 하는 경우도 있고, 뜸과 침치료를 동시에 하여 치료시간을 단축하기도 하니 딱히 정답이 없다. 환자의 특별한 요청사항이 있는 경우, 즉 (1) 환자 변심으로 해당 시술을 받지 않는다고 한다든지, (2) 환자가 빨리 가야 한다든지 하면, 원장에게 보고하고 해당 치료를 하지 않는 경우도 있다(그림 6-5).

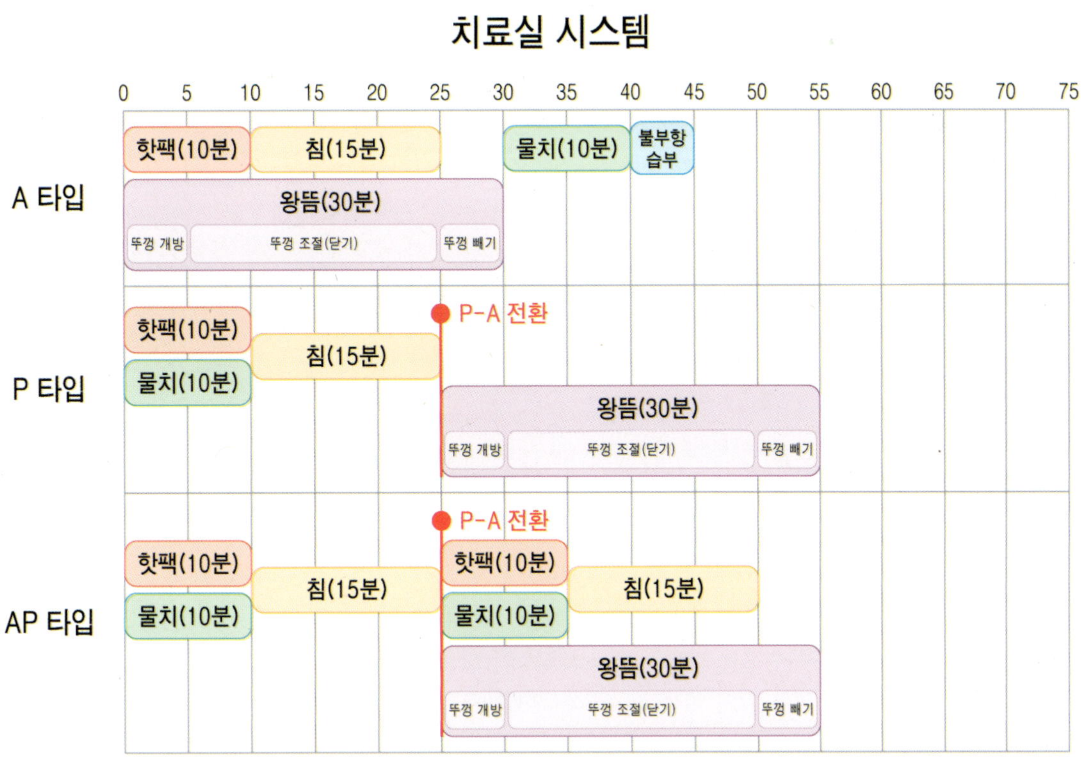

그림 6-5. 치료실 흐름도를 간략하게 표현한 예.

4 치료실 실무

1) 알아 두어야 할 일

(1) 환자가 침을 맞는 자세

주로 누워서 침을 맞는 경우가 많다. 똑바로 누워서, 엎드려서, 옆으로 누워서, 앉아서 침을 맞는다. 특히 옆으로 누울 때는 벽을 바라보게 되는지, 벽을 등지게 되는지의 방향이 중요하다.

① 초진의 경우 눕는 자세를 원장이 지정한다.

② 재진의 경우 치료실 스태프는 전 치료에서 어떤 자세였는지 차트를 통해 확인한다.

(2) 베드의 세팅

눕는 자세가 정해지면 치료실 스태프는 환자의 눕는 자세에 따라 미리 베드를 세팅한다(자세 베개 활용)(그림 6-6).

타입별 환자 진료 자세 모든 환자는 뒤꿈치가 보이도록 양말을 반쯤 내림

엎드리는 자세

- 가슴에 베개를 넣고 수건을 말아 이마에 대어 준다.
- 양팔의 자세는 만세 자세가 된다.
- 발목에 힘을 주고 있는 환자에게는 수건을 말아 넣어 준다.

바로 눕는 자세

- 오금에 큰 수건을 말아서 깔아 준다.

옆으로 눕는 자세

- 베개 위에 수건을 말아 머리 높이를 조절한다.
- 다리 사이에 수건을 끼운다.
- 환자의 가슴 부위에 흰 베개를 놓아 안게 하거나 각베개를 세워 팔을 올리게 한다.

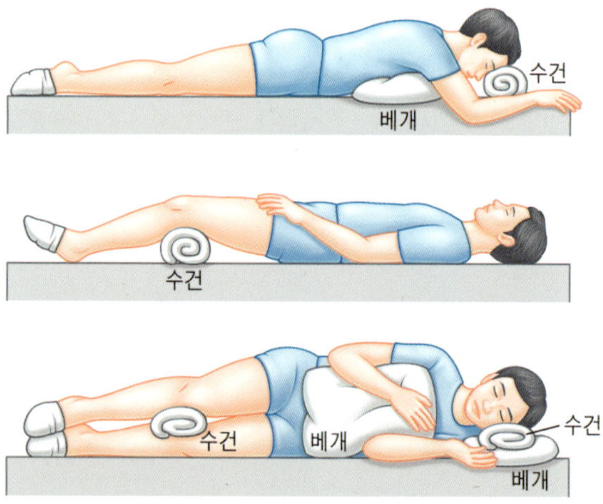

그림 6-6. 환자 눕는 자세.

(3) 치료실로 환자 호명/인솔

① 초진의 경우 원장으로부터 직접 치료 자세, 치료의 방식, 순서, 케어 시 주의사항을 파악하고 베드로 안내한다.

② 재진의 경우 치료실 스태프가 데스크 스태프에게 모든 치료실의 준비가 완료되었음을 알린다. 그러면

데스크 스태프가 환자를 호명하고 치료실로 이동하라고 안내한다. 치료실 스태프는 문전에서 대기하고 있다가 환자의 이름을 다시 확인하고 베드로 안내, 직전의 치료 스케줄을 이행하되 원장으로부터 특이사항이 지시되면 추가 이행한다(※ 한의원마다 다를 수 있음).

(4) 주의사항

① 거동이 불편한 환자의 경우 부축이 필요할 수 있다. 이럴 때는 봉사 정신을 발휘해야 할 수도 있다.

② 거동이 불편한 환자는 베드 위에서도 불안할 수 있으니 꼭 안전한 자세를 잘 취하는지를 확인한다. 특별히 거부가 없다면 환복을 도와주는 등의 서비스가 필요할 수 있다. 이러한 환자의 경우 치료실 입구에서 가장 가까운 베드로 안내하여 환자 이동 거리를 최소화하는 것도 하나의 방법이다.

③ 어떤 환자든 낙상사고가 발생하지 않도록 베드를 잘 확인해야 한다.

5 온열치료

IR과 핫팩은 치료/통증 부위에 쬐거나 놓아 주면 온기로 혈류가 좋아져 침치료에 도움이 되므로 많은 한의원에서 사용하고 있으며, **대체로 치료실에서 최초로 실시하거나 침치료 이전에 실시**한다.

1) IR(적외선 조사기, 적외선 치료기)

(그림 6-7)

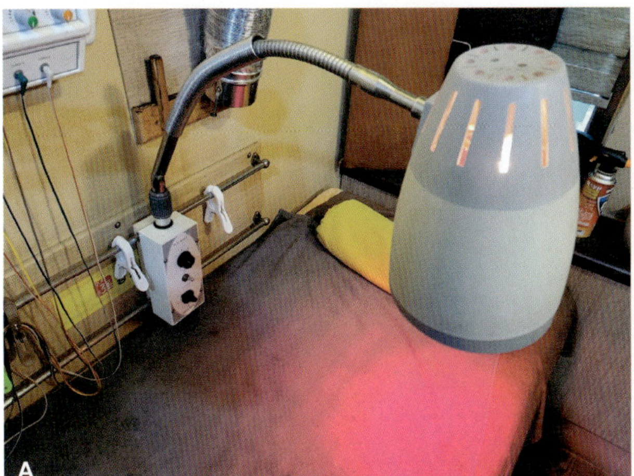

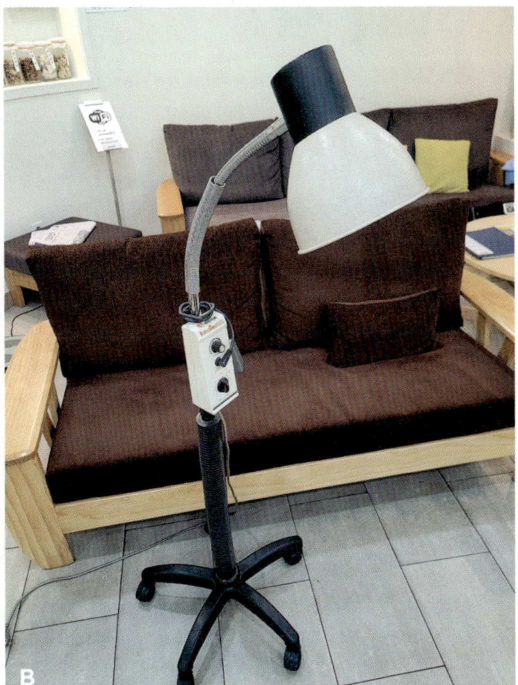

그림 6-7. 적외선 조사기. A, 벽걸이형 IR. B, 스텐드형 IR.

(1) 치료의 효능

근적외선을 이용한 치료로 생리적인 열 효과, 순환에 도움이 되며 일부 통증을 잡아 준다. (1) 통증 완화, 혈류 증가, 근육 이완, 신진대사 증진, 온열 효과가 있으며, (2) 경직되고 수축된 근육을 풀어 주므로 이어서 침치료를 하게 되면 더 좋은 효과를 기대할 수 있다.

(2) 조작 방법

조작 방법은 그림 6-8을 참조한다.

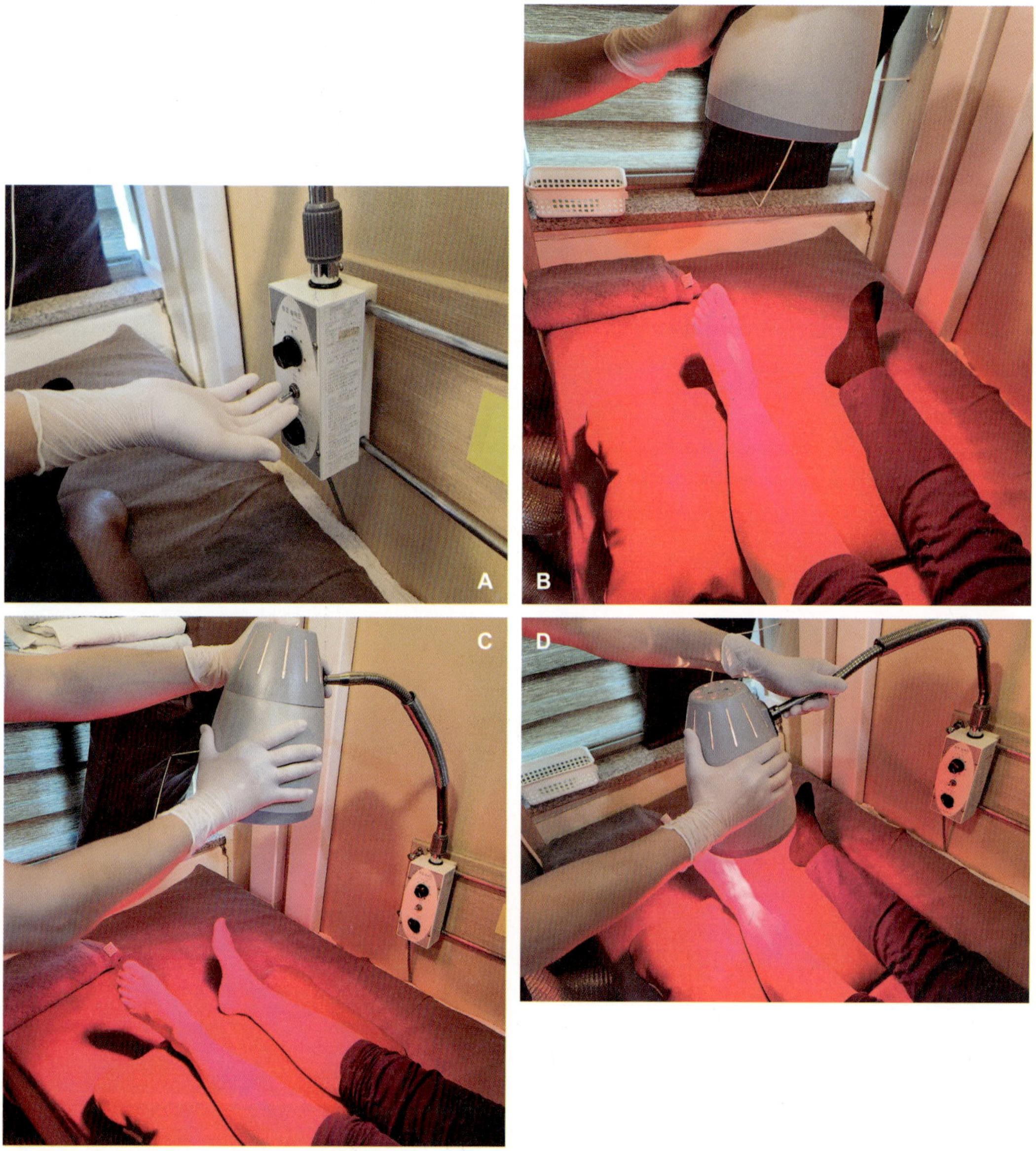

그림 6-8. **A,** 기기를 켠다. **B,** 환자의 몸에 불빛을 가까이하며 환자의 상태를 살핀다. **C,** 멀리서 조사하는 사진. **D,** 가까이서 조사하는 사진.

짚고 넘어가기

❒ IR의 조사: 화상 예방

환부가 광범위할 때에는 IR의 불빛 강도를 올린 뒤 멀리서 쬐어 주고, 환부가 협소할 때는 IR의 불빛 강도를 낮춘 뒤 가까이서 쬐어 준다. 환자가 요청하더라도 환자의 신체로부터 IR까지의 거리가 30cm 이내에 들어오지 않게 한다(화상 위험).

(3) 주의사항

IR 조사의 비적응증은 다음과 같다.

- 화상
- 임산부의 경우 복부
- 안면부에 쪼일 때 눈 부위 조사 금지(위생 페이퍼로 눈을 덮어 줌)
- 부종이 있는 부위
- 당뇨 환자는 발 부위 조사 금지
- 상처가 있는 부위
- 피부가려움증, 건조증상이 있는 환자

일반적인 주의사항은 이러하나 원장의 지도에 따르기 때문에 이러한 문제는 거의 발생하기 어렵지만, 화상에 대한 부분은 잘 신경 써야 한다.

(4) 기기의 점검과 준비/종료 관리

① IR의 램프가 몸통에 잘 고정되어 있는지 확인한다. 간혹 풀려 있어서 작동되지 않는 경우도 있다.

② IR의 램프가 잘 켜지는지 확인한다.

③ 램프의 갓에 균열이나 파손이 없는지 확인한다.

④ 운용하지 않을 때 기기의 몸통이 벽 또는 바닥에 잘 위치하여 환자가 부딪히거나 걸려 넘어질 위험이 없는지 주의한다.

2) 핫팩

(1) 종류

핫팩유닛 안에 핫팩을 따뜻하게 보관하였다가 꺼내어 사용한다(그림 6-9). 환자의 만족도가 매우 높다는 장점이 있다.

① **건식핫팩**: 습기가 없어서 최근 한의원에서 선호하고 있다. 물의 보충 없이 온장고에 넣어 가열한 후 사용하는 방식이다. 보통 수건을 감싸 사용한다. 습식핫팩보다 온기의 유지시간이 짧다. 건식핫팩의 경우 건식전용 핫팩이 있어서 습식핫팩과 교차 사용하지 못한다.

② **습식핫팩**: 다소 무겁고 단단하지만 열감이 지속되며 무게감 때문에 밀착감도 우수하다. 전용 커버에 감싸 사용하는 경우가 많다.

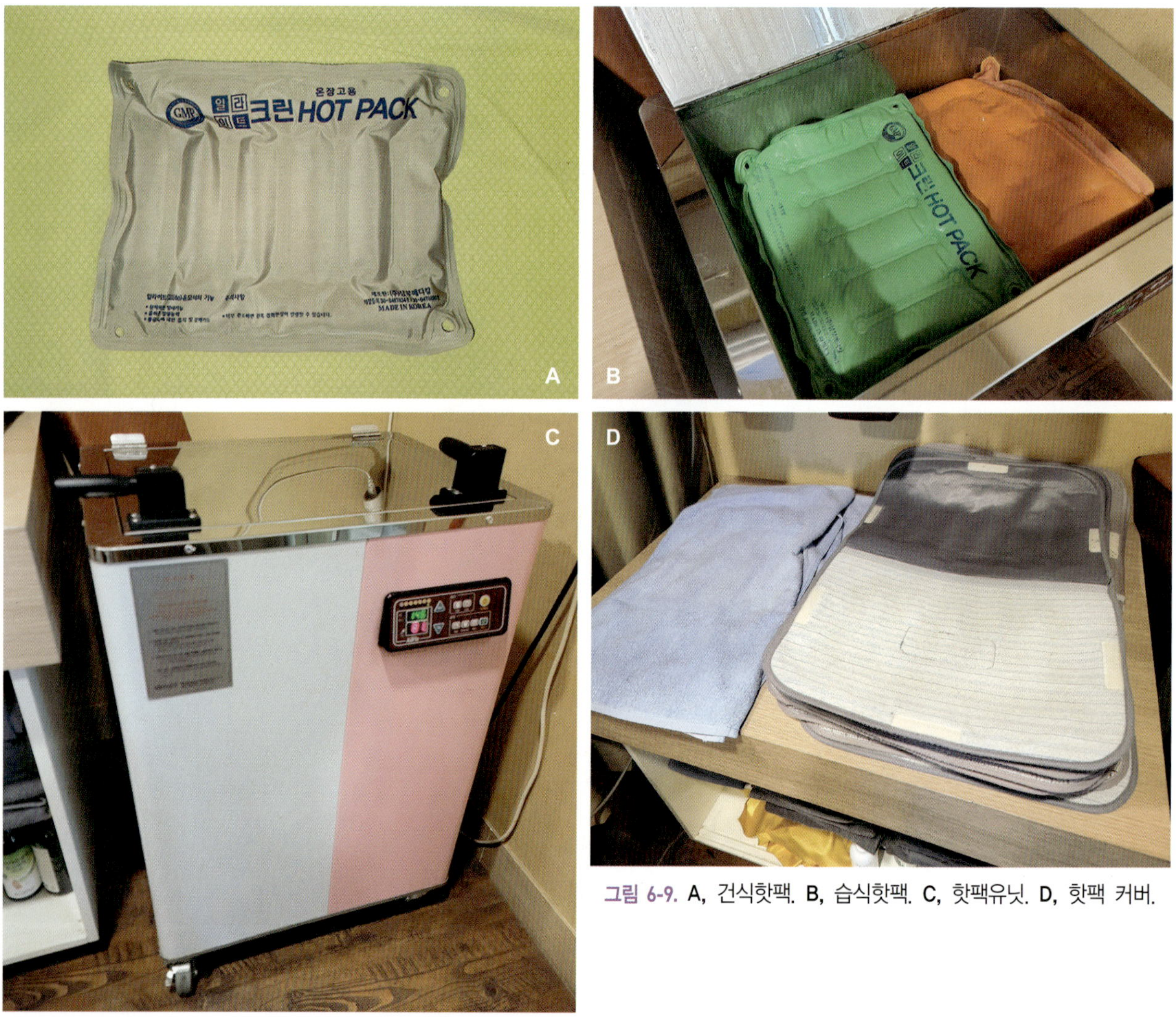

그림 6-9. A, 건식핫팩. B, 습식핫팩. C, 핫팩유닛. D, 핫팩 커버.

(2) 치료의 효능

접촉을 이용한 온열치료로 생리적인 열 효과, 순환에 도움이 되며 일부 통증을 잡아 준다. (1) 통증 완화, 혈류 증가, 근육 이완, 신진대사 증진, 온열 효과가 있으며, (2) 경직되고 수축된 근육을 풀어 주므로 이어서 침치료를 하게 되면 더 좋은 효과를 기대할 수 있다. (3) IR과 다르게 국부적인 부위에 더욱 강렬하고 따뜻한 열감을 전달한다.

(3) 조작 방법

조작 방법은 그림 6-10을 참조한다.

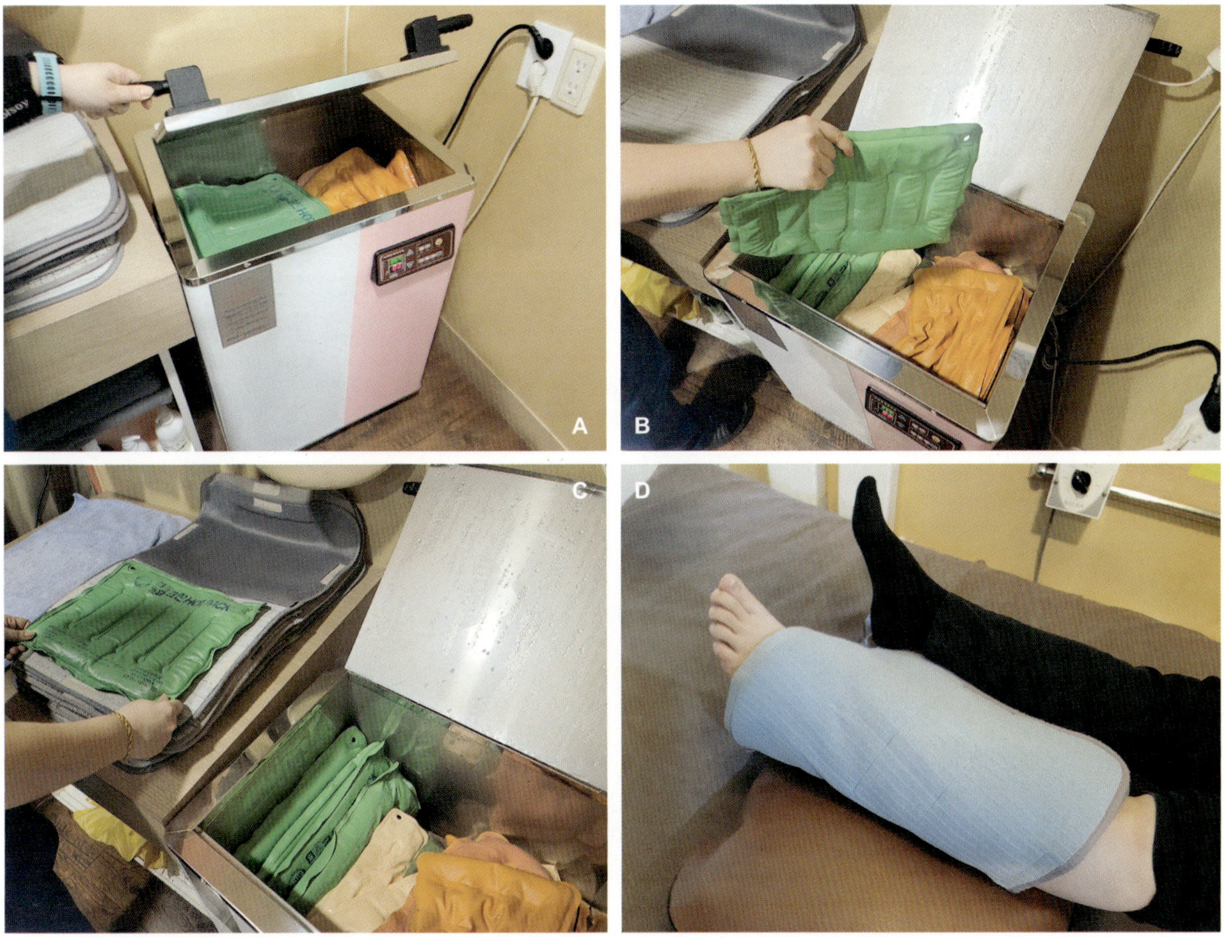

그림 6-10. A, 핫팩의 뚜껑을 열 때는 열기가 갑자기 나와 뜨거우므로 조심한다. B, 물기를 털어 제거해 준다. C, 습식핫팩을 커버로 감싼다. D, 핫팩을 환부에 대어 준다.

(4) 주의사항

IR과 비슷하다. 핫팩 사용 시 비적응증은 다음과 같다.

- 화상 및 상처가 있는 부위
- 얼굴에 쪼일 때 눈
- 부종이 있는 부위
- 임산부의 경우 복부
- 당뇨 환자의 발 부위

일반적인 주의사항은 이러하나 원장의 지도에 따르기 때문에 이러한 문제는 거의 발생하기 어렵지만, 화상에 대한 부분은 잘 신경 써야 한다.

(5) 기기의 점검과 준비/종료 관리

① 준비 전 핫팩의 온도는 적당한지 확인한다.

② 습식의 경우 핫팩유닛 내부의 수위를 확인하고, 부족할 때는 물을 채워 넣는다.

③ 핫팩이 터지거나 손상되었는지 확인한다.

④ 핫팩유닛이 정상작동 되고 있는지 수시로 확인한다.

⑤ 핫팩유닛의 청소 관리 주기에 따라 청소하여 위생관리를 철저히 한다(그림 6-11).

- 핫팩유닛을 청소공간으로 이동한다.
- 유닛의 하단을 열어 배수 호스를 꺼낸다.
- 배수 호스를 하수구에 위치시킨 후 하단의 밸브를 열어 탱크의 물을 배출시킨다.
- 내부를 중성세제를 이용하여 깨끗이 청소한다.
- 하단의 밸브를 잠그고 배수 호스를 정리한 후 탱크에 물을 채운다.

⑥ 핫팩유닛 청소 시에 열선이 파손(터짐)되지 않았는지 확인한다.

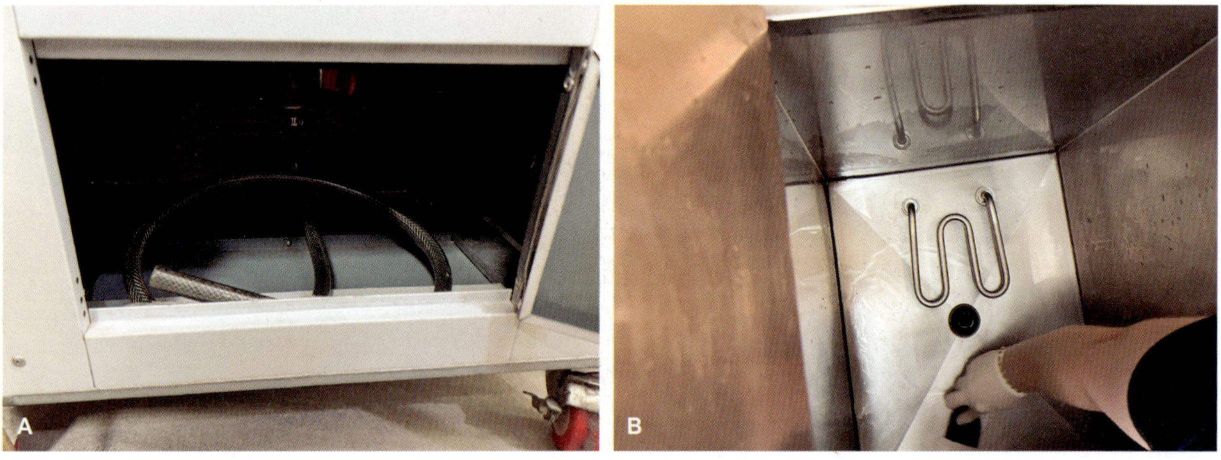

그림 6-11. A, 핫팩유닛 뒷면 하부에서 호스를 꺼내어 내부의 온수를 배출시킨다. B, 핫팩의 내부와 내부 부속을 꺼내어 중성세제로 세척한다.

자세히 들여다보기

❒ IR 치료

스태프 : ○○○ 님, 온열치료를 시작하겠습니다. **(치료의 고지)**

(IR을 켠 후 재차 오작동 확인. 온도 강도는 중간이 적당)

스태프 : 뜨거우실 수 있으니 편안한 자세로 가만히 계세요. **(화상 위험 경고)**

(IR의 헤드를 원장이 지시한 환부에 가까이하며 환자 살피기)

스태프 : 이 정도 어떠세요? **(환자의 불편감 확인)**

환자 : 네 괜찮습니다.

스태프 : 네, 이렇게 10분 동안 하겠습니다.

(원장이 지시한 10분에 타이머 맞추기)

스태프 : 만일 불편하신 것이 있으면 불러 주세요. **(안전고지)**

(치료 완료 후)

스태프 : 원장님, ○○○ 님(1번 베드) IR 10분 실시하였습니다. **(보고)**

❒ 핫팩

스태프 : ○○○ 님, 핫팩 시작하겠습니다. **(치료의 고지)**

(준비된 핫팩을 환부에 두름)

스태프 : 몸 상태에 따라 약간 뜨거울 수 있는데 뜨거우면 참지 마시고 말씀해 주세요. **(화상 예방)**

환자 : 약간 뜨거운 것 같은데요? **(불만 접수)**

스태프 : 핫팩 사이에 수건을 한 장 더 대어드리겠습니다. 지금은 어떠세요? **(대응)**

환자 : 이제는 괜찮아요.

스태프 : 마찬가지로 계속 대고 있으면 뜨거울 수 있으니 그럴 때는 꼭 호출해 주세요. 이렇게 10분간 하겠습니다. **(화상 위험 경고)**

(치료 완료 후)

스태프 : 원장님, ○○○ 님(1번 베드) 핫팩 10분 실시하였습니다. **(보고)**

6 침치료

침치료는 한의원의 주된 치료술로 한의사가 가장 중요하게 여기는 치료술 중 하나이다. 모든 침치료는 한의사만 시행할 수 있으며 스태프는 이를 보조한다.

1) 침치료 준비물

준비물은 필요한 여러 종류의 침과 곡반, 알코올 솜 등이며(그림 6-12~6-15), 원장의 오더에 따라 준비한다.

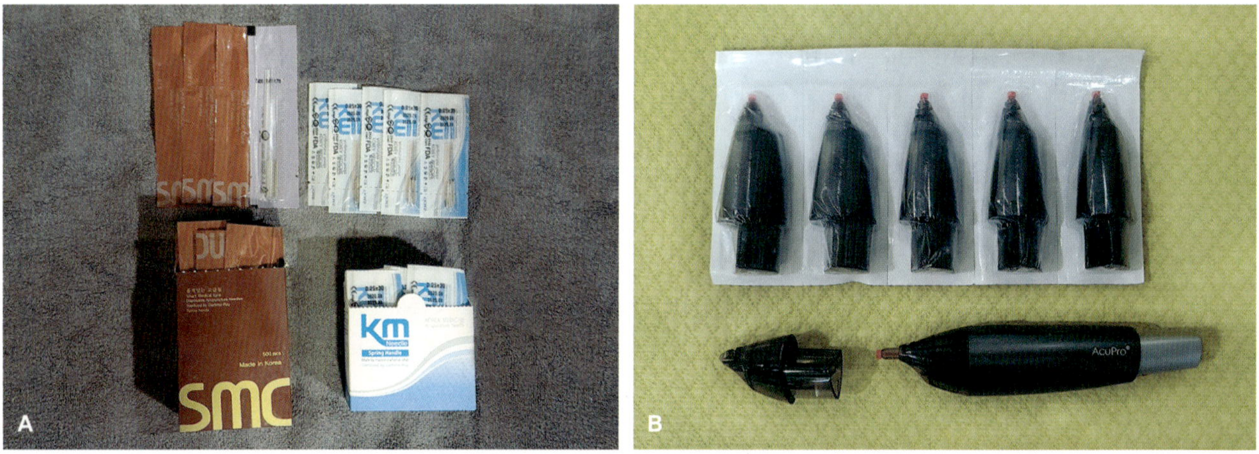

그림 6-12. A, 장침과 일반침. B, 스프링침(아큐프로).

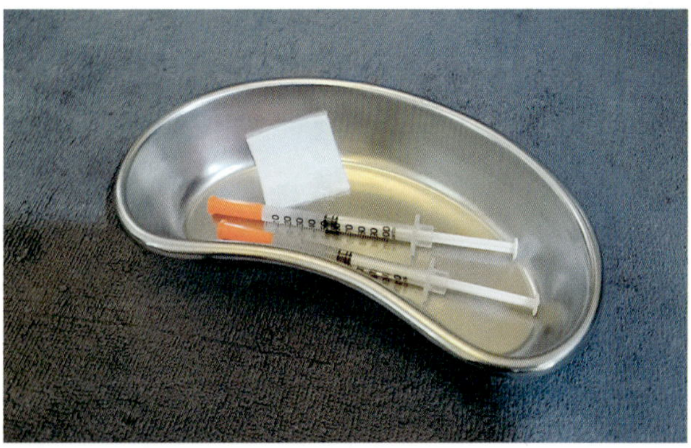

그림 6-13. 약침의 준비.

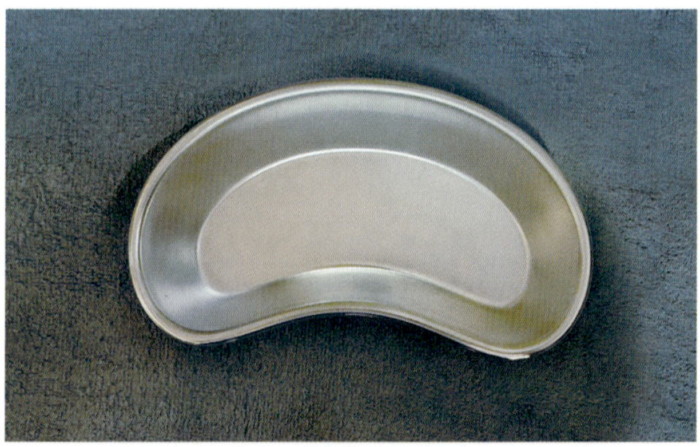

그림 6-14. 발침 후 침을 회수할 배트(vat) 또는 곡반(항상 소독).

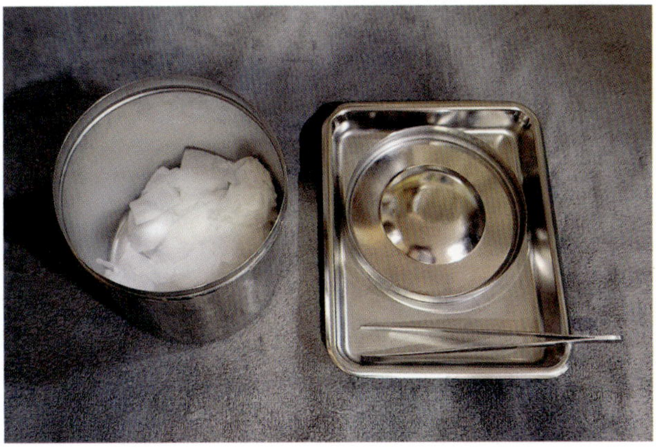

그림 6-15. 발침 부위를 소독할 알코올 솜.

2) 침치료 준비

(1) 침치료 준비물의 준비 방법

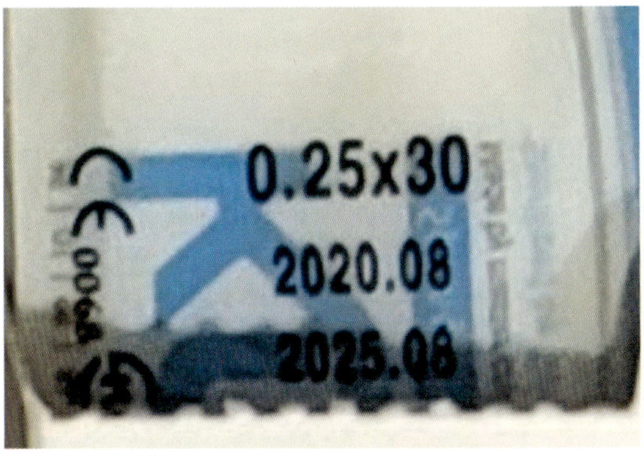

그림 6-16. 침의 유통기한을 확인한다.

① 원장의 오더에 따라 종류에 맞는 침(일반침/장침/도침/아큐프로/약침 등)을 준비한다. 이때 침의 유통기한을 확인한다(그림 6-16).

② 이침(T침), 자석침은 별도의 보조가 필요 없고, 원장이 준비시키면 용기에 담아 베드에 위치시키기만 하면 된다.

③ 원장이 온침을 오더하면 간접구와 라이터, 알코올 솜 또는 전자뜸과 알코올 솜을 추가로 준비한다. 전자뜸의 스티커 부착 여부를 확인한다(그림 6-17).

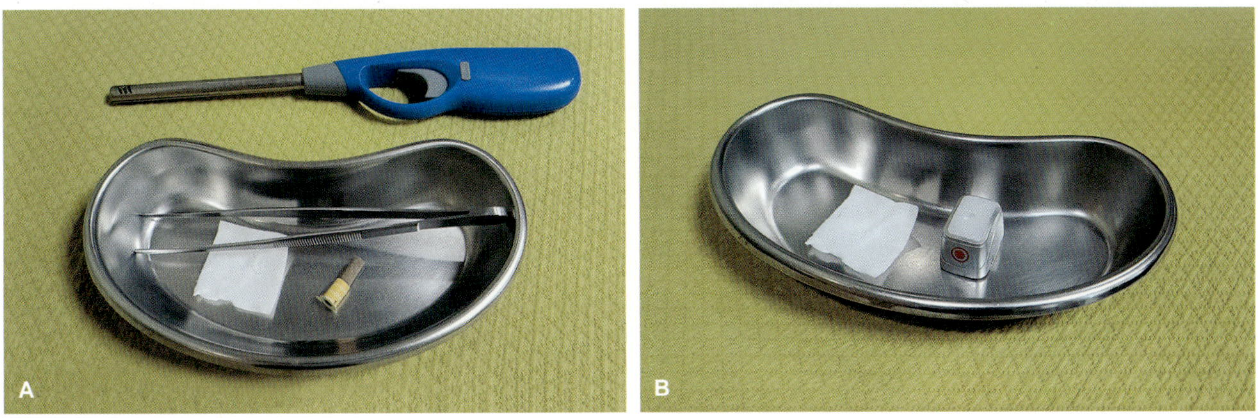

그림 6-17. A, 간접구를 활용한 온침 준비. B, 전자뜸을 활용한 온침 준비.

(2) 원장 호출 전 준비사항

① 침 맞는 부위를 확인하고 환자의 환부 노출

- 누워 있는 환자의 침 맞을 부위 피부를 노출시켜야 한다.
- 상체 침치료의 경우 위치에 따라 상체의 옷을 걷어서 빨래집게로 집는다.
- 가슴 및 흉부 중심 부분은 속옷만 착용하거나 상황에 맞추어 결정한다(빨래집게 적극 활용).
- 하체에 침을 맞는 경우 헐렁한 바지나 치마이면 걷고 맞기도 하고, 그렇지 않은 경우는 환자복으로 환복시키기도 한다.
- 환부를 광범위하게 노출한 환자의 경우 한기를 느낄 수 있으니, 신속히 치료가 이루어질 수 있도록 노력한다.

② 환자의 상태(의식, 졸음 등)를 확인한다.

③ 원장이 다른 환자를 치료하고 있는지 상담하고 있는지 등의 동선을 확인하고 **침치료 준비가 완료되었음을 원장에게 보고**하여 호출한다.

3) 침치료 보조

(1) 일반침술과 전기침

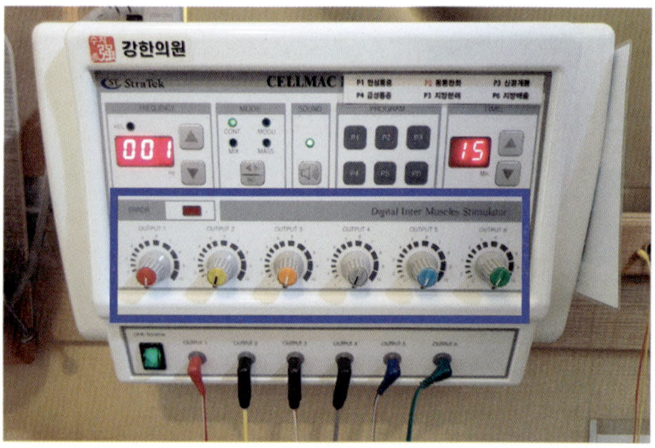

그림 6-18. 전침기 출력 노브.

① 원장은 환자에게 침술을 한다.

② 스태프는 곁에서 원장의 지시를 기다린다.

③ 원장은 전침기의 전원을 올린다.

④ 출력 노브(전기 올리는 다이얼)가 정상적으로 0의 위치에 있는지 확인한다(그림 6-18).

⑤ 출력 조절(상향 버튼, 하향 버튼), 프로그램 설정(P1~P6), 주파수 설정(Hz), 작동시간(time) 설정 등의 모든 과정은 기기의 사용설명서에 준하여 실시하고, 전침선 연결 전에 **출력 노브(전기 올리는 다이얼)**를 제외한 모든 기기의 조작을 마친다(Tip 10 참고).

Tip 10. 전침선 연결 전에는?

기기마다 특성이 있겠으나 이전에 조작한 기기 내부에 잔류전류가 남아 있을 때 문제가 된다. 전침선을 연결한 상태에서 기기의 스위치를 조작할 때 갑자기 전기가 통하면서 환자에게 불쾌한 자극을 줄 수 있기 때문이다. 그러므로 전침선을 연결하기 전에 기기의 스위치를 켜고, 출력 노브는 올라가 있지 않은 상태에서 순차적으로 조작해야 한다.

⑥ 원장은 필요한 부위에 전침선을 연결하거나, 스태프에게 전침선 연결 부위를 극성에 맞게 지정 지시한다.

Tip 11. 전침 걸기 노하우 I (자석전침)

전침을 걸면, 가끔 **침이 환자의 몸에서 빠질 때**가 있다. 이것의 주원인은 환자의 근육이 자극을 받아 떨리거나 움직였기 때문인데, 부차적 원인으로 그림 6-19의 B와 같이 전침선이 침을 아래로 당겨 발생하기도 한다. 그러므로 선을 아래쪽으로 축 늘어뜨리지 말고 A와 같이 환자의 몸에 걸치게 해 주어야 안전하다.

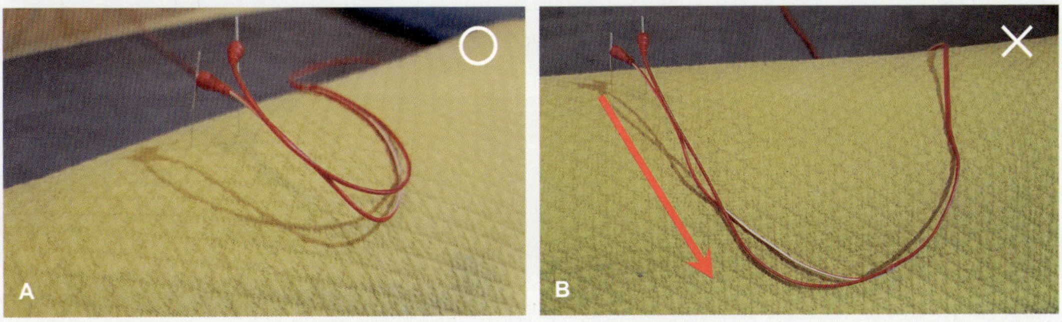

그림 6-19. 전침 걸기의 좋은 예(A)와 안 좋은 예(B).

Tip 12. 전침 걸기 노하우 II (집게전침)

그림 6-20의 B처럼 전침선 집게의 끝부분이 피부에 닿은 경우, 피부의 습기로 인하여 침전기가 침을 타고 몸의 내부로 모두 이동하지 않고 피부 표면을 따라 흐를 수 있다(특히 여름철). 이때 따끔따끔한 느낌이 더 강하게 일어난다. 따라서 A와 같이 피부로부터 집게 끝 사이에 미세하게나마 거리를 두어야 한다.

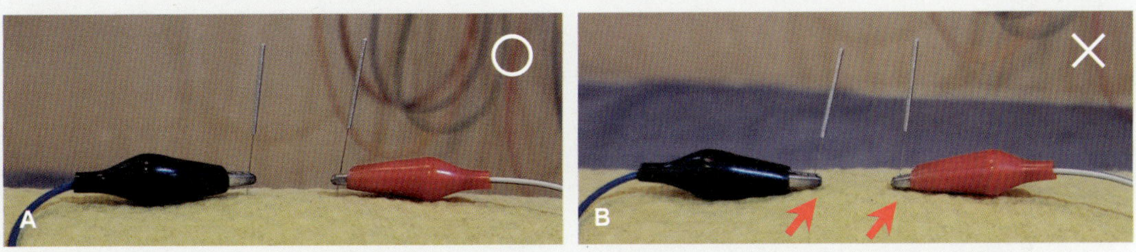

그림 6-20. 집게전침 걸기의 좋은 예(A)와 안 좋은 예(전침선의 집게 끝이 피부에 닿은 경우)(B).

⑦ 원장이 직접 출력 노브를 올리거나 스태프에게 자극강도를 서서히 올리도록 지시한다. 이때 작동하는 사람은 환자가 느끼는 자극이 기분 나쁘지 않을 정도로 천천히 올려야 한다.

⑧ 침치료가 시작되면 환자에게 **안전 주의사항**(심하게 움직이지 말고 종료 후 침을 뺄 때까지 편안하게 있을 것, 불편감이 있으면 호출할 것)을 환자에게 고지한다.

⑨ 작동이 완료되면 통상 전침기에서 부저가 울리게 되는데 이때 즉시 원장에게 보고하고 환자에게 가서 발침을 실시한다.

Tip 13. 전침이 끝났는데 다른 일을 하고 있을 때

굳이 전침이 아니더라도 환자의 치료가 끝나 기기가 울린다든지 환자가 콜(call)을 했을 때, 스태프가 다른 일을 하고 있거나 다른 환자를 케어하고 있어서 즉각적으로 갈 수 없을 때가 있다. 이 경우 크고 부드러운 소리로 '네, 곧 가겠습니다', '네, 잠시만 기다려 주세요'라고 말을 하여 '스태프가 당신의 치료가 끝났음을 알고 있다'라는 신호를 해 주어야 환자가 안심하고 기분 상하지 않는다.

⑩ 전침기의 다이얼을 다시 0으로 맞춘 후 기기의 전원을 끄고 전침선 연결을 해제한 뒤 발침한다.

⑪ 발침 시에는 환자에게 '조금 따끔거리실 수 있습니다'라고 안내한 뒤 발침한다.

Tip 14. 발침 시 주의사항

- 전침선을 침으로부터 분리한 후 침을 뽑거나 침과 전침선을 동시에 뽑는 경우가 있다. 어느 방법이 더 좋다고는 말하기 어렵지만, 침을 바닥에 흘리는 것만은 방지해야 한다. 간혹 뺀 침이 환자의 몸에 붙어 가는 경우도 있으니 주의하자.
- 전침선을 먼저 제거하는 경우, 전침선을 제거하면 간혹 환자가 발침이 모두 끝난 것으로 오해하여 벌떡 일어나 버리는 경우도 있으니, 이러한 경우 '침을 모두 뽑으면 말씀드릴게요. 잠시만 기다려 주세요'라고 안내한다.

⑫ 발침 후에는 충분한 알코올 솜을 이용하여 침놓은 부위를 닦아 준다.

Tip 15. 침을 뽑은 뒤(발침 후) 소독 요령

- 알코올 솜으로 소독할 때 환자가 따가움과 냉감을 느낄 수 있으므로 '소독해 드리겠습니다. 좀 따끔할 수 있습니다'라고 안내한다.
- 침을 모조리 뽑은 다음 소독하는 스태프가 있는데, 만일 침이 10개 이상 산발적으로 꽂혀 있는 경우 모두 발침해 버리면 소독할 부위를 깜빡할 수 있다. 그러니 2~3개 발침 후 소독, 또 이를 반복하는 형식으로 소독해 주는 것이 좋다.
- 침을 뽑은 자리에서 간혹 피가 흐르는 경우가 있는데, 이때는 소독솜을 바꾸어 꽉 누르지 말고 지그시 대 준다는 느낌으로 눌러 지혈한다.
- 알코올 솜으로 비비듯이 문지르면 침 부위가 따끔거리고 아플 수 있으니, 경험상 톡톡 건드리거나 천천히 살짝 누르듯이 지나가며 소독해 주는 것을 추천한다.

⑬ 발침을 하면서 침의 길이도 눈여겨보자. 침의 중간이 끊어져 환자의 몸속에 박히는 절침 사고가 있을 수도 있다.

⑭ 발침을 완료하면 환자의 몸을 쓰다듬으면서 '혹시 침이 빠지지 않은 곳이 있는지 확인해 보겠습니다. 혹시 안 뺀 부위가 있을까요?'라고 물어 확인하고 피가 나는 곳은 없는지 다시 한번 확인한다(**미발침 사고 예방**).

⑮ 발침 후 침과 알코올 솜은 의료폐기물 폐기함에 버린다(그림 6-21).

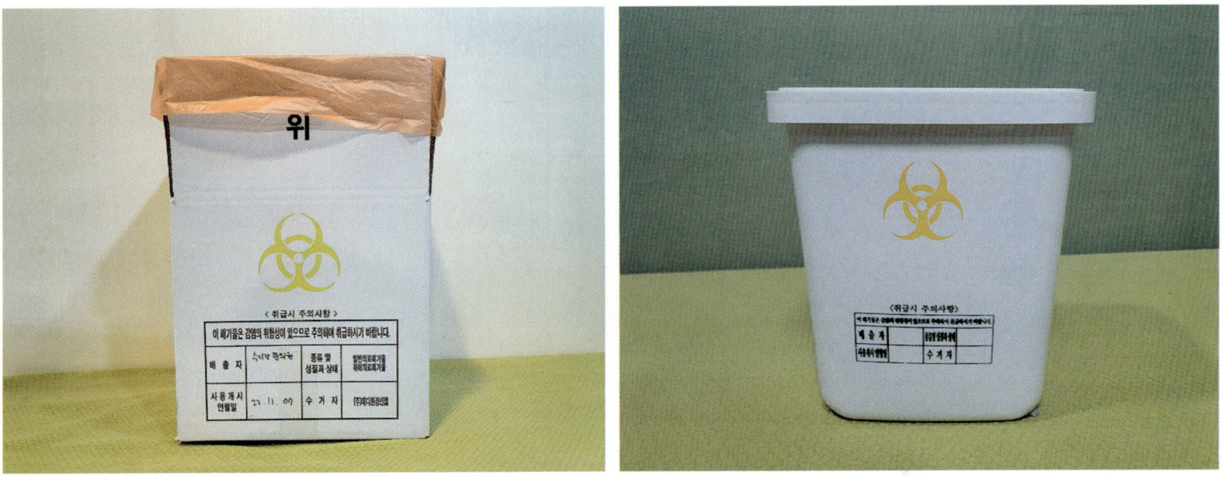

그림 6-21. 의료폐기물의 처리.

Tip 16. '언제 씻을 수 있나요?'에 대한 대응(Q&A – Q10 참고)

침술은 다양하고 사용하는 침의 굵기나 재질이 다른 등 한의원마다, 원장마다 다를 수 있어서 이에 대한 명확하고 확실한 교과서적 지침은 없다고 할 수 있다. 일반적으로 사용되는 침의 경우에는 4~5시간 후부터 물 샤워 정도는 가능하겠고, 대체로 사우나의 이용은 다음 날로 지정하곤 한다.

결국 사전에 원장이 지정한 시술 부위에 대한 목욕 가능 시간은 원장으로부터 지시를 받는 것이 좋다.

(2) 약침

① 원장이 약침을 오더(예: '○○○ 님 어혈약침 2cc, 2부위 준비해 주세요')한다.

② 스태프는 해당 약침의 바이알 입구를 알코올 솜으로 소독한 뒤 주사액 입구 고무 부분의 중앙에 주사기 니들을 삽입 후 바이알을 뒤집어 들고 주사기 손잡이를 당겨 오더 용량만큼 주사기에 옮겨 담는다(그림 6-22).

③ 바이알에서 주사기를 뽑을 때에는 바로 세워서 뽑아 약액이 흐르는 것을 방지한 뒤, 주사기의 뚜껑을 닫아 알코올 솜과 함께 배트(vat; 흔히 '밧드', '바트' 등으로도 표현하지만 배트가 올바른 표현임)에 담아 대기한다(그림 6-23).

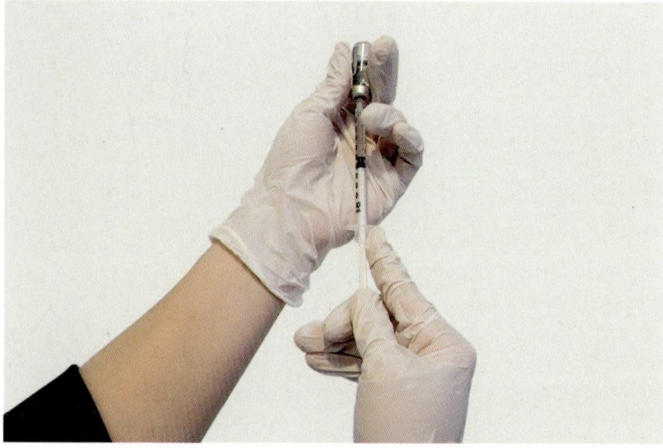

그림 6-22. 주사기에 약침액을 용량에 맞추어 담는다.

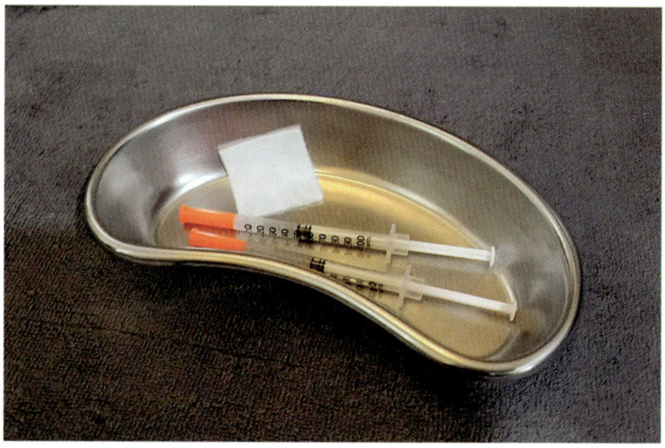

그림 6-23. 약침의 준비.

짚고 넘어가기

Tip 17. 약침 준비 시 주의사항

- 약침에 사용되는 인슐린 주사기의 경우, 니들이 가늘어 초보자는 다루기 어려워하기도 한다. 니들이 잘 휘어질 수 있으므로 뚜껑을 닫을 때 특히 유의하고, 뚜껑을 닫다가 실수로 니들을 찍었을 때에는 니들이 손상되었다고 판단하고 주사기를 교체한다.
- 약침액을 급하게 빨아들이면 다량의 공기가 유입될 수 있으니 신중히 뽑는다. 미세한 공기 방울일지라도 주사기를 튕겨 공기 방울을 제거해 준다.

④ 원장에게 약침 준비 완료를 보고한다[예: '원장님, 0번 베드(○○○ 님) 어혈약침 2cc 준비되었습니다'].

⑤ 원장이 약침 주사를 완료한 후 사용한 주사기는 일회용 폐기물로서 주사기 니들을 'ㄱ'자로 꺾어 폐기물 박스에 버린다.

⑥ 약침, 특히 봉침의 경우 알레르기 및 과민반응(아나필락시스 쇼크)이 오는지를 잘 관찰해 주어야 한다.

짚고 넘어가기

Tip 18. 약침의 보관 및 관리

- 바이알에 남은 침제(약침액)는 원내 규정에 따라 냉장보관 또는 폐기하는데, 바이알에서 약침으로 약액을 이동한 후 보관 시에는 바이알 입구를 알콜 솜으로 소독해 둔다.
- 약침액을 미리 주사기에 담아서 냉장고에 보관해서는 안 된다. 사용할 때마다 주사기에 옮겨 담아야 한다.

(3) 온침

① 원장이 침술 중에 또는 사전에 온침의 준비를 오더할 수 있다. 침치료 중에 해당 혈자리에 추가적인 온침이 필요하다고 판단할 수 있기 때문이다(예: '○○○ 님 온침 준비해 주세요').

② 온침의 경우 전자 온침은 원장이 간단히 시행할 수 있으므로 별다른 어시스트가 필요 없다. 단, 발침 후 온침기의 구멍과 주변을 잘 소독하여 감염 예방에 초점을 맞추면 된다(그림 6-24).

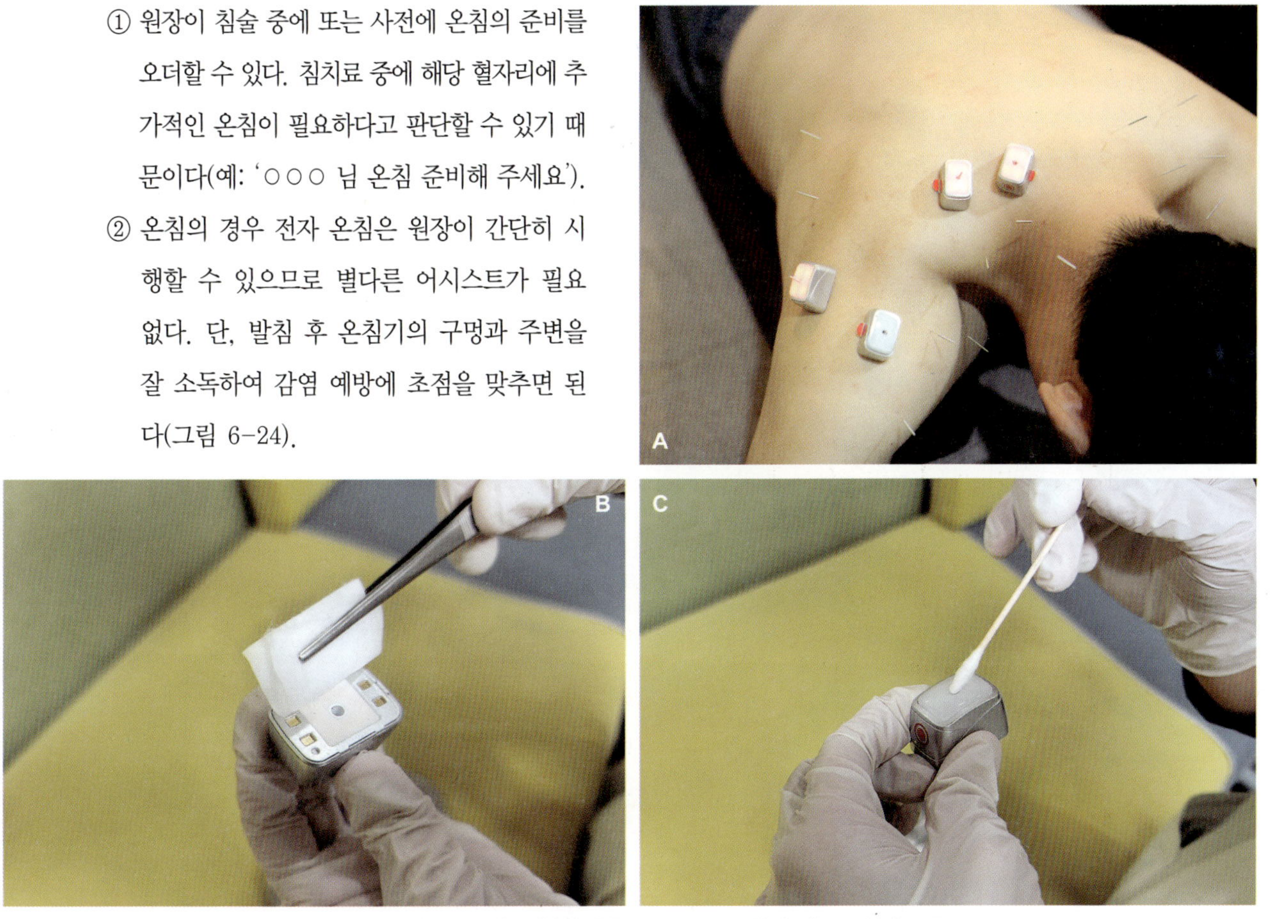

그림 6-24. A, 전자뜸을 이용한 온침 시술. B, C, 침이 닿는 부위의 소독.

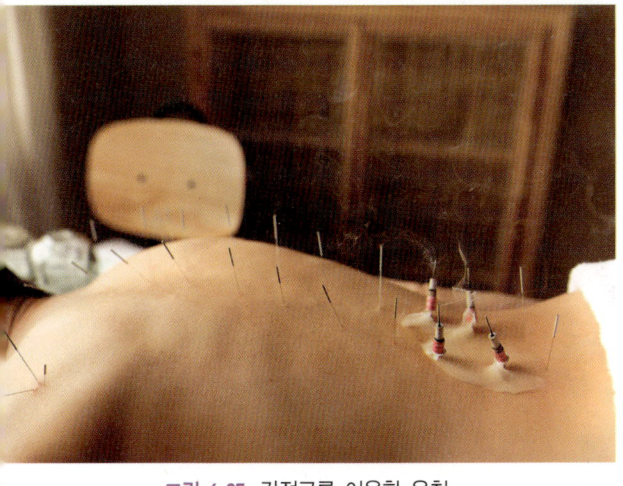

그림 6-25. 간접구를 이용한 온침.

③ 간접구를 이용한 온침의 경우 원장이 침술 후에 간접구를 침에 끼우면 스태프는 '불을 붙이겠습니다'라고 말한 뒤 간접구에 불을 붙이되, 침에 불이 직접 닿지 않도록 조심스럽게 한다(그림 6-25).

④ 불을 붙인 뒤 온침의 재 또는 불씨가 환자의 몸에 떨어지지는 않는지 관찰하고 있다가, 만일 환자의 몸에 불씨가 떨어지면 그 즉시 알코올 솜 등으로 닦아 내고 자운고(연고)를 도포한다. 이처럼 그 즉시 시행해야 하는 케어는 선조치 후보고의 형식을 취하도록 하자.

자세히 들여다보기

❒ 전자 온침

스태프 : 원장님, 1번 베드 침치료 준비되었습니다. **(원장 호출)**

원장 : (환자 상담 및 치료 실시) ○○○ 님, 침 놓겠습니다.
○○○ 님은 온침으로 진행하겠습니다.
전자뜸 3개 준비해 주세요.

스태프 : 네. 알겠습니다.

원장 : (침을 놓고 전자뜸을 침에 부착)

스태프 : 만일 불편하신 것이 있으면 불러 주세요. **(안전고지)**

(치료 완료 후)

스태프 : 원장님, ○○○ 님(1번 베드) 온침 15분 실시하였습니다. **(보고)**

❒ 간접구 온침

스태프 : 원장님, 2번 베드 침치료 준비되었습니다. **(원장 호출)**

원장 : (환자 상담 및 치료 실시) ○○○ 님, 침 놓겠습니다.
○○○ 님은 온침으로 진행하겠습니다.
간접구 중(中) 3개 준비해 주세요.

스태프 : 네, 알겠습니다.

원장 : [침을 시술한 후 침병(침의 손잡이)에 간접구를 끼움]

스태프 : 불을 붙이겠습니다. 뜨겁거나 불편하시면 말씀해 주세요. **(안전고지)**

(치료 완료 후)

스태프 : 원장님, ○○○ 님(2번 베드) 온침 15분 실시하였습니다. **(보고)**

7 뜸치료

침치료와 더불어 한의원에서 많이 쓰이는 간접구, 기기구술, 왕뜸(대애주구)에 대하여 다루어 보겠다.

1) 뜸치료의 준비물

원장의 오더에 따라 종류별 뜸을 준비한다(그림 6-26~6-28).

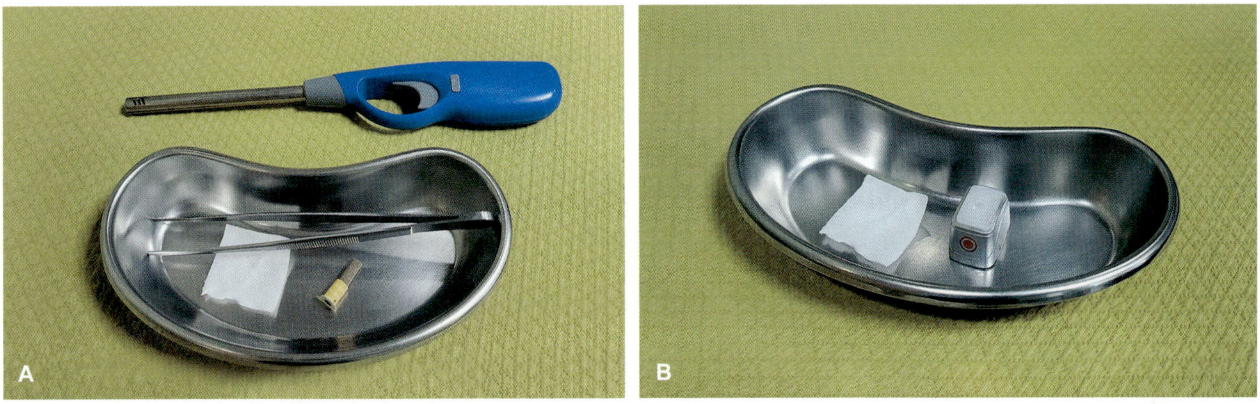

그림 6-26. A, 간접구. B, 전자뜸(기기구).

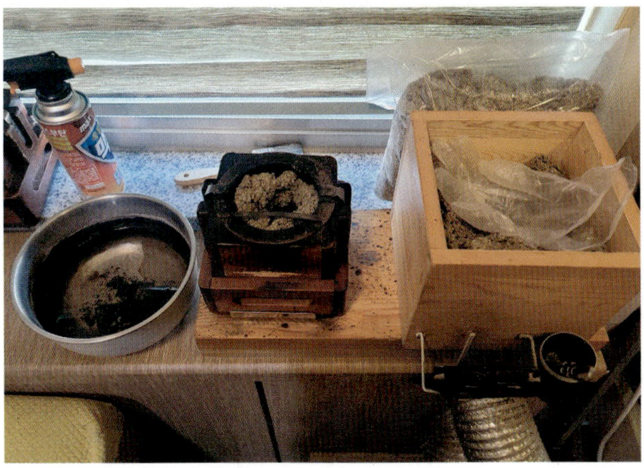

그림 6-27. 왕뜸(대애주구).

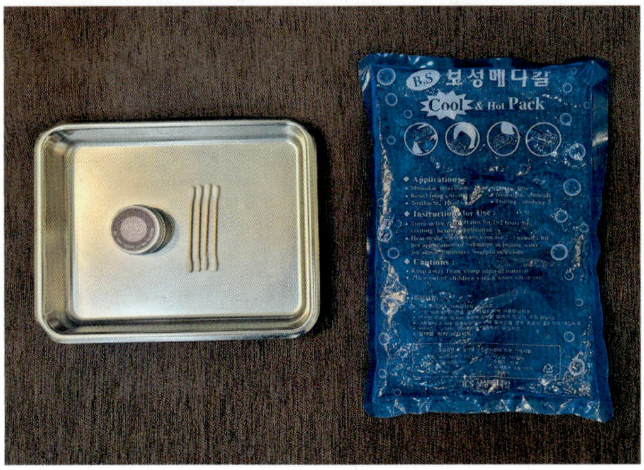

그림 6-28. 화상 발생 시 조치 용품(자운고, 냉팩).

2) 뜸치료의 준비

① 원장의 오더에 따라 간접구/전자뜸/왕뜸을 준비한다.

② 뜸시술 부위를 확인하고 환자의 뜸 부위를 노출시킨다.

• 누워 있는 환자의 뜸 놓을 자리 부위의 피부를 노출시켜야 한다. 즉, 베드로 들어왔을 때 환자복으로

갈아입어야 할 수 있다.

- 특히 뜸시술을 할 때 환자의 옷이 탈 수 있으니, 뜸 뜨는 자리와 주변에는 수건, 방수용 종이 등을 깔아 이를 예방해야 한다.

③ 환자의 상태(의식, 졸음 등)를 확인한다.

④ 원장이 다른 환자를 치료하고 있는지 상담하고 있는지 등의 동선을 확인하고, **뜸치료의 준비가 완료되었음을 원장에게 보고**하여 호출한다.

⑤ 왕뜸: 간혹 초진 환자의 경우 원장실에서 상담을 마치고 나와 바로 왕뜸을 지시하는 경우가 있으므로, 왕뜸은 불만 붙여 환자의 몸에 가져갈 수 있도록 준비되어 있어야 한다(그림 6-29).

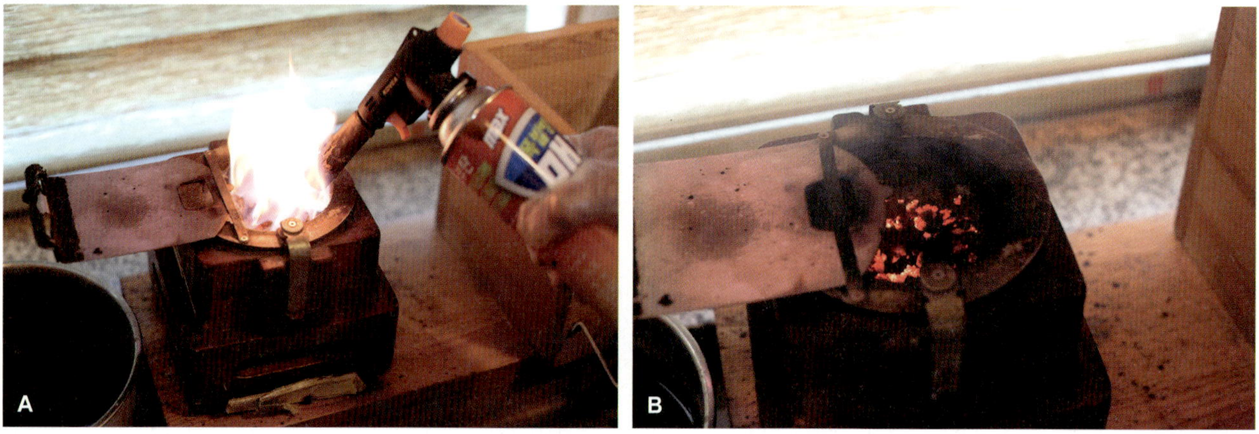

그림 6-29. A, 왕뜸에 불붙이기. B, 세팅된 왕뜸.

3) 뜸치료의 보조

(1) 간접구

① 원장이 직접 간접구를 시행하는 경우 옆에서 보조한다.

② 원장이 스태프에게 지시하는 경우 혈자리를 알려 주는데 통상 (1) 스티커를 붙여 놓거나, (2) 볼펜으로 표시해 둔다. 몸이 축축하거나 땀이 많은 경우 스티커나 볼펜 표시부가 지워지는 경우가 간혹 있으므로 원장의 오더가 나오면 신속하게 이행하는 것이 좋다.

③ 원장의 지시에 의해 하는 경우 우선 알코올 솜을 이용하여 혈자리를 닦아 준다. 혈자리에 땀, 체액 등과 이물질을 제거하고 소독해 주어야 간접구가 잘 붙는다.

④ 오른손으로 핀셋을 이용하여 간접구를 잡고, 라이터나 양초를 이용하여 간접구에 불을 붙인다.

짚고 넘어가기

Tip 19. **간접구 불붙이기**

뜸에 불을 붙일 때는 반드시 먼저 **뜸에 불을 붙인 후 환자의 몸에 붙여야** 한다(그림 6-30). 간혹 불량 뜸의 경우 불을 붙이다가 뜸이 갈라져 흩어질 수 있다. 이때 환자의 몸에 뜸이 붙어 있는 상황이라면 환자가 화상을 입을 수 있다.

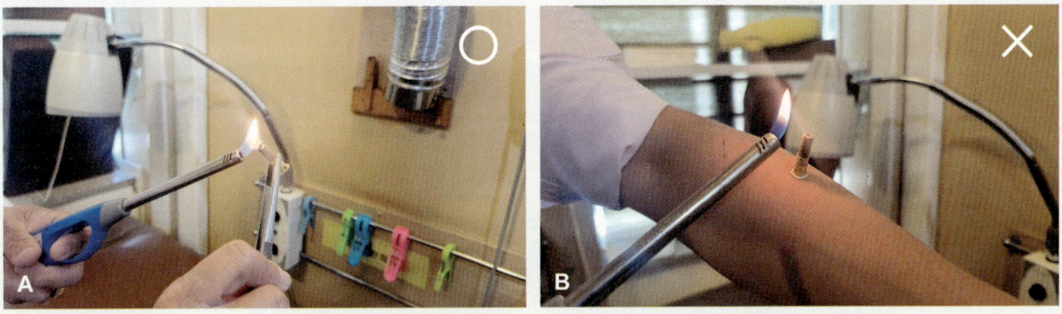

그림 6-30. 간접구 불붙이기의 좋은 예(A)와 안 좋은 예(B).

Tip 20. **간접구 잡기 노하우**

간접구의 단면을 보면 그림 6-31의 A와 같은 형상으로 되어 있다. 잘못된 예(C)를 보면, 뜸이 타들어 가는 부위를 잡고 있는 셈이다. 즉, 뜸을 뗄 때 이곳을 잡으면, 뜸이 떨어져 환자가 화상을 입을 수 있으니 반드시 간접구의 아랫부분을 잡아야 한다(B).

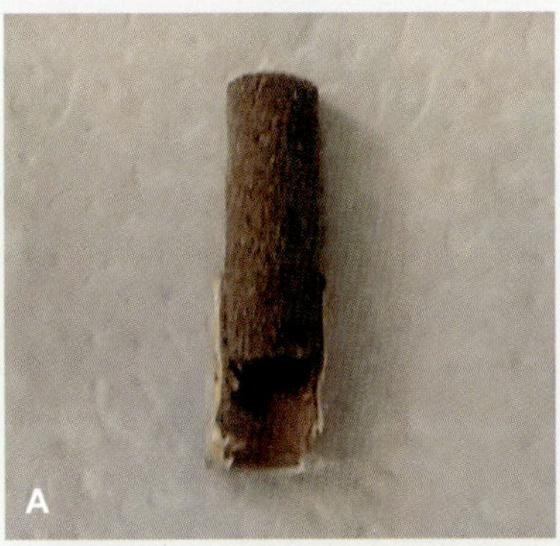

그림 6-31. 간접구 단면(A). 간접구 잡기의 좋은 예(B)와 안 좋은 예(간접구의 윗부분을 잡은 경우)(C).

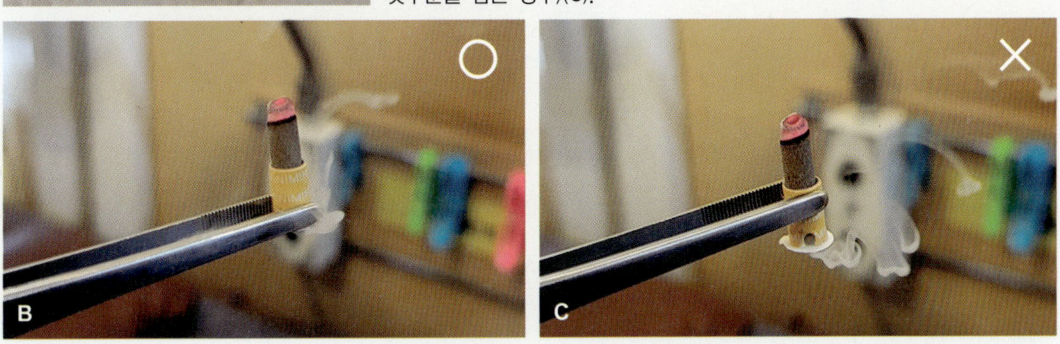

⑤ 표시된 부위에 뜸을 놓아 준다.

Tip 21. 여러 개의 간접구를 붙일 때의 노하우

- 여러 개의 간접구를 붙일 때 너무 빠르게 붙여서 여러 개가 동시에 타들어 가는 상황이 되면, 나중에 뜸이 끝날 무렵 환자가 열감을 과도하게 느낄 수 있다. 따라서 뜸에 불을 붙일 때는 ①번 뜸과 ②번 뜸의 사이에 약 5~10초 정도의 시간차를 두고 붙이는 것이 좋다.
- 그림 6-32와 같은 순서로 뜸을 붙이는 것이 효과적이다. 원장이 특별히 뜸의 부착 순서를 지정하지 않았다면, 그림의 순서처럼 붙여야 환자가 어느 부분이 뜨겁게 느끼는지 알아채기도 쉽고, 떼어 내기도 용이하다.

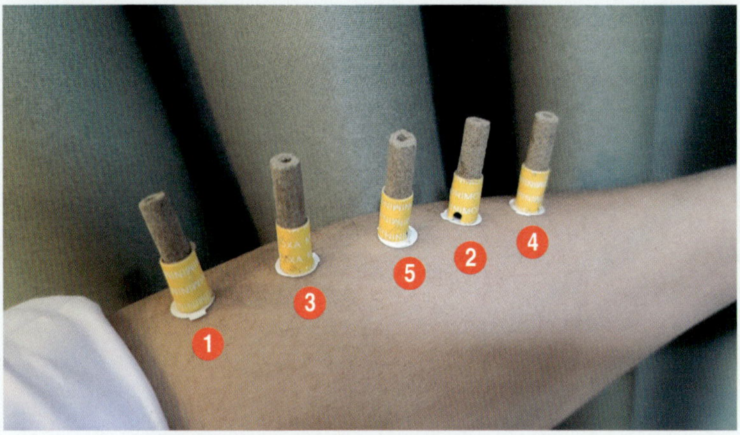

그림 6-32. 여러 개의 간접구를 붙이는 순서(예).

⑥ 뜸치료가 시작되면 환자에게 (1) 움직이지 말 것, (2) 과한 열감이 느껴지면 호출할 것 등을 안내한다.

⑦ 뜸치료의 중간에 환자가 열감을 느끼면, 가장 많이 타들어 간 뜸의 순서대로 제거해 준다. 제거한 뜸은 물이 담긴 종이컵 또는 뜸 제거용 물통에 버린다.

⑧ 뜸치료가 완료된 부위를 알코올 솜으로 소독해 준다.

(2) 왕뜸(대애주구)

① 환자는 환부를 노출하고 더 이상 움직이지 않는 상태에서 뜸술을 받아야 한다.

② 발화대에서 준비된 왕뜸에 불을 붙인다. 불을 붙일 때 정중앙으로 토치를 쏴 준다(약 20~30초)(그림 6-33).

③ 왕뜸의 뚜껑을 닫고 환자의 환부에 왕뜸을 올려놓은 뒤 신속하게 연통을 작동(또는 가동)시킨다.

④ 환자가 열감을 느끼도록 왕뜸의 뚜껑을 개방한다(그림 6-34).

⑤ 왕뜸이 환자의 몸에서 엎어지지 않도록 수건으로 감싸 준다(그림 6-35).

⑥ 왕뜸이 진행되면 환자가 열감을 느끼는 시점이 온다. 왕뜸기의 매뉴얼마다 다르지만, 왕뜸의 열기가 최고조를 이루는 시점 또는 직전에 왕뜸의 뚜껑을 닫아 주어 열감이 지속될 수 있도록 해 준다.

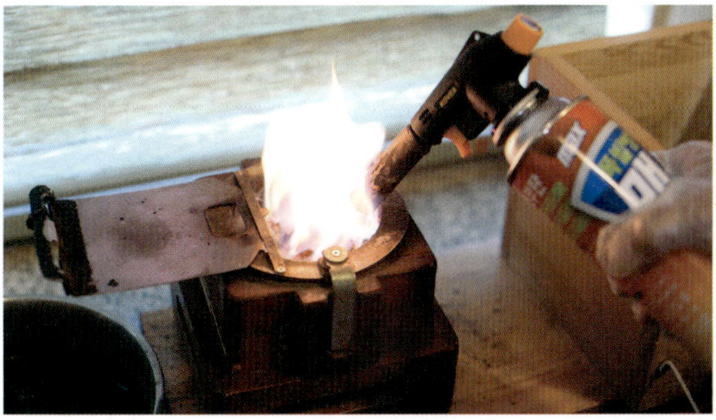

그림 6-33. 왕뜸에 불붙이기.

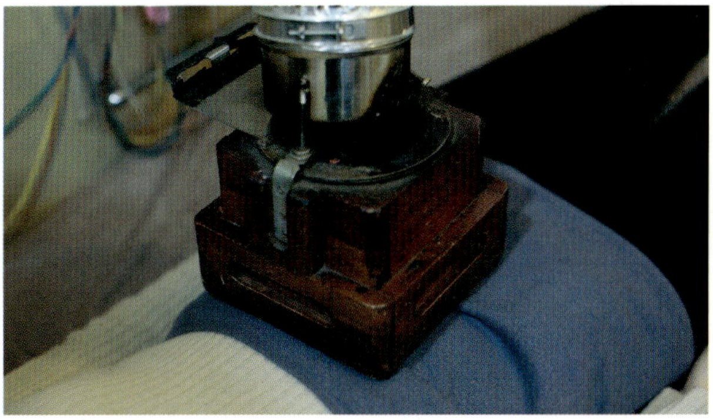

그림 6-34. 연통을 연결하고 왕뜸의 뚜껑을 개방한다.

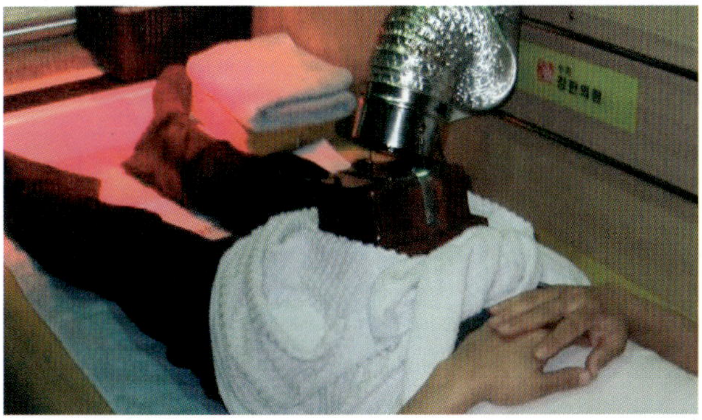

그림 6-35. 왕뜸이 넘어지지 않도록 수건으로 감싸 적절히 고정한다.

Tip 22. 뜸 진행 시 환기 관리

뜸으로 매우 유명한 어느 한의사는 뜸을 시술할 때 공기의 질이 매우 좋아야 한다고 누차 강조하였다. 주기적으로 환기하고, 특히 뜸을 시술할 때는 지속적으로 한의원 내의 공기를 순환시키거나 환기해 주어야 한다.

8 물리치료(ICT/TENS)

한의원에서 가장 많이 사용되는 물리치료 장비가 ICT와 TENS이다. 이 2가지 정도 기기의 조작법을 익히게 되면 다른 치료 장비의 작동방법은 대동소이하다.

1) 경근간섭저주파요법

(1) 치료의 효능

경근간섭저주파요법(ICT, '아이씨티'라고 부름)의 작동원리는 (한의학적 효능을 배제하고 설명하면) 2개 이상의 저주파 파장을 교차시켜서 교차된 파형이 만나는 지점에 '보강간섭'을 일으키는 것으로서(그림 6-36), 동통 완화를 위해 널리 이용되고 있다. 특히 심부조직(신경, 근육, 인대, 골막 등)의 동통 완화에 사용되는 외과적 장비이다.

도자컵(석션컵)(그림 6-37)은 그림 6-36처럼 붙이게 되는데, 통상 (+)극은 심장과 가까운 곳에, (−)극은 심장과 먼 곳에 붙인다. 검은색 파장과 붉은색 파장이 교차되는 점이 치료 부위이다.

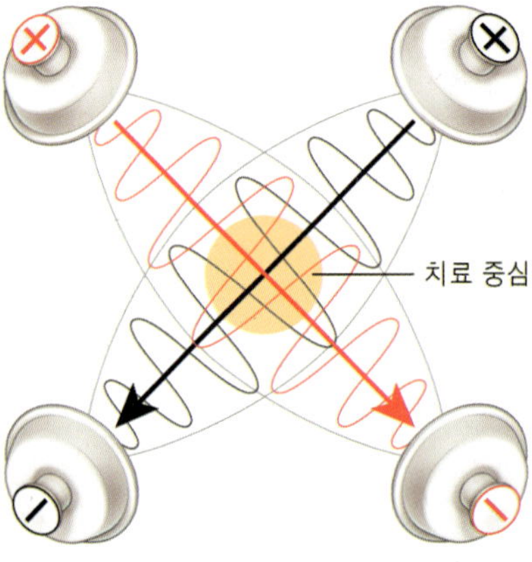

그림 6-36. ICT 작동원리의 모식도.

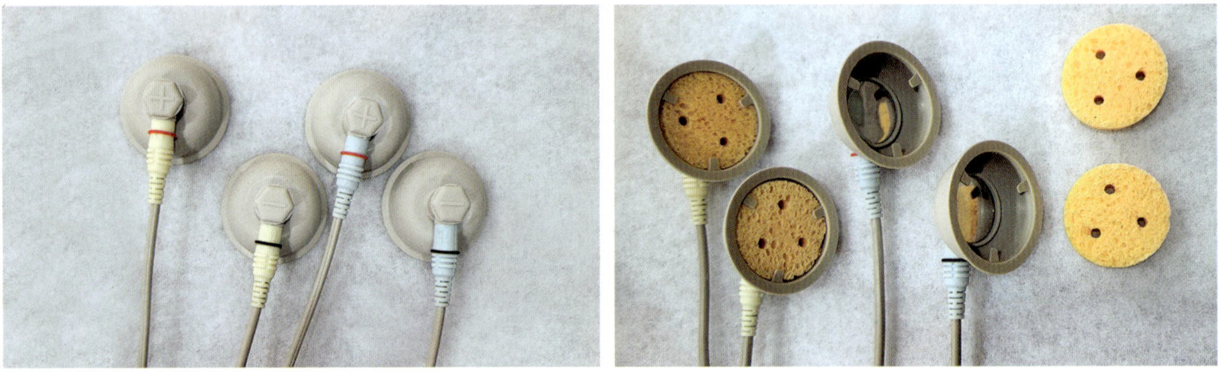

그림 6-37. 도자컵의 겉면과 안면.

(2) 조작 방법

① 기기의 스위치를 켜고 원장의 지시에 따라 부착점에 도자컵을 부착한다.

② 프로그램 또는 주파수를 설정하고 시간을 조절한다(그림 6-38).

③ 환자에게 전기 자극이 들어간다고 알리고, 다이얼을 돌려 전기 자극을 서서히 올린다.

④ 환자가 견딜 정도의 자극을 받고 있으면 다이얼의 조작을 멈추고, 환자에게 몇 분간의 치료인지를 알려 준다(예: '○○○ 님, 간섭파치료 10분간 시행하겠습니다. 불편한 점 있으면 불러 주세요').

⑤ 작동이 종료되면 기기를 끄고, 도자컵을 환자의 몸에서 떼어 낸 후 환자에게 불편감이 없었는지를 확인한다.

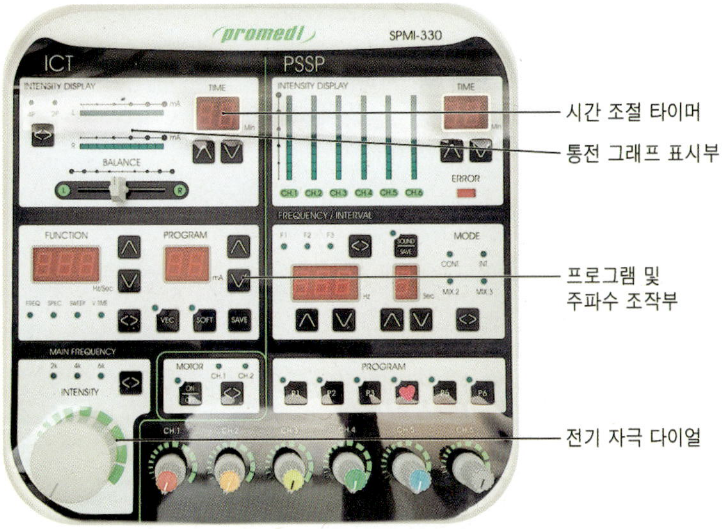

그림 6-38. ICT 조작부. 대부분의 ICT는 주파수 조절, 전기 자극 조절부, 통전 그래프 부분이 나뉘어 있다.

짚고 넘어가기

Tip 23. 도자컵 붙이기 노하우(그림 6-39)

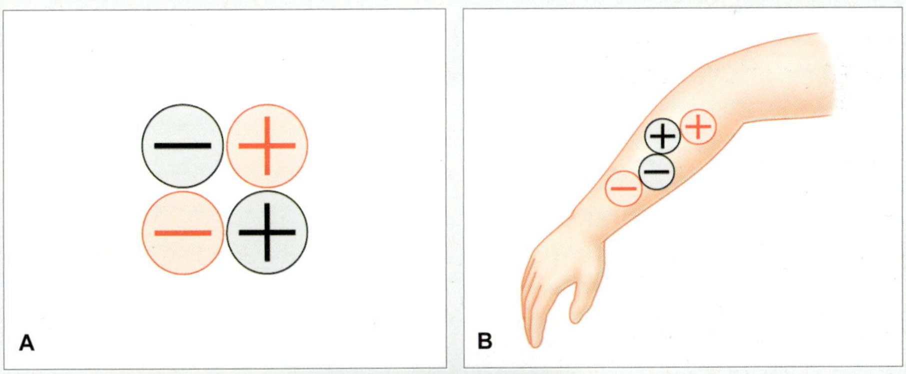

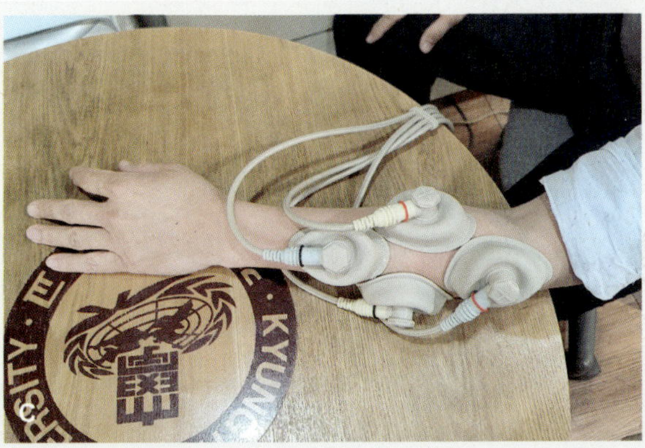

그림 6-39. A, 좁은 부위(협소한 부위)에 붙이거나 환자가 강한 전기 자극을 원할 때는 도자컵을 가까이 배치하는 경우도 있다. B, C, 팔과 같이 좁은 부위에 도자컵을 붙일 때는 1열 배치로 하되 전기 자극 파형이 서로 교차될 수 있도록 배치해 준다.

(3) 주의사항

신체 내부에 금속(보형물, 핀 등)이 있는 경우나 악성종양, 암, 당뇨 등의 환자, 심장질환자, 임산부는 사용할 수 없다.

(4) 기기의 점검과 준비

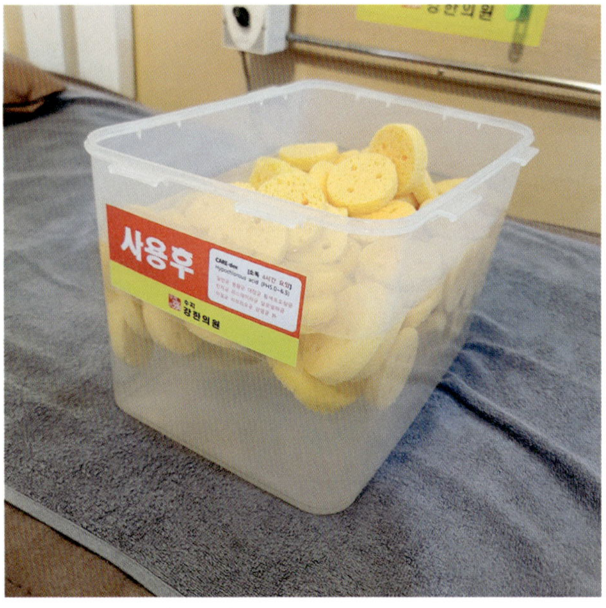

그림 6-40. 스펀지를 소독액에 침지하여 소독하는 방식.

① **스펀지의 소독**: 간혹 침을 놓았던 자리에 흡인도자컵을 사용할 경우 스펀지가 피를 빨아들이는 경우가 있다. 따라서 1회 사용/1회 소독을 원칙으로 하고 있으니, 사용 후에는 반드시 새것으로 교체해 주어야 한다. 스펀지에 이물질이나 피가 묻었을 경우 신속하게 중성세제로 제거하고 추가 소독을 해 주어야 한다(그림 6-40). 스펀지를 일회용으로 사용하는 한의원도 다수 있다고 한다.

② 사용하다 보면 **선이 자주 꼬인다.** 꼬여 있는 선은 모두 풀어서 고장을 예방하고 사용하기 좋도록 관리해 주어야 한다.

③ **흡입 이물질 탱크의 관리**: 흡인도자를 사용하는 기기는 이물질 탱크가 있거나, 호스를 통해 이물질을 외부로 배출하는 시스템을 갖추고 있다. 피부에서 발생한 땀, 피, 분비물 등이 물과 섞여 배출되고 이를 모으거나 담아 두었다가 배출하는 시스템으로 구성되는데, 이 부분이 참으로 오염도 잘되고 관리가 어렵다.
도자컵을 분리하여 호스를 따뜻한 물이 담긴 종이컵에 집어넣으면 물이 흡입되면서 자연히 호스와 탱크가 세척된다. 물을 많이 흡입시키면 기기가 고장날 수 있으니 100~150cc가 적당하다(그림 6-41).

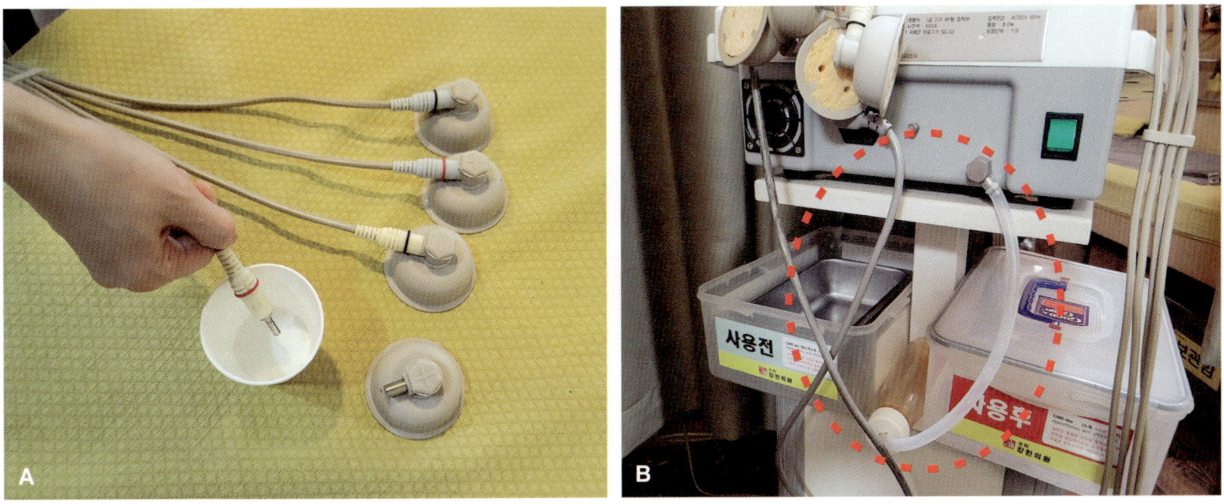

그림 6-41. A, 물은 될 수 있는 대로 따뜻한 물을 사용하고, 알코올 또는 세제를 섞지 않는다. B, 오수는 뒤에 있는 관을 타고 배출된다(특정 모델의 경우).

④ **전기 자극이 오지 않는 경우**: 이럴 때는 기기의 LCD 화면을 보자. 통전되면 그래프가 올라가게 되어 있다. 그래프가 올라가지 않는 상태라면(통전되지 않으면), 스펀지의 물기가 부족하거나 선이 끊어진 경우일 수 있다.

전기가 통하지 않는 고장을 의심하기 전에 해 볼 수 있는 것은 '쇼트' 시켜서 전기가 통하는지 확인하는 방법인데, 스펀지를 모두 뺀 후 그 안의 전극(쇠 부분)을 서로 맞대어 전기가 통하는지(기기의 그래프가 올라가는지) 확인해 보는 것이다. 이 방법은 기기의 전선이 단선되었는지를 알아보는 가장 쉬운 방법으로서 ICT, TENS 두 장비의 공통적인 점검 방법이다(그림 6-42).

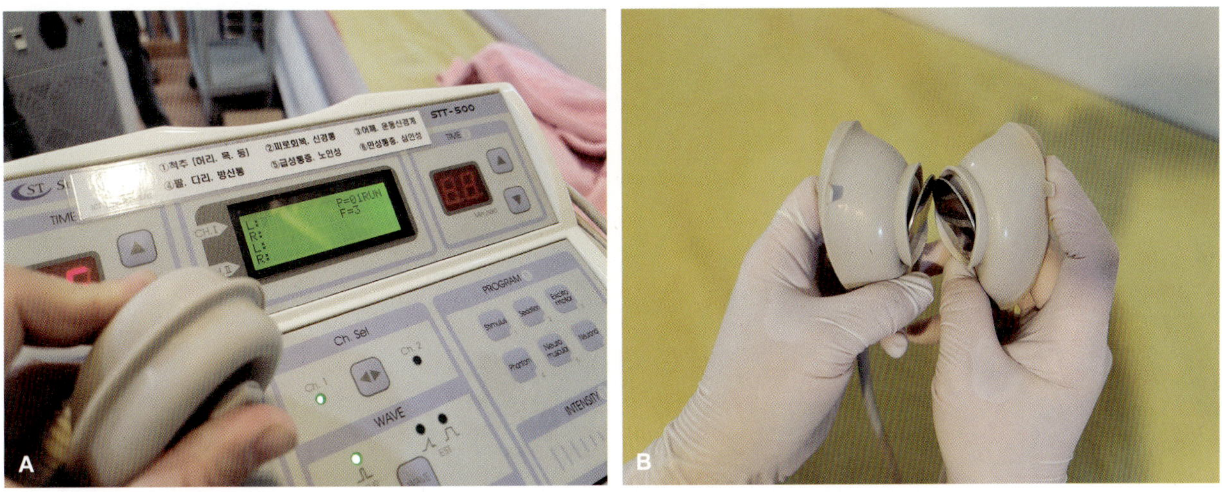

그림 6-42. 작동되고 있는 장비를 쇼트(전기 접속) 시키는 방법. (+)극과 (–)극을 맞대어 전기를 통전시켜 보거나(A), 스펀지를 제거한 후 쇠끼리 맞대는 방법(B)도 있다. ICT 및 TENS 공통적인 점검 방법이다.

⑤ **기기의 고장으로 오인되는 경우**: 기기의 전기 자극강도를 계속 올리는데 환자가 못 느끼는 경우가 있다. 이때 기기의 고장을 의심하게 되는데, 일부 환자 중에는 마비가 심하여 전기가 통하는데도 느끼지 못하는 경우가 있다. 기존에 만성적인 마비 환자일 수 있다는 것이다. 이러한 경우 원장에게 이를 알리고 적절히 조치를 취해야 한다.

자세히 들여다보기

Tip 24. 환자가 전기 자극을 느끼지 못하는 경우(그림 6-43)

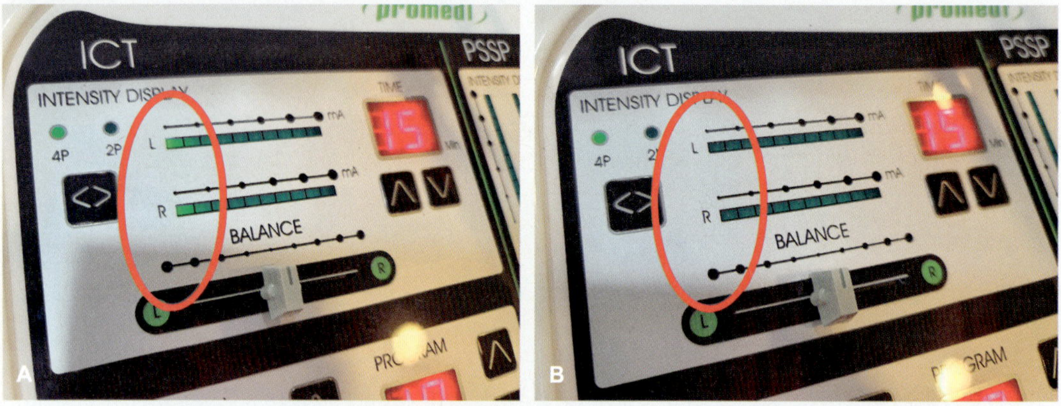

그림 6-43. A, 통전 그래프가 올라가 있는 모습. B, 통전 그래프가 올라가지 않은 모습.

- A와 같이 자극을 올렸을 때 그래프가 올라가는 것은 전기가 통하고 있다는 것이다. 즉, 환자가 느끼든 느끼지 못하든 기기의 고장이 아닐 확률이 높다.
- B와 같이 자극을 올렸는데 그래프가 올라가지 않으면 환자의 피부 표면이나 스펀지, 패드 등이 건조하기 때문이거나 기기의 단선 때문이다. 이 경우 스펀지나 패드에 습기를 주고, 물티슈 등으로 환자의 부착 부위를 닦아 준 후 재부착하여 다시 작동시켜 본다. 재차 시행했는데도 제대로 작동하지 않으면 기기의 오류나 고장일 수 있다.

2) 경피전기자극요법

(1) 치료의 효능

경피전기자극요법(TENS, '텐스'라고 부름)은 진통작용, 동통 완화에 특화된 장비로서 부드러운 자극에 의해 치료되는 장비이다. ICT는 깊은 침투력으로 광범위한 부위에 작용하는 반면, TENS는 부드럽게 협소한 부위, 경혈점에 직접 자극을 가한다. (+)극은 흥분작용을 돕고 (−)극은 진정작용을 해 준다고 알려져 있다.

(2) 조작 방법

① 기기의 스위치를 켜고 원장의 지시에 따라 부착점에 패드를 부착한다(그림 6-44).

② 프로그램 또는 주파수를 설정하고 시간을 조절한다(그림 6-44).

③ 환자에게 전기 자극이 들어간다고 알리고, 다이얼 또는 슬라이드를 조작하여 전기 자극을 서서히 올린다.

④ 환자가 견딜 정도의 자극을 받고 있으면 다이얼 조작을 멈추고 환자에게 몇 분간의 치료인지를 알려 준다(예: ‘○○○ 님 TENS 치료 10분간 해 드리겠습니다. 불편한 점 있으시면 불러 주세요’).

⑤ 작동이 종료되면 기기를 끄고, 패드를 환자의 몸에서 떼어 낸 후 환자에게 불편감이 없었는지를 확인한다.

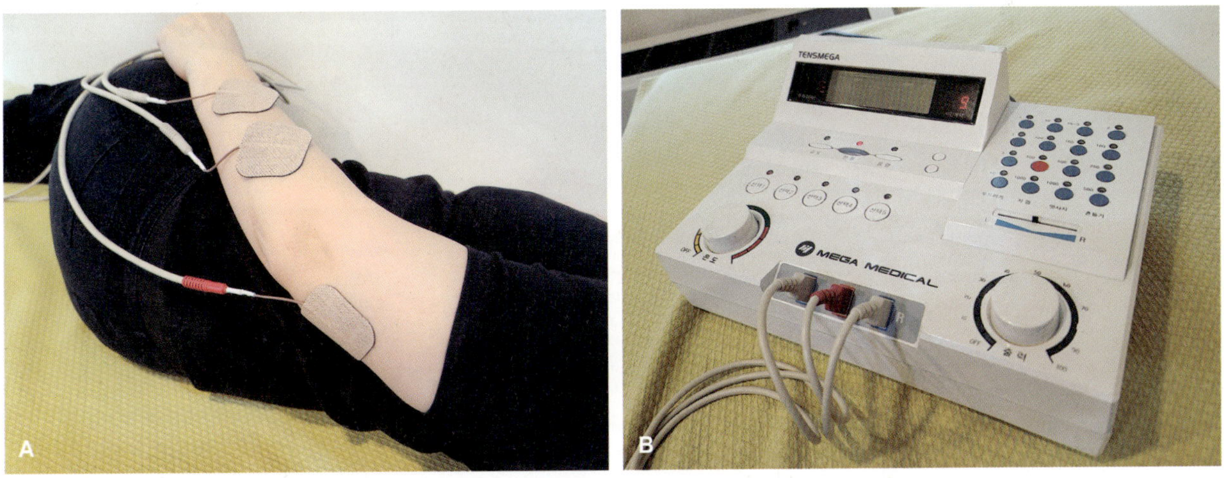

그림 6-44. A, TENS를 부착점에 붙인 모습. B, TENS의 조작부 모습.

(3) 주의사항과 기기의 점검

TENS는 ICT와 기기적 관리에 있어서 유사점이 많은 장비이다. 따라서 장비의 고장 유·무에서 가장 중요한 정상작동 여부와 도자 전선의 단선(선이 끊어졌는지) 여부를 확인하고 조치하는 내용은 ICT와 내용이 중복되므로 생략하겠다.

Chapter 7

한약 보조업무 – 한의원이니 당연히 한약이 있지

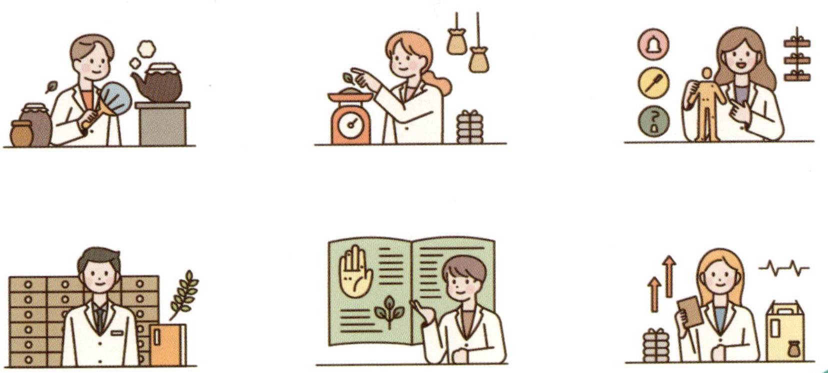

제1장의 3항 '치료개념 이해하기'에서 소개한 한약의 형태별 분류에서 여러 형태의 약을 소개했다. 하지만 흔히 한약이라고 하면 마시는 '탕약'이 가장 많이 떠오른다. 한의원에서 약을 직접 달이는(원내탕전) 경우가 가장 많고, 일부 한의원에서 환제를 직접 만들기도 한다. 이번 장에서는 한약을 달이는 방법과 환제/산제의 포장에 대한 기본적인 내용을 기술하고자 한다.

1 탕전실의 출입 원칙

1) 개인위생 상태

(1) 올바른 위생복장 착용 (그림 7-1)

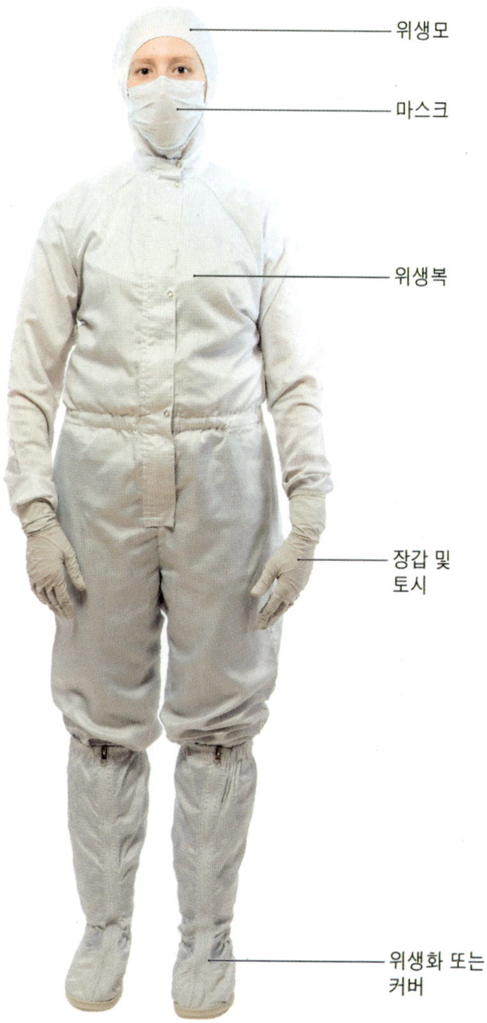

그림 7-1. 올바른 위생복장 착용 모습.

- 위생복을 입고, 탕전실을 나선 뒤에는 그 옷을 그대로 입고 다시 입실하지 않는다.
- 위생화는 반드시 탕전실 내에만 있어야 하고, 퇴실할 때 신고 나가지 않는다.
- 장갑을 낀 손으로 오염된 것을 만지지 않는다. 즉, 탕전 행위를 하는 장갑과 탕전실 청소용 장갑은 따로 있어야 한다.

(2) 스태프의 질병

- 감기, 몸살이나 기타 전염되든 전염되지 않든 질병이 있는 경우 반드시 한의사에게 알려서 조치를 받은 뒤 업무를 해야 한다.
- 약이 있는 공간에서는 질병이 없더라도 기침, 재채기, 침을 뱉는 행위 등을 하지 말아야 한다.

(3) 손 소독

- 탕전 규정에서 손 소독은 의무이다.
- 액상 비누 또는 손 소독 젤을 이용하여 멸균한다(그림 7-2).

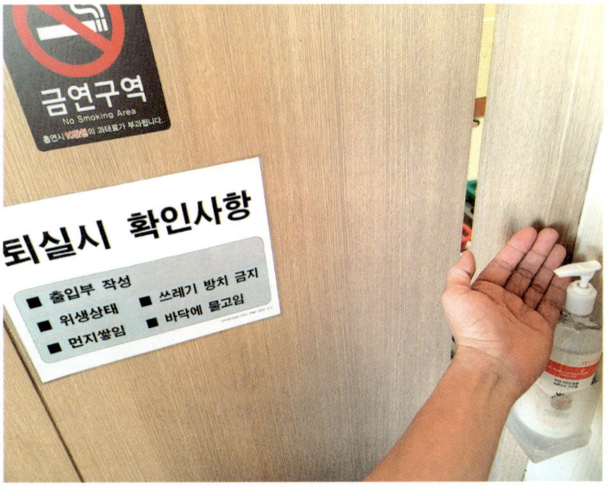
금연구역
No Smoking Area
퇴실시 확인사항
■ 출입부 작성
■ 위생상태
■ 먼지쌓임
■ 쓰레기 방치 금지
■ 바닥에 물고임

그림 7-2. 탕전실의 출입구와 같은 곳에 손 소독제가 비치되어 있으면 편리하다.

2) 탕전실의 입실

- 청소/관리/탕전 보조의 업무로 탕전실 입실 시 반드시 한의사에게 보고한다.
- 탕전실 입구 측에 비치된 탕전실 출입관리부를 반드시 기재한다(그림 7-3).
- 탕전실에는 개인 휴대품(음식물, 휴대폰 등)을 가지고 들어가면 안 된다.
- 원내의 강화된 규정이 있으면 이에 따른다.

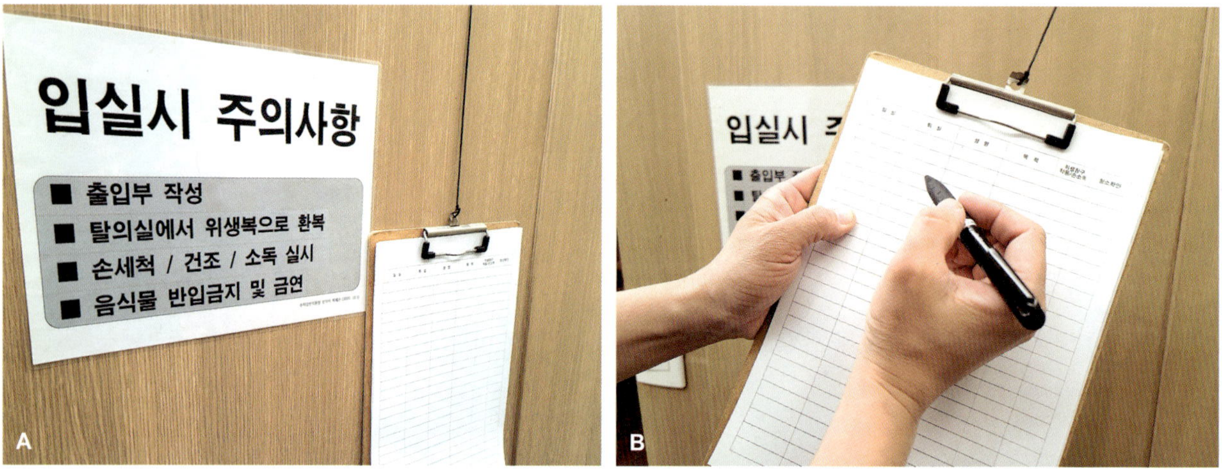

그림 7-3. A, 탕전실 입구에 입실 시 주의사항이 명시되어 있으면 주의하기 좋다. B, 출입명부를 작성하고 입·퇴실하는 것이 원칙이다.

3) 탕전실의 퇴실

- 전반적인 청소상태를 확인한다.
- 바닥의 오염을 확인하면 즉시 세척한다.
- 바닥의 물 고임을 금한다.
- 탕전/포장기 위생과 노즐, 호스의 청결을 유지한다.
- 한약을 달인 뒤에 나온 한약 찌꺼기는 반드시 외부로 가지고 나와야 한다(방치 시 곰팡이 발생).
- 쓰레기, 오염물질은 꼭 가지고 나와서 버린다(그림 7-4).

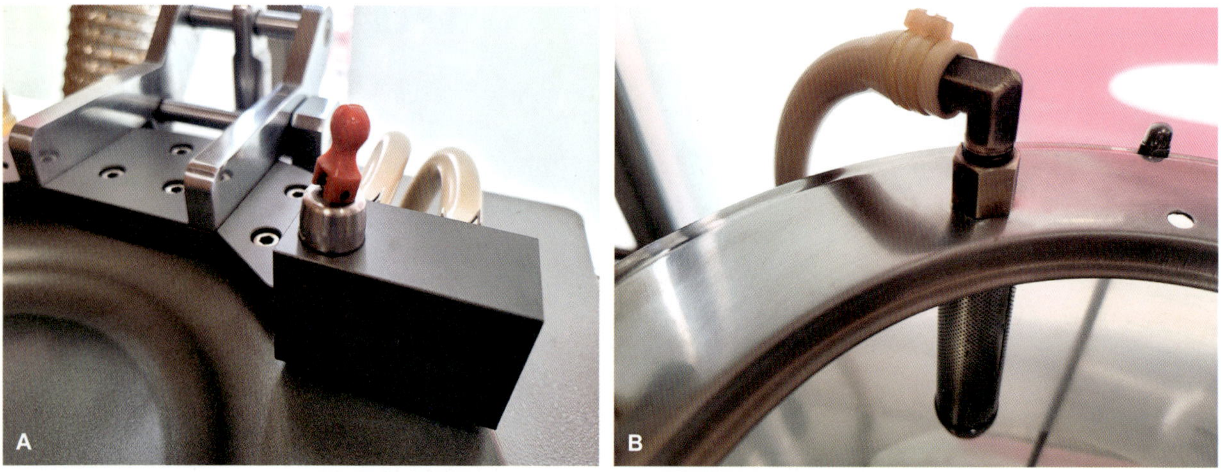

그림 7-4. A, 약탕기의 증기 배출 노즐은 노후 및 마모되어 파손되기 쉬우므로 청결 관리가 중요하다. B, 포장기의 스테인리스 거름망은 늘 청소하여 건조한 상태를 유지한다. *(계속)*

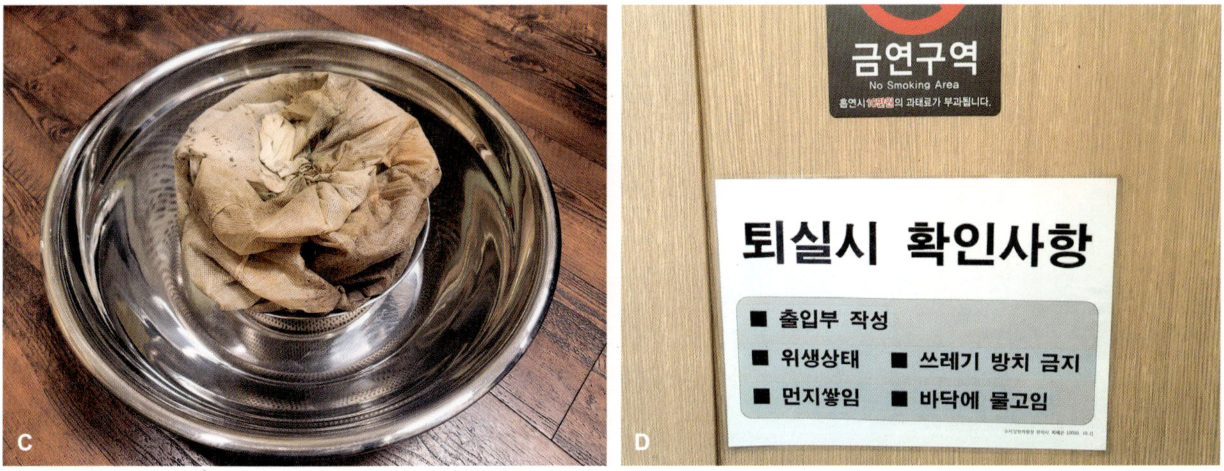
C
D
금연구역
No Smoking Area
흡연시 10만원의 과태료가 부과됩니다.
퇴실시 확인사항
■ 출입부 작성
■ 위생상태 ■ 쓰레기 방치 금지
■ 먼지쌓임 ■ 바닥에 물고임

그림 7-4. *(계속)* C, 한약을 달인 후 남은 찌꺼기는 외부로 반출하고, 최대한 건조하여 일반쓰레기로 배출한다. D, 퇴실 시에는 확인사항을 다시 한번 체크한다.

2 탕전 업무의 보조

직원의 업무 중 청결과 위생관리를 막론하고, 환자와 관련된 모든 업무는 한의사의 지시 감독을 따른다. 특히 한약/탕전의 보조는 엄격하게 한의사의 지시 감독을 따르며, 한의원 내에서든 밖에서든 한의사의 처방 없이 이루어지는 한약의 조제는 모두 엄격히 금지되어 있다.

1) 탕전용 주요 기기

(1) 탕전기

탕전기는 종류가 매우 다양해서 모두 열거하기 어렵지만 일반적으로 (1) 무압력식 약탕기, (2) 압력식 약탕기, (3) 초고속 약탕기, (4) 반제용 약탕기, (5) 옹기 약탕기 등으로 구분한다. 일반적으로 대부분의 한의원에서 사용하는 전기 약탕기의 종류이며, 이 외에도 불로 직접 가열하여 한약을 달이는 방식을 고수하는 한의원도 있다.

(2) 포장기

포장기는 포장되는 파우치의 종류에 따라 (1) 일반 자동포장기, (2) 롤 파우치용 포장기, (3) 스파우트 파우치 포장기 등으로 구분한다.

2) 탕전실 도구

(1) 계량 용품 (그림 7-5)

• 모든 용품 및 도구는 철저하게 위생 상태를 유지해야 한다.

• 추출보자기(약 보자기)는 외관상 구멍이 없는지를 잘 살펴보아야 한다.

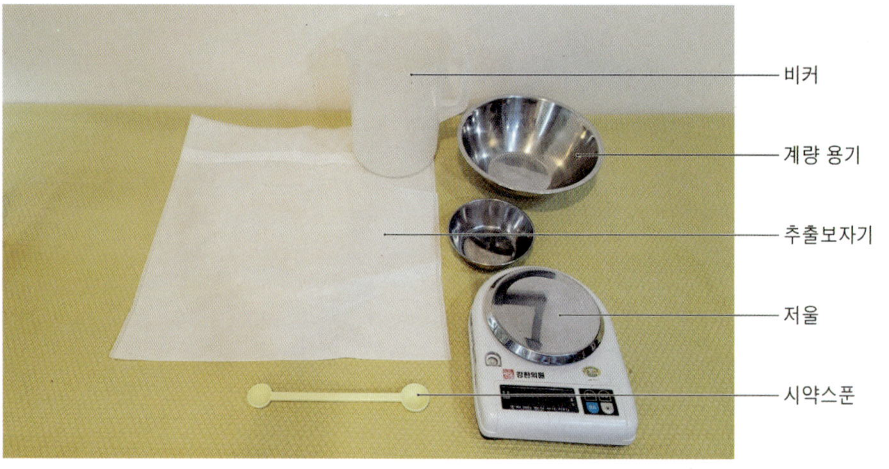

그림 7-5. 탕전실 계량 용품.

(2) 포장 용품 (그림 7-6)

• 한약 파우치는 표면이 오염되었는지, 입구 쪽이 접히지 않았는지 잘 확인한다.

• 한약 바구니는 한약 자동포장기로부터 약이 파우치에 담겨 나오면 담아 두는 바구니로, 한약이 뜨거운 상태에서 식을 때까지 대기하였다가 포장할 목적으로 사용한다.

• 한약 바구니의 경우 번호표를 부착하여 두면 여러 사람의 약을 달일 때 유용하다.

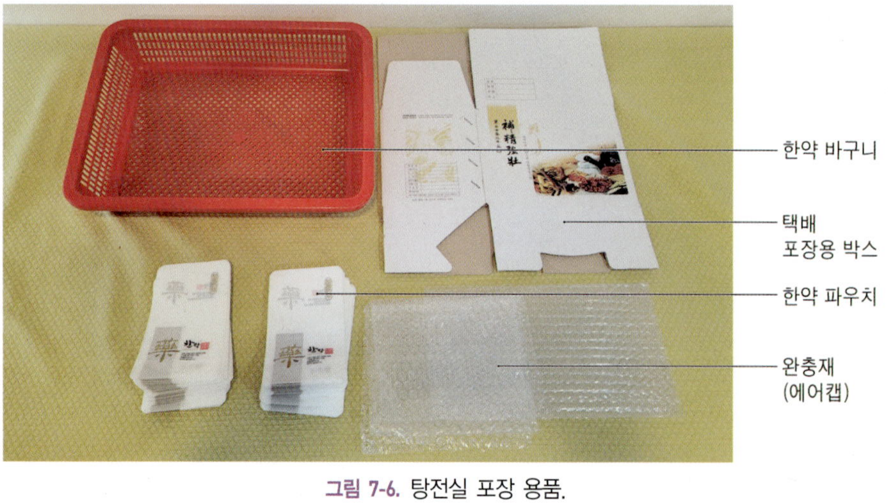

그림 7-6. 탕전실 포장 용품.

(3) 청소 용품 (그림 7-7)

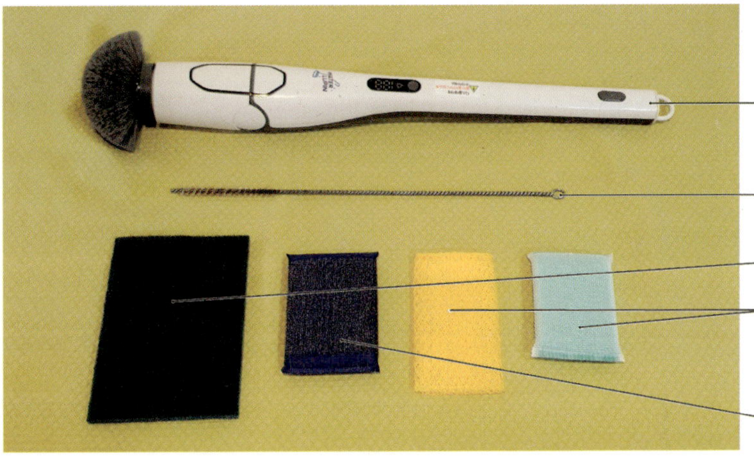

그림 7-7. 탕전실 청소 용품.

- 바닥 청소용 솔은 오염이 심한 곳을 청소하게 되므로 기기 청소와 병용을 금지한다.
- 연마용 수세미는 흔히 녹색 3M 수세미라 하여 널리 사용되지만, 프라이팬의 코팅층을 벗겨 내는 등 기기의 표면을 연마하여 흠집을 발생시키므로, 스테인리스 재질과 같은 부위에만 사용하도록 한다.
- 철 수세미의 경우 깊은 흠집을 발생시키며, 특히 유리/세라믹(도자기) 종류에도 흠집을 발생시키므로 오염도가 매우 심하지 않은 이상 가급적 사용하지 않도록 한다. 연마력이 좋아 닦을 때마다 빠르게 닦아 낼 수 있지만 깊은 흠집을 발생시켜 더욱 빠르게 오염된다.
- 프라이팬용 수세미는 재질이 가장 무른 것으로 되어 있기 때문에 코팅층의 손상을 최소화할 수 있는 장점이 있지만, 연마력이 거의 없기 때문에 세척시간이 오래 걸리는 단점이 있다.

짚고 넘어가기

탕전실 도구는 기본적으로 오염되기 쉽다. 사용 후 항상 건조 상태를 유지하고 될 수 있는 한 멸균된 상태를 유지해 주어야 한다. 특히 낡고 고장난 도구는 원장에게 보고하여 새것으로 교체해야 한다.

한의원의 탕전실은 가정과 식당의 조리실보다 엄격한 위생 기준이 적용된다. 환자를 치료하는 약을 만드는 곳이므로 공간의 위생은 물론, 작은 도구까지 모두 청결한 상태로 유지해야 한다. 필자의 경우 탕전실의 선반에 물건을 적재할 때 일회용품/멸균 도구의 경우 가장 위 칸, 세척해 사용하는 도구(용기 등)는 중간 칸, 바구니와 용기, 솔 같은 것은 아래 칸, 청소도구는 별도의 공간에 보관한다.

3) 탕전 업무 프로세스

탕전 업무의 흐름을 한눈에 볼 수 있도록 그림 7-8에 나타내었다.

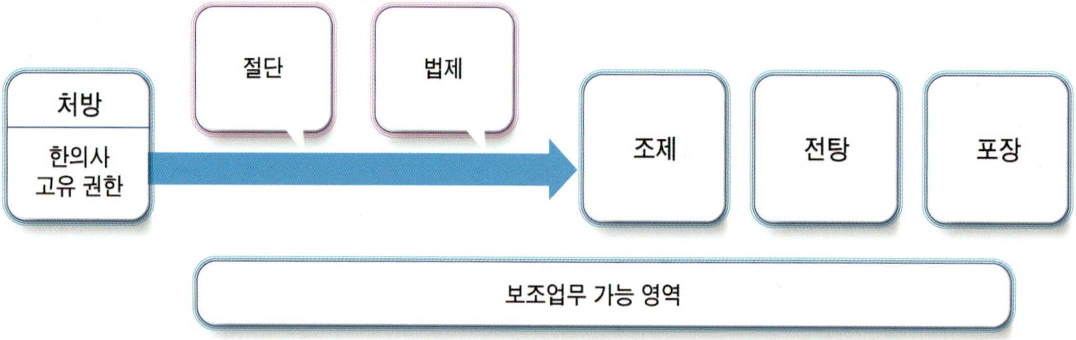

그림 7-8. 탕전 업무 흐름도.

① **처방**: 환자의 상태에 맞도록 한의사가 한약을 처방하는 단계이다.

② **조제**: 처방전이 나오면 그것을 보고 약의 무게를 달아 다른 약재와 혼합하는 것을 말한다.

③ **달이기(전탕)**: 처방전에 나온 물 등을 약과 함께 전탕기(탕전기, 약탕기 등)에 넣고 처방전에 나온 시간만큼 달이는 것이다.

④ **포장**: 약을 다 달인 후 전탕기에 있는 펌프를 이용하여 약 포장기에 약액을 넘긴 뒤 포장하는 것을 말한다.

⑤ **기타 업무**

- **절단**: 약에 따라서는 관리 차원에서 추출이 잘되고 계량하기 편하도록 자르거나 분쇄기로 분쇄하는 등의 작업을 말한다(그림 7-9).

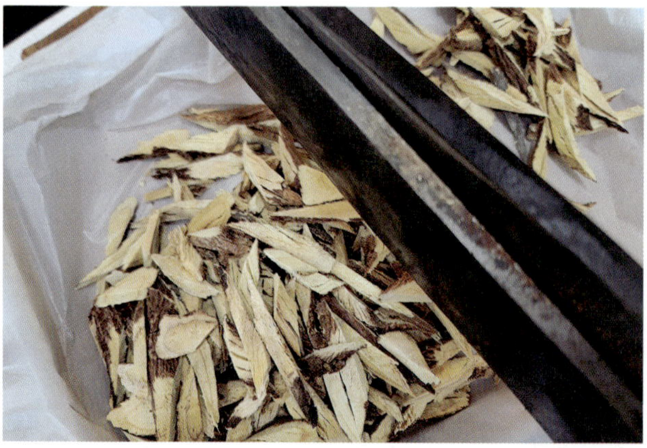

그림 7-9. 절단.

- **법제:** 약의 성질을 경우에 맞게 바꾸기 위하여 볶거나, 꿀을 발라 굽거나, 식초와 볶거나, 굽는 등의 한약재 사전 가공 작업을 말한다(그림 7-10).

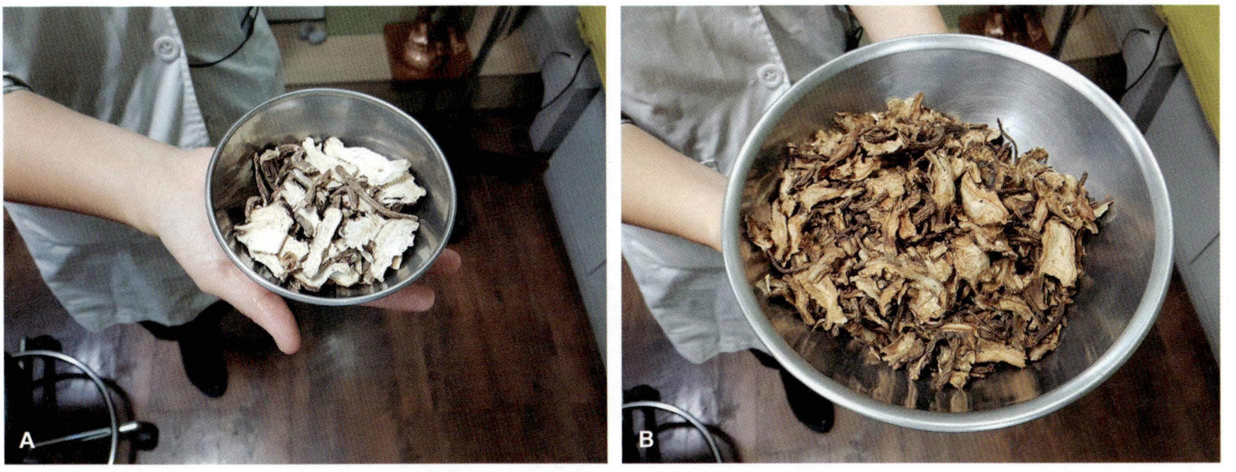

그림 7-10. A, 법제 이전의 당귀. B, 법제 후의 당귀.

짚고 넘어가기

❐ 한의원에서 자주 사용하는 전탕 용어

- **선전(먼저 달임):** A라는 약재는 4시간을 달이고 다른 약재는 2시간을 달여야 한다면, A라는 약재를 먼저 끓이기 시작하여 2시간이 지난 뒤 주가 되는 약재들을 탕기에 넣어 달이는 것이다.
- **후하(나중에 달임):** 어떤 약재는 오래 달이면 향이 빨리 사라지거나 약성이 떨어지기도 한다. 이럴 때는 처방하는 한의사가 '후하 30분', '후하 10분'이라고 표시한다. 약이 다 달여지기 30분 전, 10분 전에 넣어 달여야 한다는 의미이다. '후하 0분'은 다 달인 약에 후하 약재를 그냥 넣었다가 휘휘 젓고 건져 내는 방식이다.
- **포전(싸서 달임):** 약재의 특성상 약액을 혼탁하게 만들어 약의 소화 흡수를 방해하고 인후 등에 좋지 못한 영향을 주는 것은 면포 같은 것에 싸서 달이는 것을 말한다.
- **별전(따로 달임):** 따로 달인 다음 주약과 합치는 방식이다.
- **용화(주약에 녹여 넣음):** 교질약재(녹각교, 아교 등)는 끈적하므로 포장할 때 포장기의 벽에 들러붙거나 1첩으로 달여 넣을 때 그릇에 붙는다. 이 경우 조금씩 넣으면서 뜨거운 약액에 녹여 섞는 것을 말한다.
- **구전(오래 달임):** 약재의 독성을 중화하거나 제대로 된 약효를 내게 하기 위해 오랫동안 달이는 것을 말한다.

4) 탕전 보조업무의 실제

처방전이 나와서 약을 포장하기까지 모든 단계별, 요소별 순간마다 처방을 지시한 한의사에게 보고하는 습관을 들여야 한다.

"원장님, 약재 계량하겠습니다. 확인해 주세요."

"원장님, 약 달이겠습니다."

"원장님, 약 다 달였습니다. 약 포장하겠습니다."

원내에서 약속된 지시사항이 있다면 그에 따라야 하겠지만, 초보자라면 더욱 적극적인 감독을 받아야 하는 업무가 **한약 보조업무**이다.

(1) 계량

① 저울의 스위치를 켜고 용기를 올린 후 '영점' 또는 '용기' 버튼을 눌러 '0'으로 표시되도록 준비한다(그림 7-11).

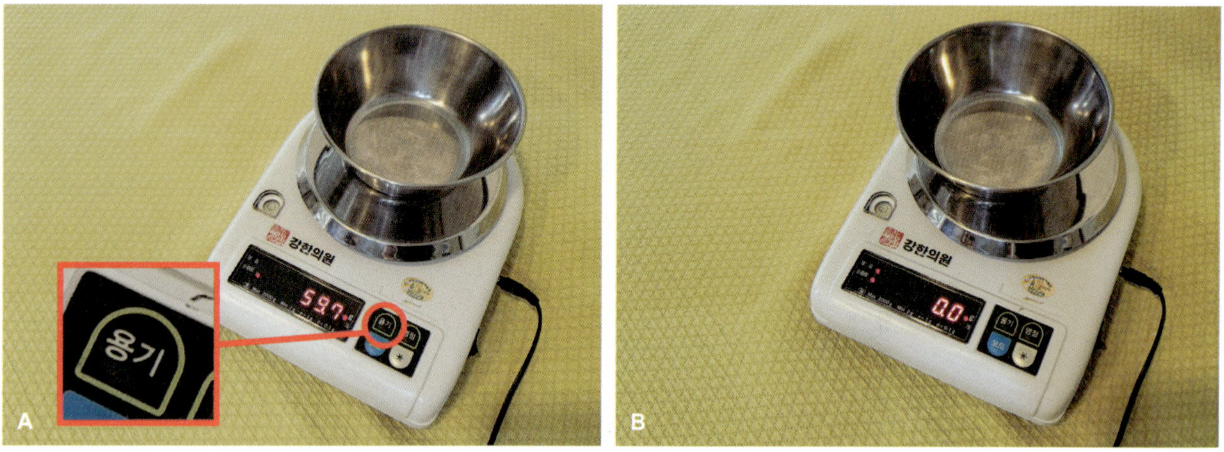

그림 7-11. A, 용기를 올려놓은 뒤에는 '용기' 버튼을 누른다. B, 눈금이 0.0g으로 세팅된다.

② 처방전에 나와 있는 약재와 용량을 확인한 후 저울로 잰다(그림 7-12).

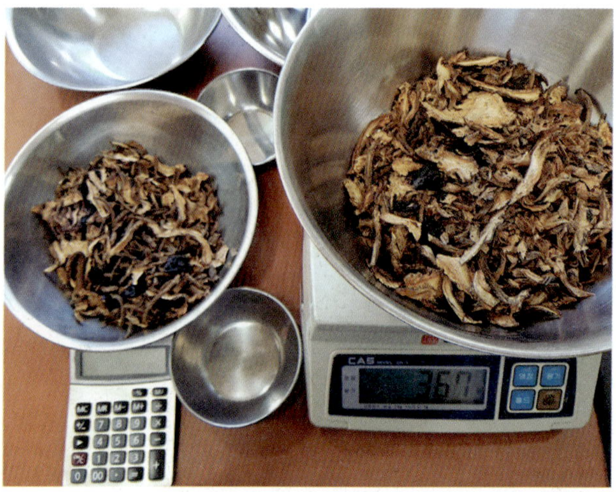

그림 7-12. 약재가 저울에 담긴 모습.

③ 한약을 포에 담는다(사전에 세척해야 하는 약재가 있을 수 있으니 반드시 확인한다).

짚고 넘어가기

❐ 혹시 빠뜨린 약재는 없나?

탕전 업무에 있어서 가장 많이 발생하는 실수를 꼽자면, 단연 '**약재 누락**'이다.

처방전에 나와 있는 약재의 총량을 다시 저울에 달아 보자. 보통의 추출보자기는 20~25g 내외이다. 약재의 총무게와 추출포의 무게를 합한 수치가 얼추 오차범위 내에 있으면 맞는 것이고, 과도하게 몇십 그램씩 차이 나면 기억을 더듬어 빠진 약재가 없는지 확인해 보고, 찾기 어려우면 다시 보자기를 열어 빠진 약재를 찾는 수고를 해야 한다.

약 처방이 종이로 출력되어 나오는 경우 체크리스트처럼 옆에 체크해 가며 약재를 약포지 또는 용기에 담는다. 모니터의 화면을 보면서 약을 포장할 때에는 수고스럽지만 출력하거나 종이에 적어 체크해 가면서 약재를 계량하고, 모든 계량이 끝난 뒤에는 약과 관련된 개인적인 메모는 파기한다.

(2) 달이기

① 전탕기(추출기, 약탕기, 탕전기 등)의 전원을 켠다(기기의 작동 매뉴얼에 따라 사전 작동 검사를 진행한다).

② 약을 넣기 전 전탕기의 위생 상태를 확인한다(기기의 종류에 따라 사전 세척이 자동으로 진행되는 기기도 있다).

③ 처방전에 나와 있는 물을 전탕기 내솥에 넣은 뒤 약을 투입하고, 전탕 준비를 완료한다. 이때 약 추출포는 물에 완전히 잠겨야 한다(그림 7-13).

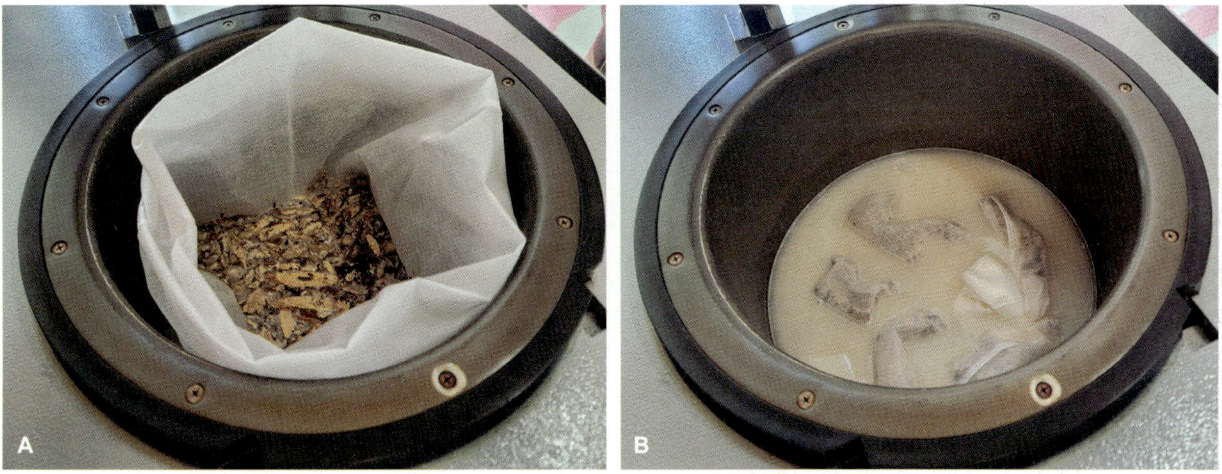

그림 7-13. A, 전탕기에 약재를 넣은 모습. B, 약재가 물에 잠기도록 해야 한다.

④ 처방전에서 지시한 전탕 시간을 체크한 후 타이머를 맞추고 전탕을 시작한다.

짚고 넘어가기

❐ 한약 달일 때 약탕기에 넣는 물의 양 계산 방법

탕전기(약탕기, 전탕기, 추출기)마다 계산법이 다르다. 그러나 일반적으로 사용하는 공식이 있어서 소개한다.

> **약재의 무게(①) × 1.5(②) + 증발량(③) + 추출량(④) = 약탕기에 들어갈 물의 양(⑤)**

▶ 항목별 설명

- ①×②는 다 달인 후에 아무리 꾹 짜도 **빠져나오지 않는 물의 양**을 말한다.

> 어떤 한의원은 ②를 1.2로 잡는가 하면 1.4로 잡기도 하는데, 잎사귀 약재와 곡물 약재의 경우 물을 더 많이 빨아들이고 나중에 짤 때는 물이 빠져나오지 않으니, 필자의 경우는 1.5가 가장 무난하다고 보고 1.5로 잡고 있다. 다시 말해서, 약을 아무리 꾹 짠다고 해도 약이 건조된 상태까지 짜낼 수 없어서 어쩔 수 없이 버리게 되는, 약 찌꺼기가 흡수하고 있는 버려질 물의 양을 계산하는 것이다.
>
> 여기서 중요하게 고려해야 할 부분은 '광물성' 약재이다. 석고, 모려, 용골 등의 돌가루 같은 약재들은 광물성이기 때문에 약액을 흡수하지 않고, 오히려 약재가 물에 녹아 들어간다. 이러한 광물성 약재는 약재 무게 총량에서 제외하고 계산한다.

- ③은 약탕기마다 **증발시키는 물의 양**이다.

> 한의원에서 어린이 약탕기로 많이 사용하는 대웅 미니 약탕기의 경우 증발량이 2시간 30분 동안 약 200~300cc 정도 된다고 설명서에 나와 있다. 이처럼 약탕기는 모델별로 물의 증발량이 정해져 있거나 약탕기를 조작하는 사람이 밸브로 증발량을 조절할 수 있게 되어 있다.

- ④는 **결과물**이다.

즉, 달여져서 나온 약의 양이다. '하루 3회 복용, 한 팩당 100cc, 총 15일분'의 약을 달여야 하면 3×100×15, 즉 4,500cc가 추출되어 나와야 하는 것이다.

연습문제

> 어떤 약탕기가 2,500cc의 증발량을 가지고 있다. 원장이 처방한 약의 무게는 876g이었고, 그중 용골과 모려는 총 160g, 추출되어야 할 약의 양이 4,500cc라고 가정했을 때 약탕기에 넣어야 할 물의 양은?

정답: (876 − 160)g × 1.5 + 2,500cc + 4,500cc = **8,074cc**

(3) 포장

① 포장 이전에 포장기는 모든 세척 및 소독이 이루어져 있어야 한다. 전날 씻어 놓았어도 꼭 다시 세척해야만 한다.

② 탕전이 완료되면 약액을 포장기로 이송한다(그림 7-14). 기기에 따라 약이 자동으로 포장기에 이송되는 기계도 있다.

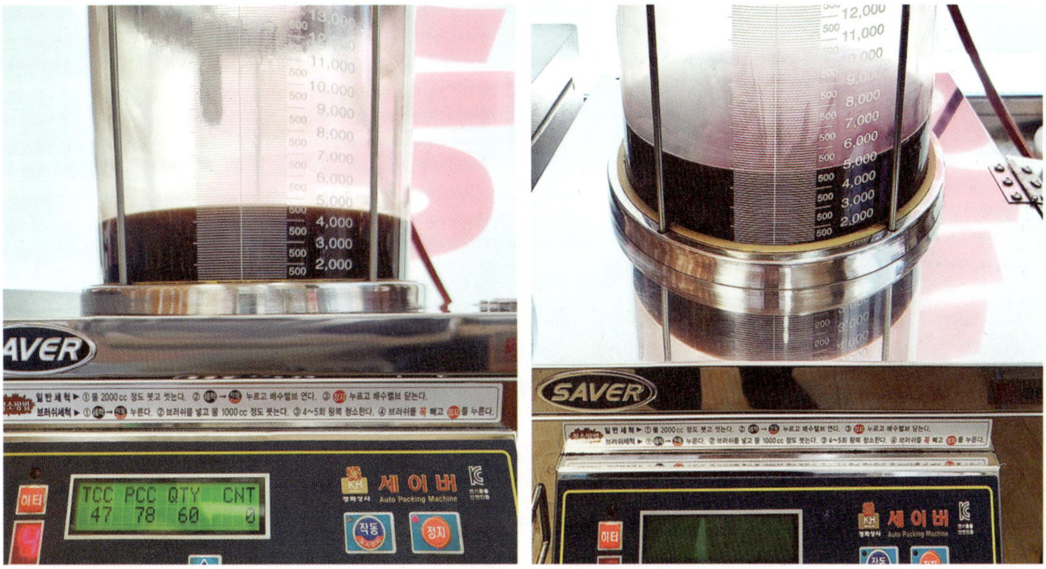

그림 7-14. 약액이 포장기로 넘어온 모습.

③ 후첨 약재[후하, 별전, 용화, 충복(가루약을 넣음), 즉 모두 달여 이송된 후에 포장기에 넣어 주어야 하는 약재]가 있으면, 이때 후첨한다(그림 7-15).

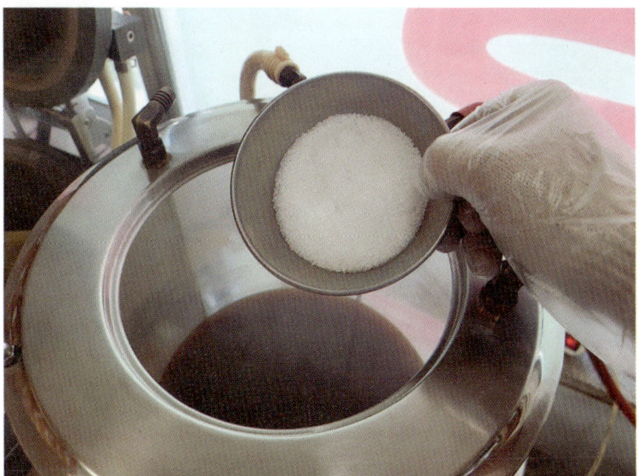

그림 7-15. 망초 약재를 후첨하는 모습.

④ 추출용량을 확인하고, 처방전에서 지시한 만큼 팩 수를 나누어 포장한다(그림 7-16).

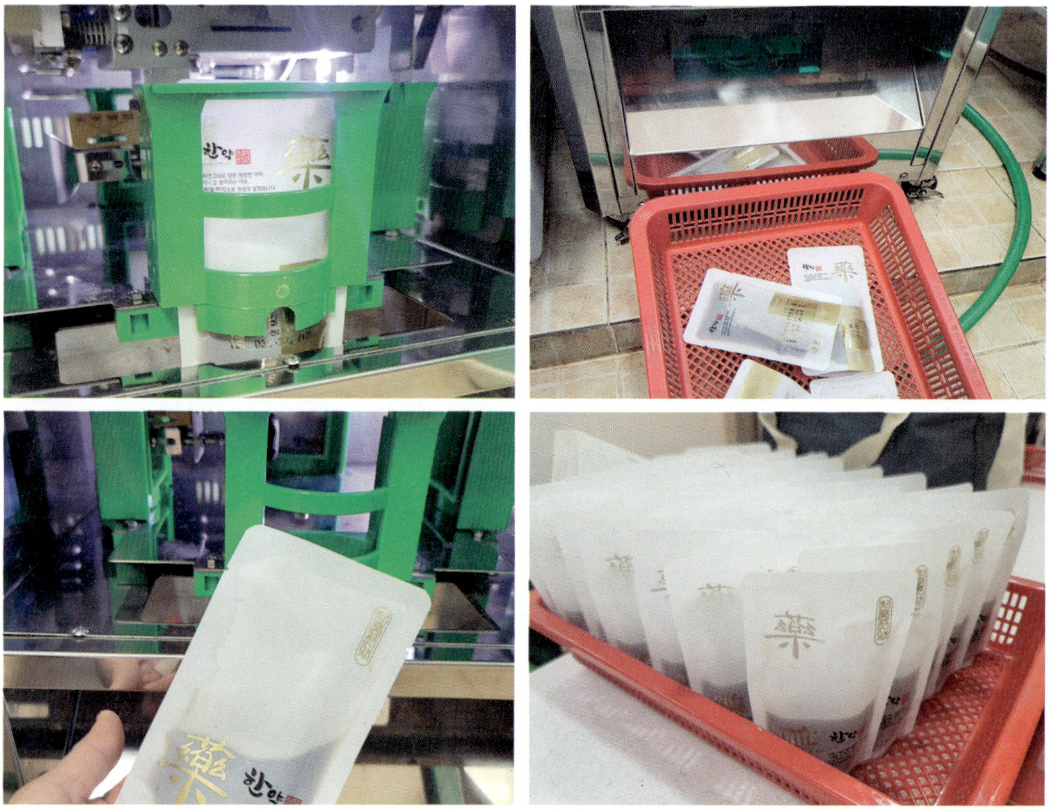

그림 7-16. 한약이 파우치에 담겨 자동 포장되는 모습.

(4) 전탕 및 포장 후 정리

① 전탕이 완료되면(그림 7-17) 약재(약포지)를 꺼내어 탕전실 외부 반출 준비를 한다.

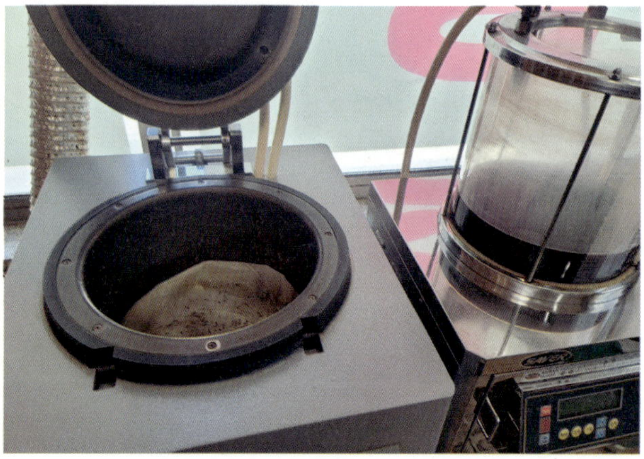

그림 7-17. 탕전이 완료된 사진.

② 모든 작업이 완료된 약탕기와 포장기는 도구를 이용하여 깨끗하게 청소한다.

③ 약탕기를 청소하는 시점은 1회의 탕전이 끝나고, 약의 포장을 모두 마친 후가 적합하다. 그 이유는 탕전기를 청소하는 도중 약액의 온도가 내려갈 수 있으며, 청소하던 중 오물이 약액을 오염시킬 우려가 있기 때문이다.

짚고 넘어가기

❒ 약이 부패하는 원인

한약이 불순물과 세균류에 오염이 되면 한약을 파우치에 밀봉한다 하더라도 부패가 빠르게 진행된다. 이 경우 약이 담긴 파우치가 빵빵하게 부풀어 올라 터지기 일보 직전이 되곤 한다. 이러한 현상은 약이 식은 상태에서 포장했을 때 종종 발생하는 문제이다. 아무리 탕전실의 환경이 좋다 하더라도, 탕약의 경우 방부제나 첨가제가 들어가 있지 않은 생약이므로, 한약이 포장기에서 상온까지 내려가게 되면 문제가 발생하는 것이다.

한약은 한약이 추출된 후 수증기의 증발이 어느 정도 더뎌졌을 때(약 2~3분 후) 포장하는 것이 경험적으로 좋았다. 일반적으로 선배들이 하는 이야기를 종합해 보면 약의 온도가 60℃ 이하로 내려간 약은 위험하다고 한다. 대체로 80℃ 정도일 때 포장하는 것이 가장 좋다고 한다.

3 환제/산제의 포장

1) 도구

환제/산제 포장에 사용되는 도구는 그림 7-18에 나타내었다.

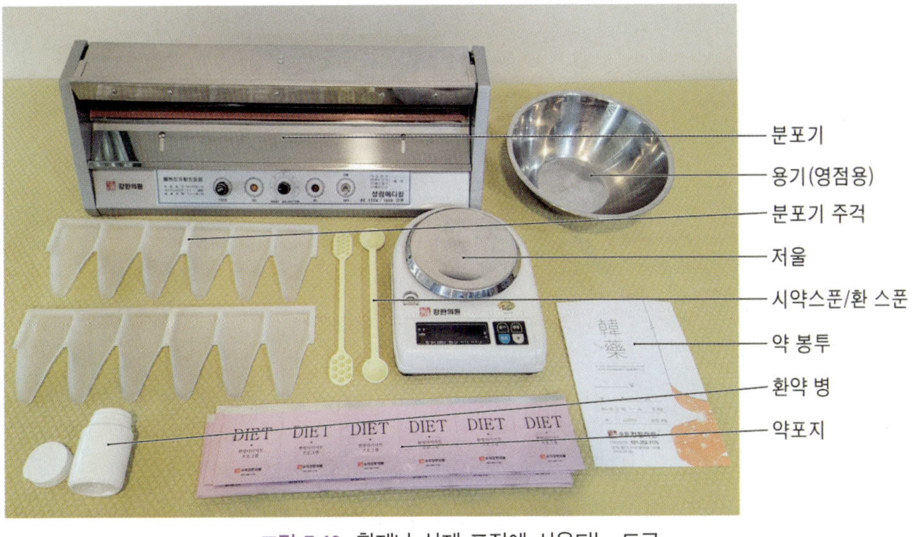

그림 7-18. 환제나 산제 포장에 사용되는 도구.

2) 영점계량

같은 크기의 환(丸)일지라도 약이 다르면 단위 무게가 다를 수 있기 때문에 대체로 몇 환이 한의사 처방의 중량인지 확인해야 한다. 이럴 때 환 스푼 또는 산제 스푼의 영점을 잡아 주어야 한다. 산제 또한 비중이 매우 높거나 낮을 수 있으므로 영점계량을 하는 것이 중요하다.

① 환 스푼에 환을 가득 담아 해당 환이 몇 그램인지 계산한다(그림 7-19).

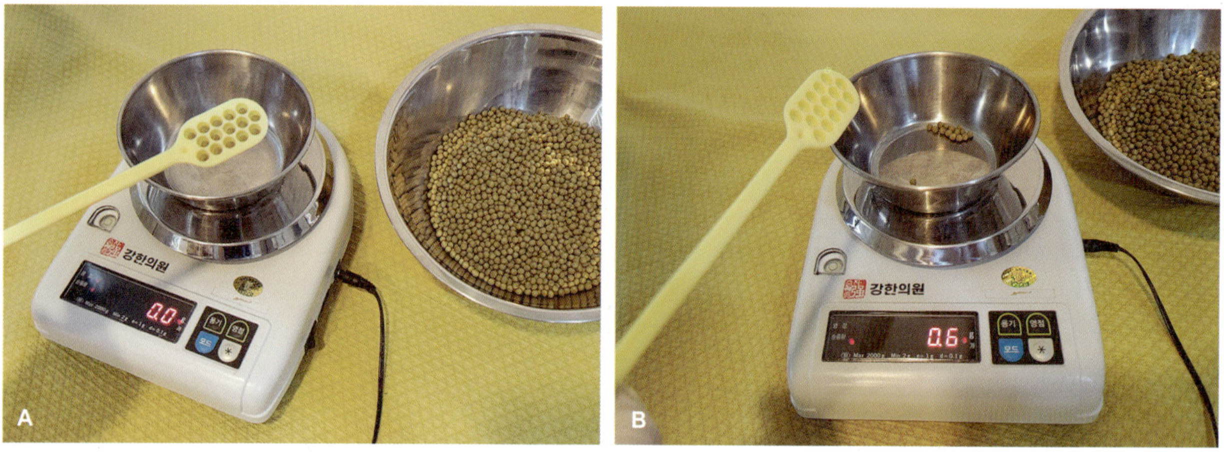

그림 7-19. A, B, 15구 환 스푼으로 영점계량을 하는 모습.

② 그림 7-19에서는 15환당 0.6g이므로, 가령 처방된 1회 복용량이 3g이라면 환 스푼으로 5회 담아야 하는 것이다(총 75환).

③ 산제의 경우 산제 스푼으로 계량하여 몇 그램인지 정확한 양을 측정한다. 대체로 용량에 맞는 스푼을 사용하면, 오차범위 내에서 용량이 맞는 경우가 많다(그림 7-20).

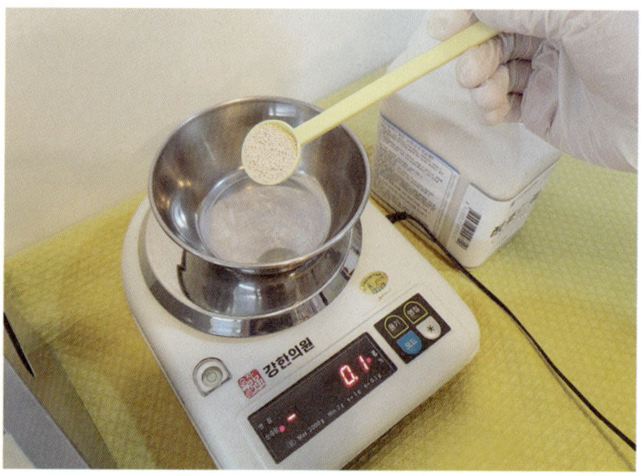

그림 7-20. 산제/과립제의 경우 둥근 모양의 시약스푼을 이용한다.

3) 포장

환제 및 산제의 포장 방법은 그림 7-21에 설명하였다.

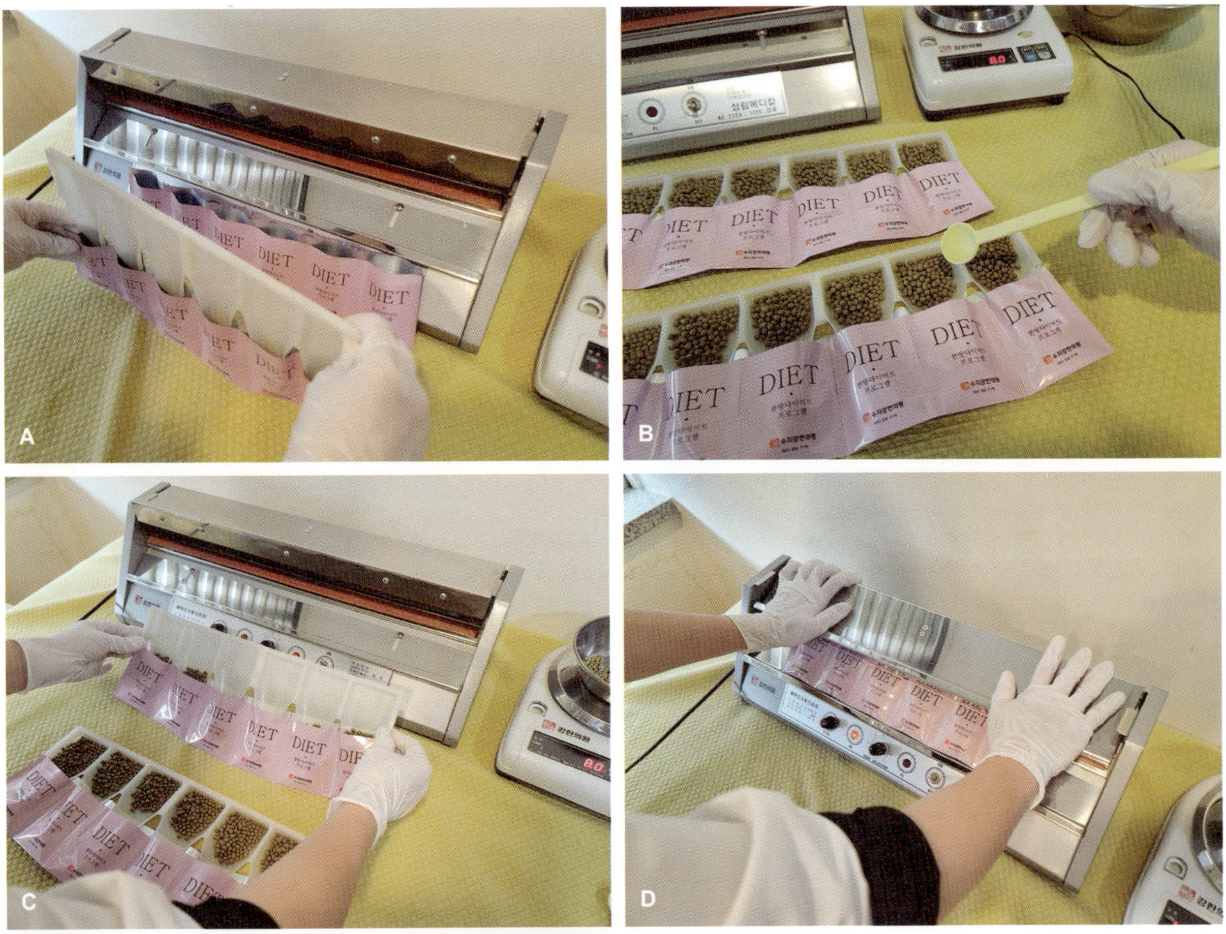

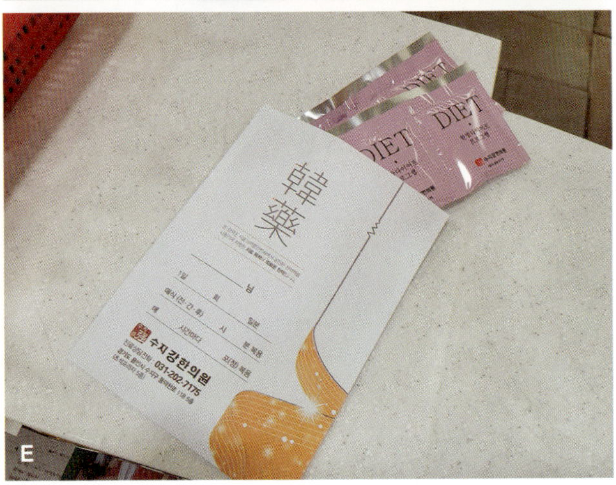

그림 7-21. 환제/산제의 포장 과정. A, 분포기 주걱에 약포지를 끼운다. B, 계량된 영점에 의거 환 스푼 또는 시약스푼으로 약을 떠서 주걱에 옮겨 담는다. C, 주걱을 들어 올리면서 약포지에 약을 넣는다. D, 약이 담긴 약포지를 분포기의 접합부에 올려놓은 뒤 전원 스위치를 켜고 접합한다. E, 포장이 완료된 약은 복용법 봉투에 환자 이름, 처방 일자, 복용 기간, 복용 방법 등을 기록하여 담는다.

4 장비의 관리

1) 탕전기의 관리

① 탕전기는 전열 기구로서 많은 열을 발생시키므로 주변에 전기선이나 발화성, 인화성 위험물질, 전탕에 사용하는 술(주정 등)이 없는지 확인해야 한다.

② 탕전기 내솥의 코팅이 벗겨지지 않았는지 확인한다.

③ 탕전기의 오작동으로 과도하게 열이 발생하면, 즉시 누전차단기를 내리고 원장에게 보고한 뒤 조치한다.

④ 탕전기 외부에 물, 약액, 오염물질이 묻으면 즉시 닦아 낸다.

2) 포장기의 관리

① 포장기는 물기 관리가 생명이다. 깨끗한 물이 포장기에 고여 있더라도 모두 제거해 준다.

② 포장기의 사용이 완료되어 전원을 끄게 되면 반드시 소독해 준다.

③ 포장기 사용 전에도 깨끗하다고 생각하지 말고 반드시 사용 전 청소를 해 준다.

④ 포장기의 거름망은 약을 달일 때마다 새것으로 교체 또는 청소해 준다.

⑤ 탕전기에서 포장기로 약이 이송되는 호스는 주기적으로 교체 또는 세척해 준다.

3) 분포기의 관리

① 분포기 주걱은 항상 소독하여 건조한 상태로 보관한다.

② 분포기는 일종의 전열 기구이므로 열선에 오염물질, 고무 눌어붙음, 타는 냄새 등을 잘 확인해 준다.

③ 알약(환제), 가루약(산제, 과립제)을 포장하는 것인 만큼 포장하는 장소의 분진(먼지 등), 습기(곰팡이 유발) 등에 각별히 유의해야 하며, 장비 및 도구 또한 완벽하게 건조된 상태이어야 한다.

Chapter

8

홍보 업무 – 매출이 높아야 한의원도 살고 나도 살고

제3장에서 한의원의 분위기를 파악하는 법을 알아보았다. 이러한 한의원의 분위기에서 홍보는 원장의 의지이자 자연스럽게 스태프와 함께 만들어 가는 것이라 할 수 있다.

이 장에서는 홍보/광고/마케팅의 전문적인 설명은 제외하고, 한의원에서 스태프로서 당연히 알아야 하고 반드시 따라야 하는 정도로 짚고 넘어가고자 한다. 사실 이 장은 원장이 스태프에게 바라는 핵심 능력 중 하나이다.

여기에 소개되는 홍보기법이나 방향성이 본서를 읽는 독자들이 근무하는 한의원의 상황과 맞지 않을 수 있다. 이 지구상에 똑같은 원장은 단 한 명도 없기 때문이다. 따라서 이 글이 당연히 정답은 아니겠지만 감각 정도는 익힐 수 있을 것이다. 필자의 경험과 노하우를 중심으로 설명해 보았다.

1 일반진료 한의원 홍보의 특수성

제2장에서 한의원의 종류로 일반, 특화, 반특화, 네트워크 등의 한의원을 소개했다. 형태별 또는 규모별로(한방병원 등) 홍보의 방식은 매우 차이가 난다. 또한 인근에 재래시장이 있는지 몇 세대의 아파트가 있는지 도심 한복판인지 의료상권이 있는지 회사가 밀집한 지역인지 등의 **입지조건**, 한의원에서 진료를 보는 주요 타깃의 **연령대**, 주로 진행하게 되는 **치료 스타일**에 따라 온라인 홍보를 할지, 오프라인 홍보를 할지 정해진다. 이는 순전히 운영자인 원장의 입장이 반영된다. 어찌 보면 한의원의 개원 당시부터 이러한 광고/홍보/마케팅은 이미 다 정해져 있었을 수도 있다.

1) 양방/한방 전문의의 차이

일반적으로 양방과는 내과, 치과, 성형과 등 수많은 전문 진료과가 존재하고 한방과는 그렇지 않다고 알고 있지만, 한의원의 일반진료 영역 역시 매우 다양하다. 구안와사, 다이어트, 내과적 질환, 외과적 질환, 정신과적 질환, 신경과적 질환 등 일반 한의사가 볼 수 있는 영역은 매우 다양하다. 그렇기 때문에 치과의 스태프처럼 치과 진료에 국한된 홍보영역을 지니지 않고, 일반 한의원의 홍보 스태프는 상당히 광범위한 진료영역에서의 홍보활동을 하게 된다. 따라서 이 책의 전반에 흐르고 있는 한의학적 지식을 습득하고 이해하는 한편, 어떤 것을 홍보하든 원장으로부터 해당 질환의 이해도를 높여 홍보에 임해야 한다.

2) 요즘 대세인 홍보 수단?

스태프의 입장에서 '요즘에는 인스타가 대세인데 왜 여기는 인스타그램 홍보를 안 하지?', '다른 곳에서는 다이어트 홍보를 페이스북으로 하던데 왜 여기는 안 하지?'라는 생각을 해 볼 수 있다. 그러나 그 한의원에서 이미 인스타그램의 홍보방식이 그들과 맞지 않다고 판단했을 수 있다. 즉, 한의원의 주력 이용 연령대가 65세 이상이거나, 주력 진료(특화/반특화)에 해당하는 질환이 있는 고객이 인스타그램으로 검색하지 않는 경우 등 한의원의 이용 연령대, 취향 등을 분석했을 때 홍보에 도움이 되지 않는다고 판단한 것이다.

좋은 아이디어와 의견의 개진은 긍정적인 행동이지만 소속 한의원의 상황에 맞는 판단이 필요하다.

2 육하원칙으로 만들어지는 홍보

광고/홍보는 육하원칙에 따라 기획된다. 아울러 사업계획서, 개원 준비계획, 문서의 작성, 프로젝트 기획, 패키지 프로그램의 구성 등 어떠한 '계획/기획'은 모두 육하원칙을 따져서 만들어진다고 보면 된다(표 8-1).

홍보가 육하원칙에 의해 계획되어 시행되면 목적과 방향이 분명해지고 목적을 달성하기가 수월해진다. 육하원칙 중 어느 것 하나 누락되면 홍보계획은 정처 없이 표류하는 경우가 많다.

표 8-1. 홍보의 육하원칙

구분	내용	예시
무엇을(What)	특정 진료, 패키지, 이벤트 등	한약, 침치료를 통한 구안와사 진료
왜(Why)	SWOT 분석을 통해 도출	전통적으로 한방치료의 만족도가 매우 높아 경쟁력 있음
누구에게(Who)	대상자를 특정, needs 확인 [연령/성별/지역 등]	구안와사 환자 및 보호자
언제(When)	• 시기적인 요인 • 주기적인 요인	자주 창궐하는 환절기 또는 무더위, 강추위 시즌
어디에서(무엇으로)(Where)	원내 홍보/원외 홍보, SNS 등의 매체 선택	의료정보 제공형, 블로그 포스팅
어떻게(How)	선택된 방식(Where)에 맞게 내용 구성	블로그 포스팅 내용의 구성

1) 노출빈도가 높으면 만사형통?

하나의 예로 중풍과 관련된 블로그 포스팅을 작성했고 검색순위, 노출 순위, 방문자 유입 등을 분석했을 때 충분히 노출되고 검색도 잘 되었다고 해 보자(그림 8-1). 그런데 희한하게 해당 질환으로 초진 유입이 거의 없었다면, 그 블로그 포스팅의 내용이 부실했음은 자명하다. **육하원칙에 따라 작성되지 않으면 노출이 많다고 하여 초진 유입으로 연결되지 않는 것이다.**

또한 8월에 감기와 관련된 포스팅을 했다고 해 보자. 초진 유입이 잘 안 되는 것이 당연하다. 8월에는 감기 환자의 유입이 줄어드는 시기이기 때문이다.

이처럼 홍보의 계획은 치밀하게 육하원칙에 입각하여 해 주어야 한다.

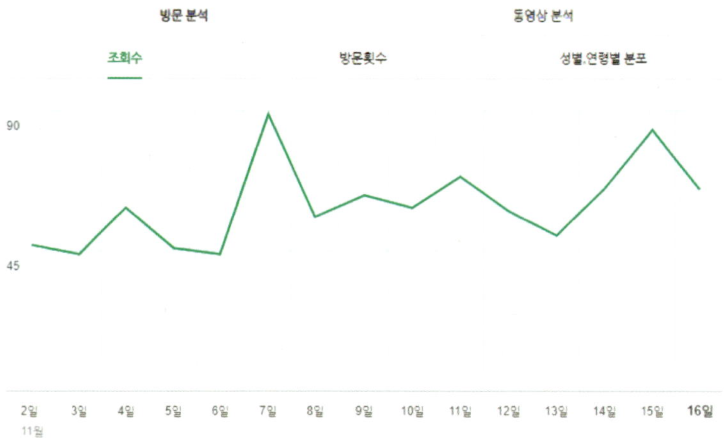

그림 8-1. 일별 블로그 방문 분석 그래프.

2) 요소별 우선순위의 선정

대체로 What – Why – When – Who – Where – How 순서로 정하는 경우가 많다. 그러나 다양한 속성의 질병, 질환, 치료 패키지, 특정 기간의 이벤트와 같은 경우 딱히 어떤 것을 먼저 고려하라고 특정하기 어렵다. 한의원 홍보 시 이 육하원칙 중 어느 것이 선행되고 고려되어야 하는지를 잘 보면, 스태프로서 환자들에게 해당 내용을 안내할 때 무엇을 염두에 두고, 어느 부분에서 강조해야 할지 잘 알게 된다.

(1) Why가 우선순위인 것

다이어트는 SWOT를 먼저 분석해야 할 것이다. 즉, **Why**가 먼저 고려된다.

다이어트의 필요성을 열심히 설명할 필요도 없고, 다이어트(비만)라는 단어를 모르는 이도 없다. 이미 What은 정해져 있는 것이다. 다이어트 시장은 포화상태이고 양방, 한방, 건강기능식품 사이에서 경쟁력이 있어야 하기 때문에 Why가 가장 우선이다.

그다음은 타깃이 되는 **Who**이다. SWOT를 통해 이미 가늠되는 것이 대상자이다. 젊은 여성을 대상으로 할 것인지, 비만으로 무릎통증이 가중된 50대 이상의 연령대를 선정할 것인지를 결정하는 경우이다.

다음은 **When**이다. 젊은 여성일 경우에는 시기적으로 노출이 증가하는 여름철 이전부터 붐이 일어서 여름의 끝자락까지 성수기가 이어진다. 그러나 50대 이상의 경우 무릎통증이 가중되는 환절기와 겨울철이 될 것이다. 그다음 요소의 중요도는 대동소이하다.

필자가 잡아 본 우선순위에서는 '왜 우리 한의원의 다이어트 프로그램이 좋은가?', '왜 당신은 우리 한의원에서 다이어트를 해야만 하는가?'를 드러내는 Why가 가장 앞에 있다. 스태프는 우리 한의원만의 다이어트가 어떠한 강점이 있고, 다른 양방/한의원/건강기능식품보다 우수한지 잘 숙지하여 환자에게 설명할 수 있어야 한다(그림 8-2).

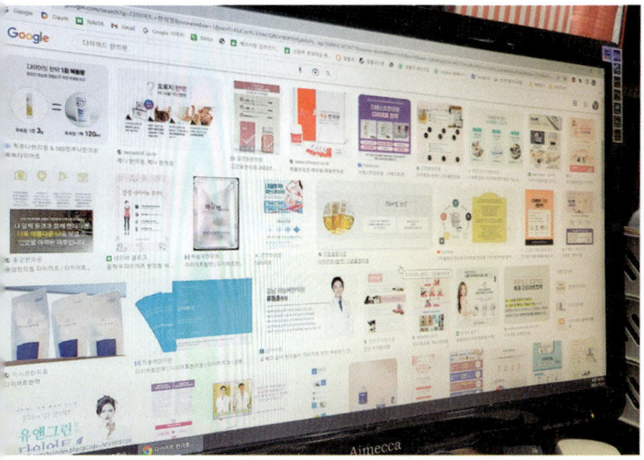

그림 8-2. 다이어트 한의원 검색 화면.

이러한 차별화된 진료시스템을 1순위로 홍보하는 범주에는 질병/질환의 치료방식을 안내하는 홍보가 있을 것이다. 예로, 구안와사가 있을 것이고, 여기에서는 시기적인 요인이 두 번째가 된다. 이 경우 홍보 대상자는 이미 환자와 환자의 보호자로 특정하였으므로 Who는 우선순위의 고려에서는 밀린다고 생각한다.

(2) Who가 우선순위인 것

수능시험이 끝난 뒤 수험생을 대상으로 한 이벤트, 신입생/신입사원을 대상으로 한 미용프로그램, 각종 보약 등의 경우로 볼 수 있다. Needs(니즈)와 Wants(원츠)라는 개념으로 보게 되는 경우이다. 신입생/신입사원의 경우 밝은 혈색과 매끈한 피부, 날씬하고 균형 잡힌 몸매(니즈)를 위해 구체적으로 어떠한 서비스를 받고 싶어 하는지(원츠)를 파악하여 홍보를 계획하고, 보약의 경우 공진단/경옥고/산후 보약 등 원하는 니즈가 다양하므로, 환자(고객)별 입장에서 각각 홍보를 계획하게 된다(그림 8-3).

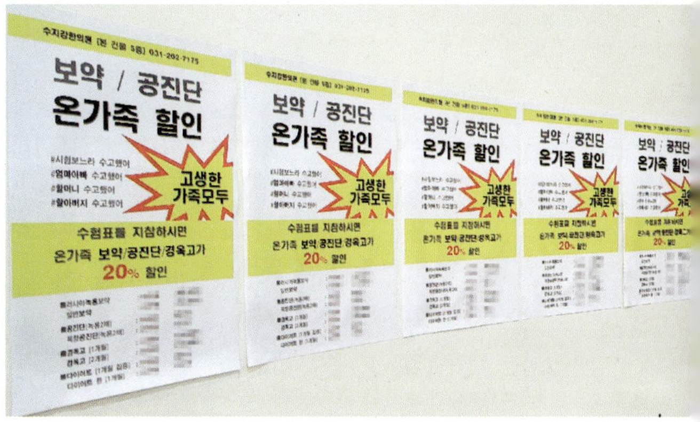
보약 / 공진단
온가족 할인
고생한 가족모두
수험표를 지참하시면
온가족 보약/공진단/경옥고가
20% 할인

그림 8-3. 보약/공진단 할인 전단지.

(3) Where의 중요성과 우선순위

물리적인 공간 개념으로는 원내 홍보인지 원외 홍보인지에 따라서 나눌 수 있는데 원외 홍보는 옥외광고물(간판, LED 전광판 등), 인터넷, 전단지 등이 있다. 이는 입지, 환자군과 연관시켜서 고려해 볼 만한데, 주로 전국에서 모여드는 서울/경기 지역이나 광역시와 같이 대도시 위주라면 당연히 인터넷 홍보만으로 충분할 것이고, 협소한 상권(소도시의 읍/면 단위 등), 고령층을 대상으로 하는 한의원의 경우 인터넷으로도 홍보하겠지만 길거리 전단지를 병행하기도 한다. 원내/원외 홍보는 별도의 카테고리에서 설명하겠다.

인터넷이 보급되면서 온라인 광고/홍보의 수단은 젊은이들에게는 매우 익숙한 것이고, 현재는 65세 이상의 연령층도 스마트폰을 이용한 검색이 일상화되었다(그림 8-4). 그렇기에 소비연령별로 가장 접근성이 좋은 매체, SNS, 동영상 촬영 등으로 홍보하는 것이 유리해 보인다. 이제는 거의 필수처럼 여겨진다.

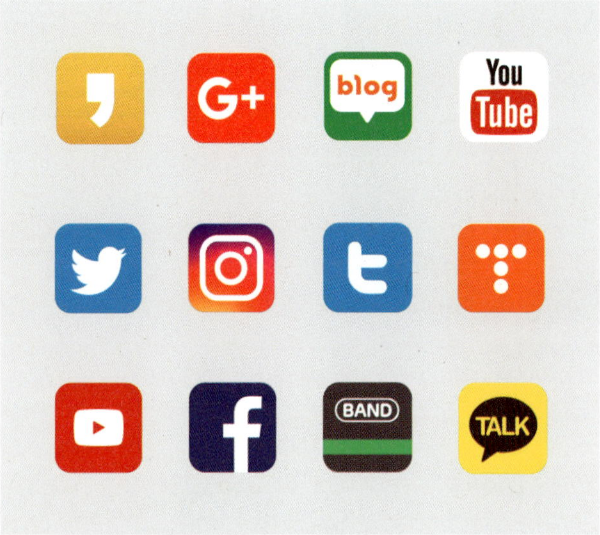

그림 8-4. 각종 온라인 홍보매체.

(4) When이 우선순위인 것

우리나라는 계절이 뚜렷하여 계절적 질병/질환이 창궐하고, 설 연휴, 추석 연휴 등과 같이 주기적인 명절 선물 시즌, 특정한 니즈가 몰리는 시기 등이 존재한다. 즉, 미리 대비하여 홍보계획을 세울 수 있다는 것이다. 예를 들어 보면 다음과 같다.

① **보약**: '봄가을에는 보약을 먹는다'라는 말이 있다. 이는 봄철에 보약을 먹고 한여름을 이기고, 가을에 보약을 먹어 한겨울을 이기는 것을 의미한다. 즉, 대비와 예방 개념에서의 한약 복용이므로, 이 시기를 한의원에서는 한약 성수기라고 부른다.

② **다이어트**: 여름이라는 신체 노출이 생기는 계절의 특성상, 3월 이후부터 소비가 늘어나는 비만 환자에 대한 수요를 예측하기도 한다. 어떤 한의원은 오히려 겨울철을 공략하기도 하고, 어떤 한의원은 메르스, 코로나 등의 감염병 확진자 추이를 보며 계획하기도 한다. 즉, 계절적 요인도 다이어트의 홍보영역에 들어간다.

③ **불면증**: 야외활동이 줄어드는 때, 일조량 부족 기간, 추워지는 시기에 1차성 불면증 이슈가 올라오게 된다. 따라서 11월 무렵부터 3, 4월까지 불면증에 대한 수요가 있다. 이러한 주기를 노리는 홍보도 있다. 아토피 관련 질환, 비염, 감기 등의 질환도 계절적 요인에서 고려해 볼 수 있다.

④ **나들이 철에 늘어나는 교통사고**: 교통사고는 연중 끊임없이 나지만 야외활동, 바캉스, 단풍철 등의 시기가 오면 자연히 교통사고도 동반 상승한다. 따라서 이 시기가 되면 교통사고 환자에 대한 홍보가 극에 달하기도 한다(그림 8-5).

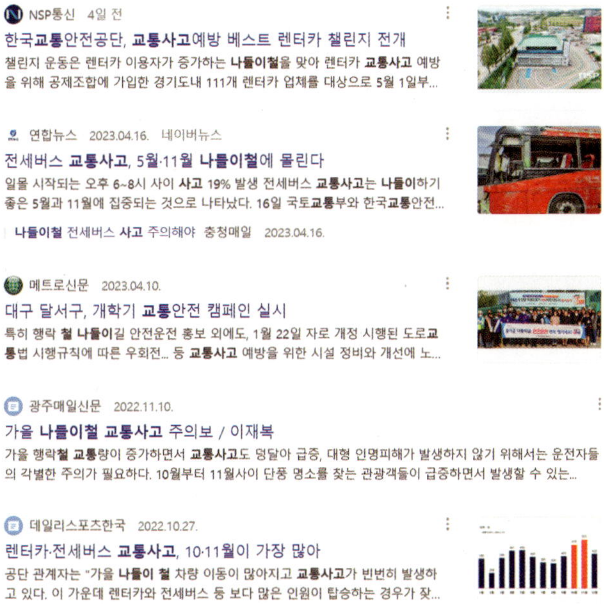
NSP통신 4일 전
한국교통안전공단, 교통사고예방 베스트 렌터카 챌린지 전개
챌린지 운동은 렌터카 이용자가 증가하는 나들이철을 맞아 렌터카 교통사고 예방을 위해 공제조합에 가입한 경기도내 111개 렌터카 업체를 대상으로 5월 1일부...

연합뉴스 2023.04.16. 네이버뉴스
전세버스 교통사고, 5월·11월 나들이철에 몰린다
일몰 시작되는 오후 6~8시 사이 사고 19% 발생 전세버스 교통사고는 나들이하기 좋은 5월과 11월에 집중되는 것으로 나타났다. 16일 국토교통부와 한국교통안전...
나들이철 전세버스 사고 주의해야 충청매일 2023.04.16.

메트로신문 2023.04.10.
대구 달서구, 개학기 교통안전 캠페인 실시
특히 행락 철 나들이길 안전운전 홍보 외에도, 1월 22일 자로 개정 시행된 도로교통법 시행규칙에 따른 우회전... 등 교통사고 예방을 위한 시설 정비와 개선에 노...

광주매일신문 2022.11.10.
가을 나들이철 교통사고 주의보 / 이재복
가을 행락철 교통량이 증가하면서 교통사고도 덩달아 급증, 대형 인명피해가 발생하지 않기 위해서는 운전자들의 각별한 주의가 필요하다. 10월부터 11월사이 단풍 명소를 찾는 관광객들이 급증하면서 발생할 수 있는...

데일리스포츠한국 2022.10.27.
렌터카·전세버스 교통사고, 10·11월이 가장 많아
공단 관계자는 "가을 나들이 철 차량 이동이 많아지고 교통사고가 빈번히 발생하고 있다. 이 가운데 렌터카와 전세버스 등 보다 많은 인원이 탑승하는 경우가 잦...

그림 8-5. 나들이 철에 집중하는 교통사고 기사.

3 한의원에서 사용되는 홍보(한 걸음 더 들어가기)

육하원칙으로 홍보를 알아보았다. 이 정도만 알고 있어도 어느 정도 감이 올 것이다. 몇 가지 개념 정리로도 어느 정도는 홍보계획을 세울 수 있다. 하지만 아무래도 부족할 수 있어 노파심에 몇 가지 더 적어 보고자 한다.

병원이라면 가장 중요하게 생각하는 키워드 4가지를 추려 보았다(표 8–2). 여기서 SWOT나 CRM, CEM의 개념까지 들이대면 복잡해지므로, 한의원 스태프로서 같이 고민했던 부분 위주로 정리하였다. 간단하게 이해하기 쉬운 편안한 말로 설명해 보겠다.

표 8–2. SWOT의 이해

긍정적 요소 ▼	부정적 요소 ▼	
Strength(강점) 목표 실현에 도움이 되는 내부 역량	Weakness(약점) 목표 실현을 방해하는 내부요소	◀ 내부요인
Opportunity(기회) 유리하게 이용할 수 있는 외부요인	Threat(위협) 부정적 영향을 미칠 수 있는 외부요인	◀ 외부요인

1) 초진을 늘리는 홍보

이것은 결국 한의원을 알리는 홍보이다. 의료쇼핑의 개념으로 들어가게 되면 어떤 특정 질환으로 검색,

입소문, 소개 등으로 병원을 찾게 되는데, 환자가 어떠한 요구조건으로 병원을 알아보는지에 대한 이해가 있어야 가능한 부분이라 하겠다.

초진(신환)을 늘리는 방법으로 사용되는 방법은 매우 다양하다. 온라인으로는 SNS, 블로그 포스팅, 유료광고 등을 이용해 한의원의 진료 내용과 진료 정보를 소개하기도 한다. 또한 전단지, 옥외 유료광고 등 하드웨어적으로 접근하기도 하고, 주변에 소문을 내는 등의 홍보 형태를 띠기도 하니, 모두 열거하기도 힘들다.

하지만 입소문만큼이나 중요한 홍보 수단이 또 어디에 있을까? 환자가 의료서비스에 만족하고 본인이 겪었던 질환과 비슷한 질환을 겪고 있는 제삼자에게 소개하는 것, 이것이 바로 입소문의 핵심이다. 각종 후기, 방문기 블로그 포스팅, 인터넷 카페의 댓글도 물론 입소문의 일종일 수 있다(그림 8-6). 그러나 직접 입에서 입으로 전해지는 것만큼 진심으로 느껴지는 것이 또 있을까?

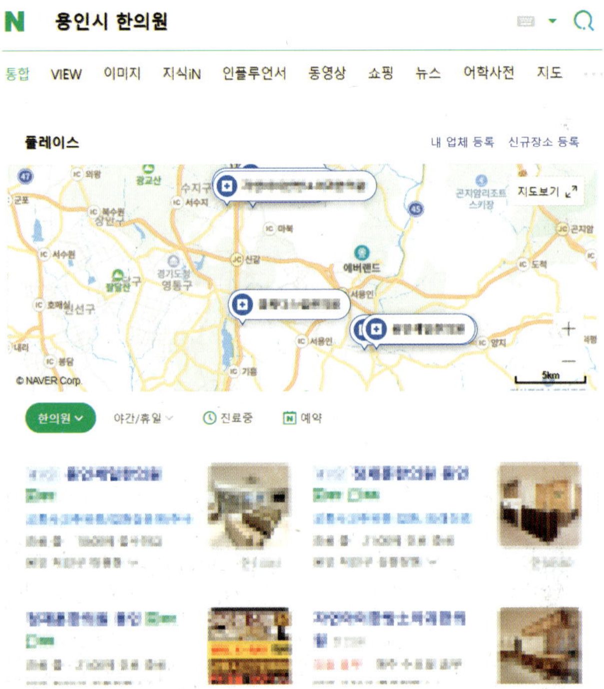

그림 8-6. 온라인으로 한의원을 검색하면 다양한 후기와 댓글을 볼 수 있다.

2) 재진을 연결하는 홍보

여기서 중요하게 짚고 넘어가야 할 부분이 있다. 초진이 재진으로 연결되는 것이 원장의 오더인지, 스태프의 홍보인지 하는 부분이다. 지금 말하고자 하는 것은 '둘 다'라고 할 수 있다. 원장이 '해당 환자는 내일도 치료받아야 한다'고 오더하면, 스태프는 환자에게 이를 전하고 꼭 와서 치료받도록 안내해야 한다. 이때 활용하는 방법이 **문자 메시지**와 **카카오톡**, **해피콜**이다.

(1) 문자 메시지와 카카오톡

문자 메시지는 다음의 내용을 일목요연하게 안내함으로써 의료정보 제공의 홍보가 된다.

- 환자의 이름
- 진료의(원장이 여러 명일 경우)
- 내원 예정일
- 한의원의 주소와 연락처
- 예약변경 방법

지속적으로 내원하는 환자를 위하여 진료가 완료되지 않은 환자들을 대상으로 휴무일, 정기휴무, 임시휴무 등을 단체 문자 메시지 형태로 안내하기도 한다(그림 8-7). 단, 내원을 유도하는 홍보는 피하는 것이 좋다. 예약 확인 문자 메시지가 아닌 경우 SMS **수신 동의가 반드시 필요하고, 의료광고로 오인받을 수 있으므로 주의**해야 한다.

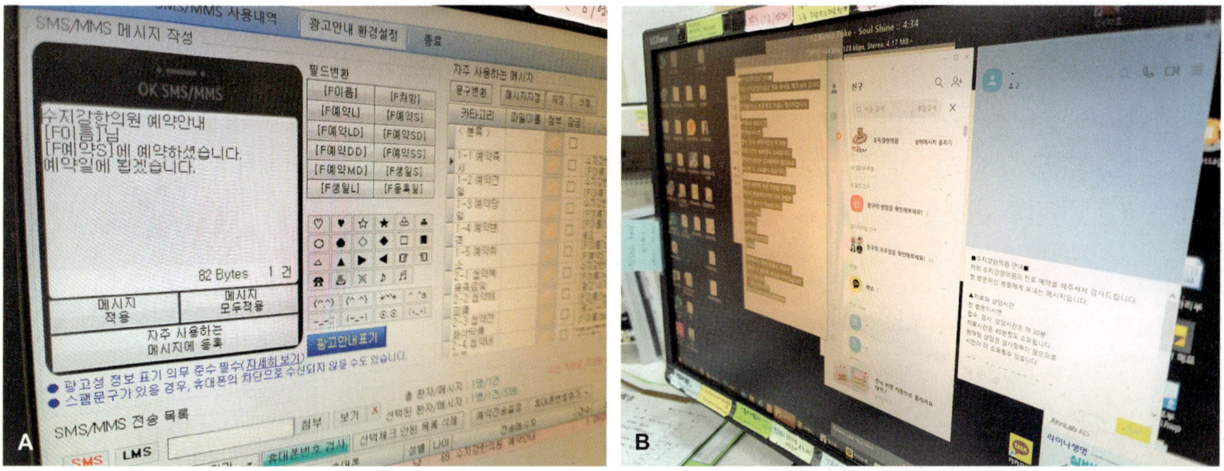

그림 8-7. A, 예약 문자 메시지 발송. B, 카카오톡으로 진료 안내.

(2) 전화 해피콜

스태프가 환자에게 전화할 일은 많지만, 홍보를 위해 전화하는 경우는 몇 가지로 개념을 잡고 정리해 둘 필요가 있다(제3장 '전화응대 기술' 참고).

① 가격 할인 시 연락해 달라고 요청한 환자에게 전화

② 한약을 복용 중인 환자가 약을 잘 챙겨 먹고 있는지 독려하는 전화

③ 한약을 모두 복용한 시점에 환자의 현재 몸 상태를 묻는 전화

④ 다른 사람에게 한의원을 소개해 준 분께 감사 전화

⑤ 기타 한의원에서 정한 홍보성 전화

문자 메시지나 카카오톡도 정해진 양식에 의해 보내고 상담하듯이, 전화할 때도 무턱대고 전화하는 것보다는 할 말과 응대/대응 방식의 시나리오를 사전에 만들어 전화하는 것이 훨씬 매끄러울 뿐 아니라 당황스러운 상황도 줄일 수 있다.

재진 환자를 연결하는 노하우는 각 한의원의 몫이다. 이 책 전반에 **친절/청결/전문성/신뢰(+치료)**를 설명해 놓았으니, 그것을 잘 엮으면 환자(고객)는 반드시 다시 찾아오리라 확신한다.

3) 할인 이벤트

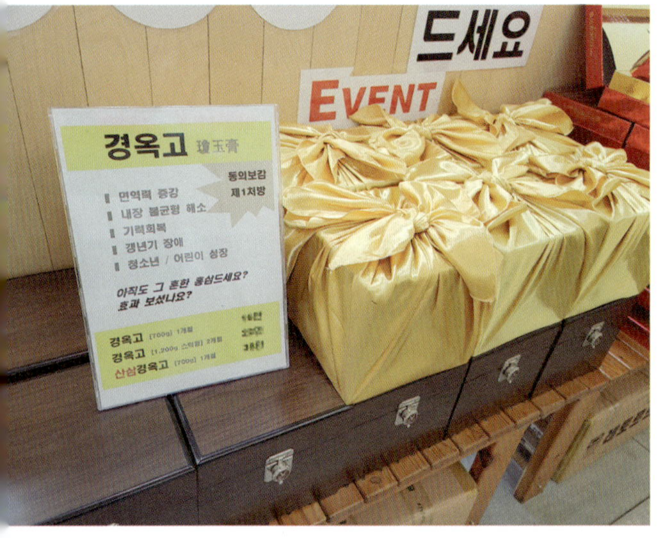

그림 8-8. 경옥고 할인 이벤트.

특정 기간에 비보험진료 또는 한약을 보다 저렴하게 이용할 수 있도록 하는 이벤트를 말한다(그림 8-8). 이로써 환자들은 본인의 질환에 부합하는(비만, 기력저하 등) 비보험을 손쉽게 선택할 수 있다. 이러한 홍보는 해당 한의원의 정체성과 영업 스타일을 반영하므로 계획적이고 주기적으로 일어나는 하나의 홍보 수단이 된다.

4) 패키지의 홍보

특정 질환의 몇몇 비보험진료를 한데 엮어 할인하거나 소개하는 홍보 수단이다. 이 경우 환자는 해당 한의원이 특정 질환에 매우 전문적이라는 인상을 받게 된다.

4 원내 홍보와 원외 홍보

1) 원내와 원외의 경계

대체로 원내라고 하면, 건축물(한의원이 소재한 건물) 안의 영역은 모두 포함된다고 보면 된다. 집합 상가 건물도 건물의 출입문과 건물 안에 있는 한의원의 출입문이 다르겠지만, 원내 홍보라고 하면 한의원의 내측은 말할 것도 없고 건물 출입문, 복도, 엘리베이터의 모든 공간을 이용한 홍보이다(그림 8-9).

원내 홍보와 원외 홍보의 차이점을 두는 이유는 바로 '환자 유인행위'라는 관점에서 들여다보기 때문이다. 원외에서 길 가는 사람에게 한의원의 진료와 이벤트를 알리는 것은 일종의 광고가 된다. 그러나 한의원에 어차피 치료를 받으러 온 사람에게 제공되는 의료정보 형태의 홍보는 얼마든지 편안하게 이루어지기 때문이다.

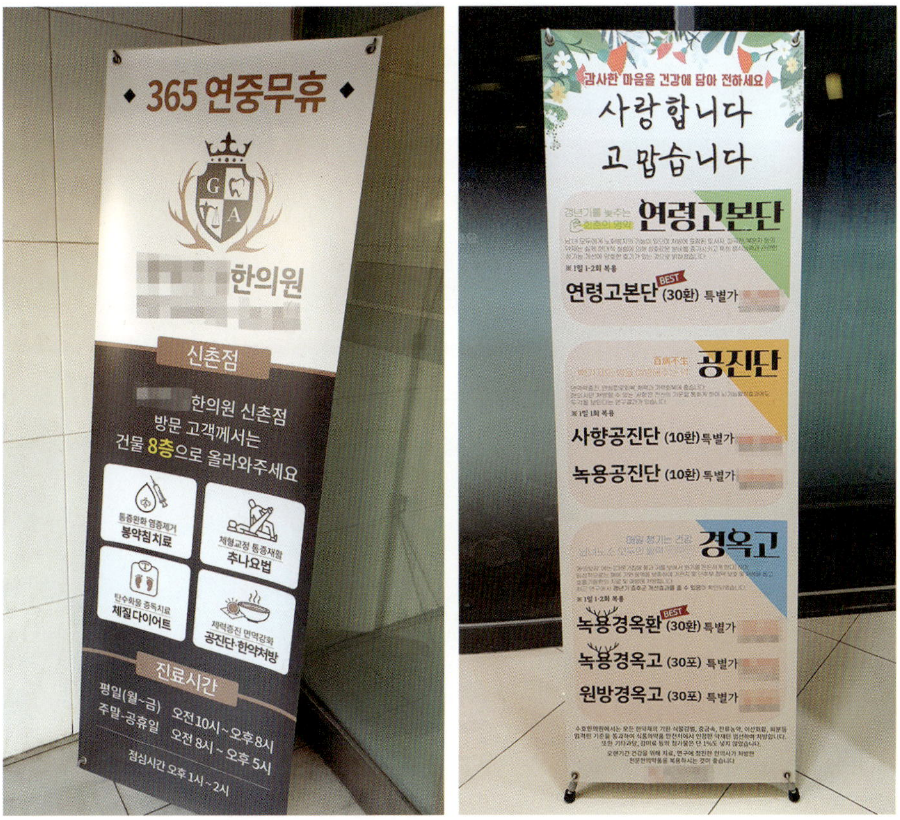

그림 8-9. 건물 입구 엘리베이터 옆의 홍보용 배너.

2) 원내 홍보

한의원 안에서 이루어지는 홍보를 말한다. 즉, 한의원에 치료를 받으러 오거나 환자의 보호자, 한의원 방문자를 대상으로 하는 홍보이다.

(1) 정보안내형

① **원장의 약력**: 출신교, 가입 협회, 저서, 학회활동, 과거 근무지 등의 정보를 제공하여 환자로 하여금 원장에 대한 신뢰도를 높이는 작용을 한다(그림 8-10).

② **의료정보 제공**: 주로 포스터인데 '한약의 신뢰성', '공진단이란 무엇인가?', '교통사고 접수 방법' 등의 내용을 제공할 수 있다. 한의원에서 자체 제작한 홍보용 의료정보도 포함된다(그림 8-11). 이는 특정 질환이 있는 환자에게 다른 질환이 있을 때도 본 한의원으로 오게끔 할 수 있는 정보제공이므로 스태프도 한의원 내에 게시된 정보는 잘 숙지해야 한다.

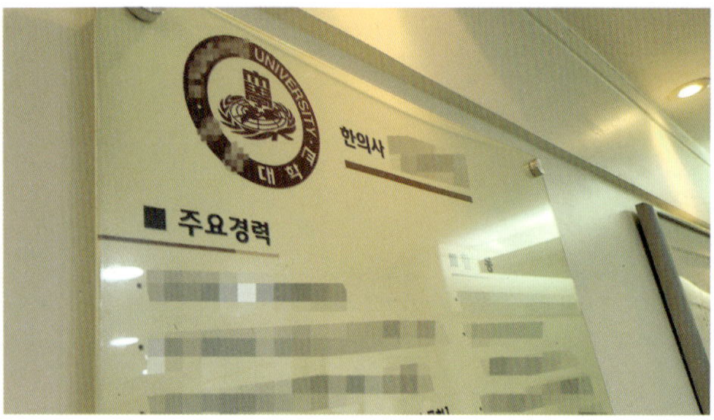

그림 8-10. 한의사의 다양하고 전문적인 이력은 환자에게 신뢰를 준다.

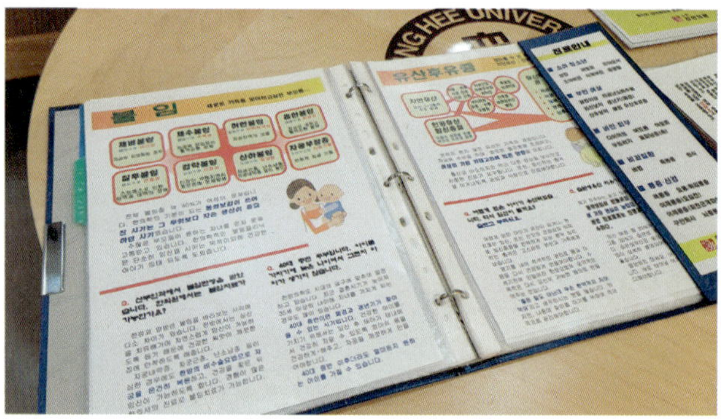

그림 8-11. 대기실에서 볼 수 있는 의료정보도 홍보의 수단이 된다.

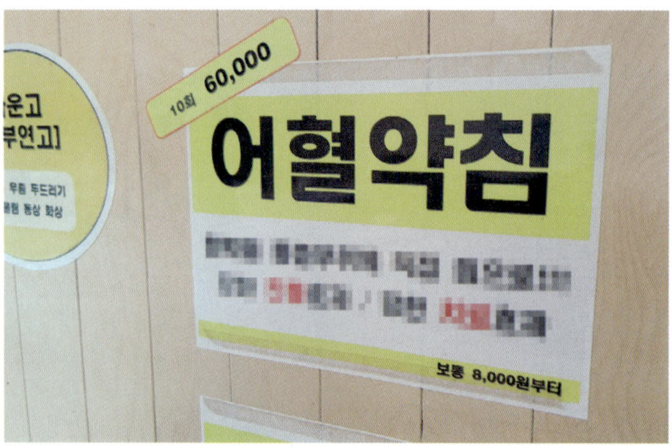

그림 8-12. 진료 대기하는 동안 환자의 눈길을 끌 수 있는 곳에 부착된 홍보물.

(2) 가격 안내형

① 주로 환자의 시선이 멈추는 곳에 게시된다. 한의원에서 영업적으로 비보험을 판매하고자 하는 것이기에 가장 잘 보이는 곳, 환자가 부담을 느끼지 않는 곳에 배치하게 된다(그림 8-12).

② 패키지와 이벤트 형식으로 가격을 잘 보이도록 하고, 할인된 가격과 패키지로 묶여 제공되므로 편리하다는 것을 강조한다. 한의원의 영업적인 측면으로 홍보가 이루어지는 것이니 스태프도 필히 숙지해야 한다.

3) 원외 홍보

환자들은 의료쇼핑을 한다.

• 우리 동네에서 무릎통증 질환을 잘 보는 곳은 어디?

• 경기도에서 공진단 잘 만드는 곳?

• 교통사고 났는데 어디 갈까? 한의원? 한방병원?

인터넷으로 검색하기도 하고 주변에 물어보기도 하고 과거에 읽었던 신문광고, 어떤 원장의 기고 글, TV 방송에서 소개된 부분을 떠올리기도 한다. 마케팅은 이렇게 환자와 일반인이 정보를 습득하는 습성을 기반으로 하여 계획한다. 이쯤 되면 헷갈리는 것이 광고와 홍보의 차이인데, 쉽게 말하자면 돈을 지불하고 하는 것이 광고이고, 그렇지 않고 객관적인 사실을 정보제공의 측면으로 접근해서 알리는 것(무료)이 홍보이다.

의료광고의 경우 환자의 질병으로 광고를 하자는 것이니 과대/과장 광고를 막고자 '의료광고 사전 심의 제도'를 운영하고 있다. 즉, 광고할 내용을 만들어서 '대한한의사협회 의료광고심의위원회'에 사전 심의를 받아야 한다(유료). 홍보의 경우 과장된 내용을 피하고, 바이럴 수단(SNS, 블로그 포스팅 등)을 통하여 정보제공 형태로 홍보하게 된다.

(1) 상호의 홍보

간판, LED 전광판 등을 이용하여 상호와 진료 분야를 명시하는 것도 일종의 홍보라면 홍보일까? 인터넷에 상호를 게시하는 것은 가장 최첨단 우선순위에 두어야 하는 홍보 수단이다. 즉, 네이버에서 한의원의 상호를 검색하면 위치와 함께 간단한 정보가 안내되어야 한다. 수시로 모니터링해야 하고, 휴게 시간, 근무 시간, 진료 시간, 휴일 등이 잘 노출되고 있는지 확인해야 한다.

(2) 바이럴을 통한 홍보

대형 포털을 중심으로 발달하기 시작한 홍보는 카페, 블로그, Q&A(예: 지식iN)의 형태로, 초반에는 방문 후기, 사용 후기 등의 객관적인 시각에서 주관적인 입장(?)을 띠는 글로 시작되었다. 현재 의료시장에서는 의료정보 제공이라는 측면에서 '현재 우리 한의원에서는 이러한 진료를 하고, 어떠한 의료서비스를 제공한다'라는 형태로 홍보가 이루어지고 있다(그림 8-13).

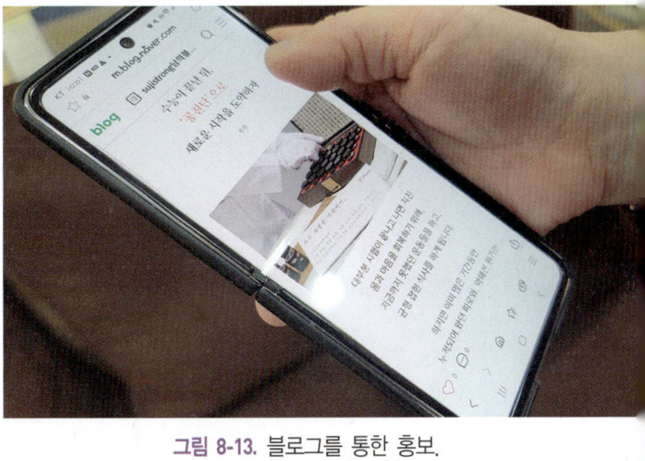

그림 8-13. 블로그를 통한 홍보.

어떠한 이벤트를 열어 환자의 비용적인 부담을 특

정 기간 중에 덜어 준다는 의료정보의 제공, 어떠한 패키지 진료를 시행하고 있다는 정도는 모두 정보제공의 범주로 볼 수 있겠으나 과도한 홍보로 인하여 의료정보의 왜곡을 불러일으킬 수 있는 것, 예를 들면 '공진단을 먹으면 부러진 다리도 빨리 붙는 효능이 있다'라는 홍보를 하고자 할 때는 관련 논문이나 한의학적 지식이 동반되어야 신뢰성은 물론이고 논란의 여지나 불법성이 차단될 것이다.

5 스태프가 꼭 알고 해야 할 일

1) 한의원의 홍보 숙지

구체적 사례를 예로 들어 설명하겠다.

Case 1. 이벤트

환자 : 오늘 보약 이벤트 한다고 해서 왔는데 몇 % 할인이 되는 건가요?

스태프 : 아, 그 부분은 제가 잘 모르니 데스크에 문의해 주세요.

대화를 보면 환자는 분명 한의원에 대한 신뢰가 반감될 것이다. 자세하고 구체적인 내용은 모르더라도 할인의 가격, 이벤트의 기간 등 환자에게 이미 나간 홍보물 정도는 모든 스태프가 숙지하고 있어야 한다.

[모범 답안]

스태프 : 이번 달 말일까지 10% 할인합니다.
물론 원장님과 상담하시고 진료도 받으셔야 하고요.
더 궁금하신 게 있으신가요?

Case 2. 질환명

환자 : (전화) 거기 람세이헌트 증후군 치료가 잘 되나요?

스태프 : 저는 잘 모르고요, 우선 오셔서 진료받으셔야 해요.

한의원에서 블로그 포스팅으로 구안와사의 하나인 람세이헌트 증후군에 대한 의학 정보를 게시했다고 예를 들어 보자. 그런데 환자의 문의에 대하여 해당 질병을 모른다고 해 버리면, 환자는 어이가 없을 것이다. 환자는 전문성을 띤 포스팅을 보고 문의한 것인데, 스태프가 해당 질환을 모른다고 하는 것은 한의원 자체가 전문성이 떨어지며, 해당 질환으로 찾는 환자가 많지 않을 것이라 생각하게 된다. 결국 환자는 그 한의원에 갈 리가 없는 것이다.

한의원에서 (1) 블로그 포스팅을 하든, (2) 홈페이지 등에 소개되어 있든, (3) 원장이 잡지 인터뷰 때 람세이헌트를 언급했든, 스태프는 모두 공유하고 있어야 한다. 물론 스태프에게 홍보 교육을 해야 하는 원장에게도 일부 책임은 있겠으나, 스스로 현재 근무하는 한의원이 어떻게 홍보하는지 간단한 인터넷 검색으로 꾸준히 공부해 나가는 것도 한 방법이다.

한의원이든 다른 과 병원이든, 오랫동안 근무하게 되면 자연스럽게 자주 듣는 질환명이 있다. 자연스럽게 습득할 수 있고 어떤 방식으로 치료가 이루어지는지 자연스레 알게 된다. 그리고 이러한 것은 온전히 개인의 몫이다. 본인의 의지만 있다면 근무하는 동안 자연스럽게 습득할 수 있다고 생각한다. **전문가적 포스**는 결국 경력이 쌓이면 저절로 생기는 것이 아니고, 스스로의 노력에 의해 만들어지는 것이다.

[모범 답안]

스태프 : 네. 저희 한의원에서는 람세이헌트 증후군에 대한 진료가 가능합니다.
자세한 것은 원장님과 직접 상담하셔야 합니다.

2) 피드백

잘된 홍보인지 잘못된 홍보인지 홍보에 문제는 없는지 알아보기 위해 다음과 같은 것에 관심을 가져 본다.

(1) 환자의 반응 살피기

환자가 결제할 때나 패키지를 받을 때 스태프는 환자를 유심히 봐야 한다. 초진의 경우에는 환자가 치료를 받고 만족해하는지 반응을 살핀다. 데스크 스태프나 치료실 스태프는 '오늘 치료는 어떠셨나요?'라는 말이 습관이 되어야 한다. 가격에 불만은 없는지, 치료에 만족하는지, 홍보의 내용과 실제 서비스가 일치했는지 등을 파악할 수 있다.

(2) 사소한 환자의 말에 귀 기울이기

'다른 곳에서는 이렇게 해 주는데, 여기는 약간 비싼 느낌이야'라는 말이 들릴 수도 있다. 이런 환자의 말은 꼭 메모해 두거나 기억했다가 원장에게 피드백해야 한다. 환자의 단순한 오해나 착오였는지 아니면 우리 한의원의 홍보방식이 잘못되었는지의 판단은 원장의 몫이다. 아울러, 환자는 결국 본인이 한 말이 원장에게까지 도달되는 것을 원하고 말하는 것이다.

단순한 클레임/컴플레인의 경우에는 저렇게 말을 안 한다. 실장이나 원장과 같이 실질적으로 운영에 관여된 사람에게 스태프의 험담이나 중요한 불만 사항을 내비친다. 그러나 우리 한의원의 홍보 내용이나 주변의 소문 등 사소한 이야깃거리를 스태프에게 말하는 경우 작은 사항이라도 회의시간 또는 원장과의 대화에서 화제로 꺼내어 알려야 할 필요성이 있다고 본다.

(3) 시행착오

홍보하다 보면 시행착오도 겪기 마련이다. 가격의 구성, 시기, 홍보대상 등 여러 요인 중 하나만 잘못되어도 홍보가 잘 들어맞지 않는다. 따라서 홍보를 진행하는 데 효과가 좋지 못하면, 광고/홍보를 진행시킨 원장의 입장에서는 참으로 난감하다. 스태프의 사명감으로 모두 함께 고민해 보면 좋을 것으로 생각한다.

스태프 : 원장님, 이번에 진행하는 다이어트 패키지 할인 이벤트는
아무래도 다음 달로 연기하는 것이 좋을 것 같아요.
지금은 너무 추워서 환자들이 밖으로 나올 생각을 안 하니 좀 한계가 있는 것 같습니다.

원장 : 그렇군요. 좀 더 고민해 봅시다.

(4) 길을 걷다가도 다른 한의원 구경

이것은 조금 과할 수도 있지만, 강제적인 것은 아니므로 한번 생각해 보면 좋을 듯하다. 사실 근로자 대부분이 자신이 근무하는 동종 업에 관심을 가지는 것은 기정사실이다. 음식점 근로자도 어느 좋은 식당에 가면 그곳의 시스템이나 청결 상태, 이벤트 같은 것을 보고 온다. 이것은 굳이 '본다'라기보다는 '보인다'는 표현이 맞을 것 같다.

도심지나 번화한 상권에는 약국, 내과, 외과, 피부과, 한의원 등의 의료기관 간판이 어김없이 보인다. 특히 한의원 스태프라면 한의원이 많이 보일 것이다. 그럴 때는 그 한의원 출입문이나 간판이라도 눈여겨보자. 이벤트나 홍보문구가 어떻게 되어 있는지도 보고 인상적이거나 기억에 남으면 꼭 스태프나 원장과 해당 내용을 공유해 보는 것이 좋겠다(그림 8-14).

스태프 : 원장님, 출근하는 길에 보니까 성복동의 ○○한의원이 크게 현수막으로
'교통사고 환자 입원 가능'이라고 해 놓았더라고요.
우리도 그런 현수막 한번 걸어 보는 것은 어떨까요?

원장 : 그렇군요. 참고하겠습니다.

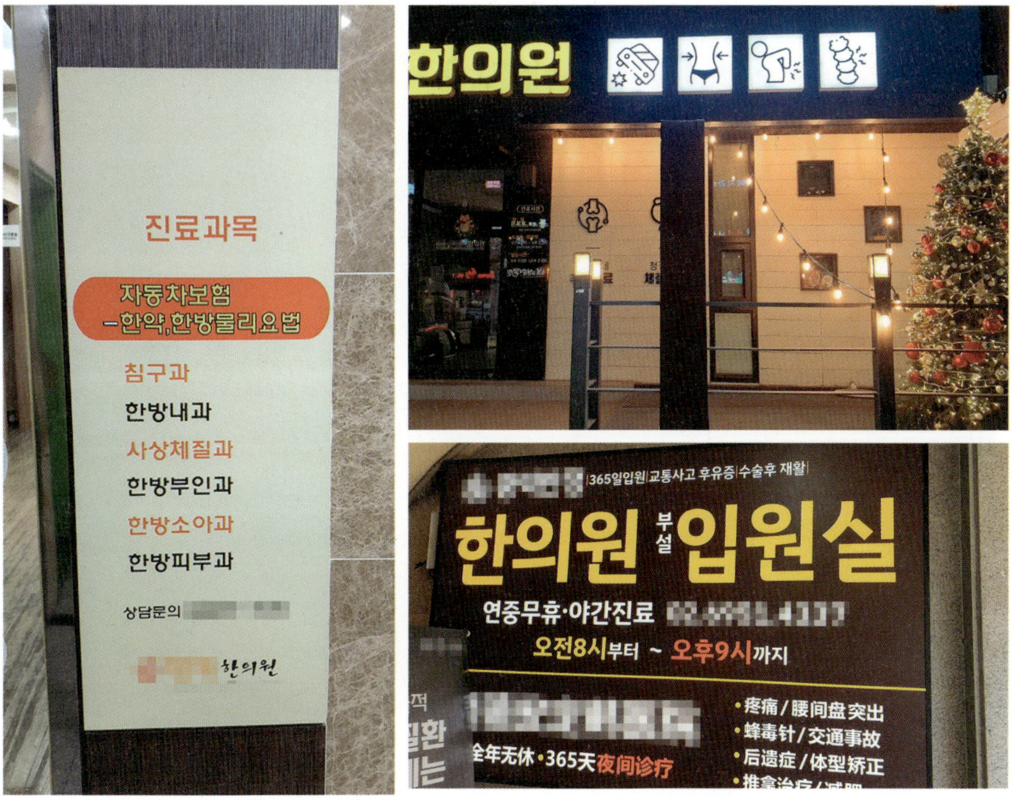

그림 8-14. 주변 한의원의 마케팅, 홍보 등에 관심을 갖는다.

3) 홍보활동에 적극적인 자세

이 책의 제3장을 읽어 보고 공감하였다면 아마도 감이 올 것이다. 한의원은 무료로 의료봉사를 하는 곳이 아니다. 물론 홍보 업무에 있어서 원장이 모든 책임을 지는 것이 사실이다. 그러나 한의원이 재정적으로 안정되고 안정된 환자 수를 유지하는 데에는 스태프의 역할이 매우 크게 작용하고, 역할의 50%는 바로 이러한 '깨알 같은 홍보'에 있는 것이다. 주어진 일이 한의원 홍보나 영업이 아닐지라도 한 직장에 소속된 만큼 적극성을 가지면 좋을 것이다.

(1) 깨알 멘트

'오늘 치료는 어떠셨나요? 많이 좋아지셨다니 정말 다행이에요. 주변에도 많이 소개해 주세요'라는 말은 원장이 환자에게 직접 하기 어려운 멘트이기도 하다. 필자도 이 멘트로 환자에게 인사하곤 한다.

(2) 입소문이 '갑'이다

앞서 말했듯이 수백, 수천만 원의 광고 진행보다 사람의 말 한마디가 중요하다. 블로그 포스팅에 매일매일 홍보 글을 작성해 올려서 노출도 잘되고, 어느 포털사이트에서 검색해도 'ㅇㅇ가게'가 상위에 노출되는 등 홍보가 잘 되어 있다 한들, 방문자 후기에 '다시는 가지 않을 최악의 맛집'이라고 쓰이면 그 한 줄 때문에 해당 상점은 크나큰 피해를 입게 된다.

반대로 실제 방문자가 칭찬한 글은 신뢰도를 급상승시킨다. 인터넷에서 이루어지는 후기나 짧은 리뷰가 가지는 힘은 엄청난 것이다. 이와 동일 선상으로 한 번 다녀간 방문자가 동네 주변 또는 지인에게 전하는 것은 엄청난 홍보 효과, 광고효과를 가진다.

친절, 청결, 전문성, 신뢰성, 치료의 효과 어느 것 하나만 부족해도 절대 입소문이 나지 않는다. 즉, 한의원 스태프는 본인의 모든 행동이 홍보와 연결되고, 환자 한 명 한 명이 고객이자 홍보이사가 된다는 사실을 명심해야 한다.

Chapter 9

Q&A –
궁금한데 아무도 가르쳐 주지 않아요

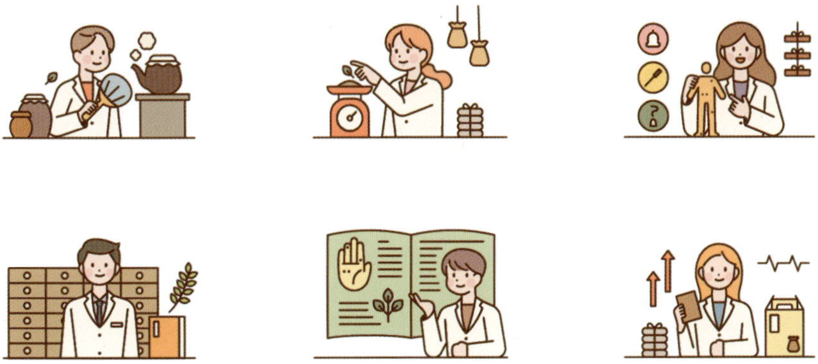

한의원에서 근무하다 보면 환자들이 흔하게 하는 질문이 있다. 거의 원론적이고 원초적인 질문들이지만 당황하는 경우가 많아 정리해 보았다. 아울러 근무하면서 생기는 순수한 궁금증도 정리하였다.

1 원무(데스크) 파트

Q 01. 의료종별 분류 너무 헷갈려요.

A 흔히 건강보험환자와 의료급여 환자로 양분하여 구분합니다. 1종, 2종 이렇게 불리는 환자군을 의료급여환자, 그렇지 않은 일반 환자는 대부분이 건강보험 환자입니다. 말로는 설명이 복잡하여 표 9-1에 나타내었습니다.

표 9-1. 의료종별의 구분

구분	내용	
건강보험	• 직장가입자 • 차상위계층	• 지역가입자
	• 차상위1종 • 차상위2종(장애인) • 차상위2종(희귀질환)	• 차상위2종 • 차상위2종(중증질환)
의료급여	• 1종	• 2종

1종이면 무조건 무료, 2종이면 어느 정도 본인부담금 발생… 이렇게 이분법적으로 생각하면 더 헷갈리는 것이 의료종별 구분입니다. 약간씩 본인부담금이 차이가 나거든요. 하지만 대체로 의료급여든 차상위이든 1종이면 대체로 본인부담금이 면제된다고 보시면 되겠습니다.
본인부담금이 완전 면제인 사람은 표 9-2를 참고하십시오.

표 9-2. 본인부담금 완전 면제자

- 18세 미만인 자 1종
- 임산부 1종
- 등록난치성희귀질환자 1종
- 20세 이하인 자로 중·고등학교 재학 중인 자 1종
- 가정간호대상자 1종
- 응급환자인 선택의료급여기관 이용자 1종
- 장애인보조기기 지급받는 선택의료급여기관 이용자 1종
- 행려 환자 1종
- 노숙인 진료시설을 이용하는 노숙인 1종 등
- 등록중증질환자 1종
- 등록결핵질환자 1종
- 등록희귀질환자 1종
- 등록중증난치질환자 1종

Q 02. 환자가 본인은 물리치료만 받고(또는 추나만 받고) 침은 안 맞고 싶다고 하는데 어떻게 해야 하나요? 진료비는 어떻게 받나요?

A 엄밀히 말하면 비급여진료의 경우 일체의 보험진료를 받지 않는다는 조건으로 차팅합니다. 이때 보험진료가 없으니 공단 청구 자체가 없는 것이죠. 그러나 오로지 침이 아파서 맞기 싫은 것이라면 환자의 의중을 물어 진료를 받을 수도 있습니다.

스태프 : 바늘 같은 침이 아프시면, 자석침이라고 해서 붙이는 침으로도 얼마든지 치료받으실 수 있어요.

환자가 한의원에서 사용하는 침의 종류를 잘 몰라서 빚어지는 상황이라면 정보의 제공 차원에서 안내해 보는 것도 좋을 것 같다는 생각입니다.

Q 03. 오전에 어깨통증으로 침 맞은 환자가 오후에 다시 와서 허리에 침을 맞고 싶다고 하시네요. 하루에 2번 침치료가 가능한 건가요?

A 환자의 입장에서는 한의원을 2차례 이상 방문하는 것이 괜찮다고 여길 수 있지만 원칙적으로 청구 자체가 불가능하기 때문에 그렇게 진료하는 곳은 없을 겁니다. 그래서 환자는 대체로 다른 한의원이나 다른 병원에 갑니다. 우리 한의원에서 치료를 받고 다른 의원에 가는 것을 막을 방법이 없지만 동일한 상병명으로 의료기관을 다니며 치료받는 것을 '**중복진료**'라 하여 원칙적으로는 '**과잉진료, 과잉치료**'의 영역으로 보게 되기도 합니다. 작은 한의원에서 개설 과가 여러 개 있는 것도 아니고, 1인 원장이 진료를 보는 경우 한 환자당 1회의 진료가 가능하다고 생각하시면 될 것 같아요.

Q 04. 외국인이 한의원에 왔어요. 어떻게 하죠?

A 외국인이 한의원에 방문하면 대부분 당황하기는 마찬가지입니다. 실력 발휘한다고 영어도 해 보지만 소통이 잘 안 되는 경우도 있고, 외국인이 영어를 못하는 경우도 있어요. 하지만 간단한 영어 단어 정도는 알기 때문에 진료 접수는 가능합니다. 원장님이 영어를 어느 정도 할 수 있으면 접수를 도와주기도 합니다.

한글로 적혀 있는 '초진 접수증'을 외국인용으로 만들어 놓는다든지 간단한 영어회화를 참고하면 될 것 같아요(그림 9-1).

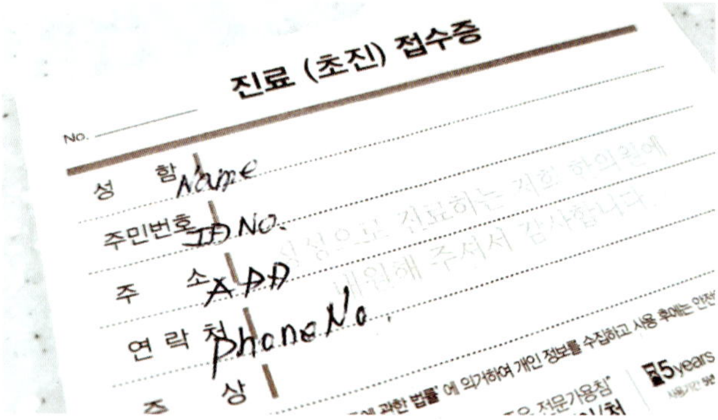

그림 9-1. 외국인 환자를 위해 영문으로 기재해 놓은 진료접수증.

Q 05. 보험사에서 환자 진료기록부를 복사해 간다고 왔어요. 어떻게 해야 하죠?

A 앞서 제4장에서 설명한 바와 같이 실손 상해보험, 자동차보험의 대인 담당자 등 보험사에서 환자의 진료 내용을 확인하려고 서류를 요청하는 경우가 있어요. 과거에는 '진료기록 열람 및 사본발급 동의서', '진료기록 열람 및 사본발급 위임장'을 지참하면 발급해 주기도 했어요(그림 9-2). 하지만 개인 정보보호에 대한 경각심이 높아지면서 보험사에서 환자의 민감 정보를 받아 사용한 후 추후에 어떻게 관리하는지에 대한 명확한 기준, 개인정보 파기 기준 및 확인 등의 절차가 모두 모호하기 때문에 현재는 이 방식을 취하지 않고 환자가 직접 제공하게 하는 방식을 쓰고 있습니다.

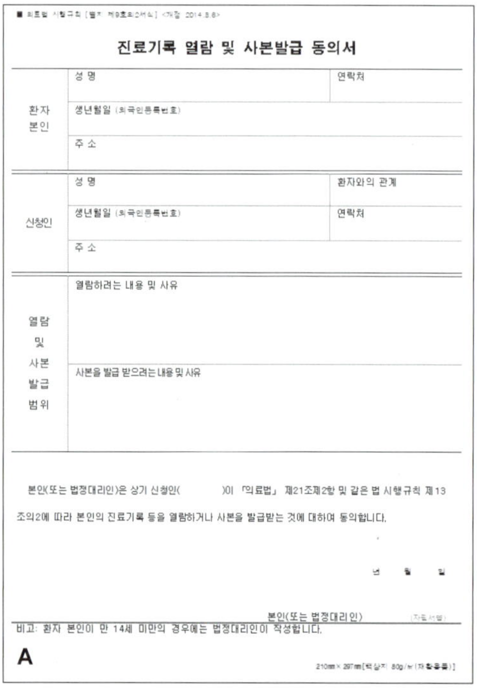

■ 의료법 시행규칙 [별지 제9호의2서식] <개정 2014.8.6>

진료기록 열람 및 사본발급 동의서

환자 본인	성 명	연락처
	생년월일 (외국인등록번호)	
	주 소	
신청인	성 명	환자와의 관계
	생년월일 (외국인등록번호)	연락처
	주 소	
열람 및 사본 발급 범위	열람하려는 내용 및 사유	
	사본을 발급 받으려는 내용 및 사유	

본인(또는 법정대리인)은 상기 신청인(　　　)이 「의료법」 제21조제2항 및 같은 법 시행규칙 제13조의2에 따라 본인의 진료기록 등을 열람하거나 사본을 발급받는 것에 대하여 동의합니다.

년 월 일

본인(또는 법정대리인) (자필서명)

비고: 환자 본인이 만 14세 미만의 경우에는 법정대리인이 작성합니다.

A

210mm × 297mm[백상지 80g/㎡(재활용품)]

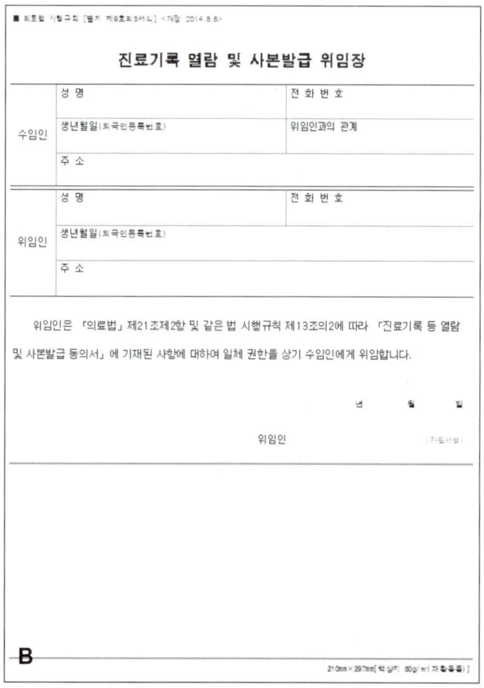

■ 의료법 시행규칙 [별지 제9호의3서식] <개정 2014.8.6>

진료기록 열람 및 사본발급 위임장

수임인	성 명	전 화 번 호
	생년월일(외국인등록번호)	위임인과의 관계
	주 소	
위임인	성 명	전 화 번 호
	생년월일(외국인등록번호)	
	주 소	

위임인은 「의료법」 제21조제2항 및 같은 법 시행규칙 제13조의2에 따라 「진료기록 등 열람 및 사본발급 동의서」에 기재된 사항에 대하여 일체 권한을 상기 수임인에게 위임합니다.

년 월 일

위임인 (자필서명)

B

210mm × 297mm[백상지 80g/㎡(재활용품)]

그림 9-2. 진료기록 사본발급 동의서(A)와 위임장(B).

따라서 이와 같은 서류를 구비해 왔다고 하여 해당 환자의 진료기록을 마음대로 볼 수 있는 것은 아닙니다. 우선 구비된 서류를 원장에게 보고하면 가·부 판단은 원장이 합니다. 요즘에는 보험사 직원이든 누가 되었든 환자의 진료기록부를 열람하려면 해당 환자를 통해야 한다는 것으로 가닥을 잡고 있어요. 즉, **환자가 직접 와서 진료기록부를 발급받아 간 뒤 환자가 보험사에 직접 제출하라는 것**이죠. 중요한 점은 보험사 직원 또는 환자 본인이 진료기록 사본을 발급받고 싶어하면 **꼭 원장에게 보고한 후 처리**해야 합니다.

Q 06. 치료받으러 며칠 동안 와야 하는지 환자가 물어봐요.

A 치료 스케줄과 치료의 과정 또한 원장의 몫입니다. 그러나 특정 질환의 경우 사전 안내 멘트 루틴이 있으면 이를 활용하기도 해요. 예를 들어, 구안와사 환자의 경우 '2주 동안 매일 내원, 침치료, 안면 근육의 가동범위 매일 체크' 이런 식으로 진행했던 경험이 있어요. 승모근 환자의 경우 침 몸살로 인해 치료 주기는 주 2회로 하는 경우가 있고, 승모근의 경직 정도에 따라서 2~3주간 추적 치료한다고 환자에게 안내한 경험이 있습니다.

환자의 미래를 예견할 수도 없고 치료받는 기간에 환자가 업무 과로로 승모근이 더 뭉칠 수도 있는 상황이니 더욱 어려운 부분입니다. 우선 원장의 진단 내용에 기초하여 간단히 안내하고 자세한 것은 원장 진료에서 얻도록 안내해야겠습니다.

> **스태프 :** ○○○ 님. 원장님이 승모근 상태를 봤을 때 한 2주 정도는 꾸준히 치료받으셔야 한다고 하셨어요. 2~3일에 한 번 침치료 말씀하셨거든요. 치료기간 중에는 무리하지 마시고 가끔씩 스트레칭해 주세요. 다음번 진료예약은 3일 후 몇 시가 편하신가요?

Q 07. 환자가 '이 약은 어디에 좋아요?'라고 물어봐요.

A 예를 들어 설명하겠습니다.

흔히 많이 쓰는 '평위산'의 경우 다음과 같은 효능(적응증)이 있습니다.

> 급만성 식체로 인해 발생하는 모든 증상, 소화불량, 위의 급성확장, 고창, 복부팽만, 속쓰림, 복통, 구역, 구토, 설사, 임신 및 산후에 발생하는 구역·구토·식체·설사, 권태감, 피로감, 기침, 요통, 요각통, 위·식도 역류 질환, 식도염, 위십이지장염, 위십이지장궤양, 소화성궤양, 대장염, 과민성대장증후군, 장관흡수장애, 분문의 이완불능증, 식도의 운동장애, 여름철 감기, 식도 및 위장관 악성신생물의 대증요법

이 많은 적응증을 과연 환자에게 모두 설명할 필요가 있을까요? 환자가 이러한 질문을 하면, 가장 정확한 것은 (1) **원장에게 물어보는 것이고,** (2) **얼른 차트를 보는 것**입니다.

차트에는 분명히 어깨가 아파서 온 환자인데 원장이 평위산을 처방하는 경우도 있어요. 이것은 치료

실에서 침치료 중에 환자가 소화불량으로 힘들어한다고 하니, 주 상병명은 어깨로 잡고 부 상병명을 소화불량으로 잡아서 처방하였을 수도 있겠습니다. 환자와의 상담내용이나 처방을 데스크 쪽으로 언급해 주었으면 좋으련만, 하루에도 수십 명의 환자를 상대하는 원장이 하나하나 데스크에 내용을 전달하기 어려운 것이 현실이니, 원장에게 물어보거나 차트를 보고 안내하는 방법밖에는 없을 것입니다. 즉, 평위산이든 오적산이든 그 효능을 다 외워서 환자에게 안내하는 스태프는 극히 드뭅니다. 아니 필자가 여태껏 본 스태프 중에 그런 스태프는 없었습니다. '평위산=소화제'라는 등식도 성립하기가 어렵죠. 평위산은 기침, 요통, 요각통 같은 질환에도 사용하니까요.

2 치료 파트

Q 08. 아픈 부위 침놓고 다른 부위에 침놓는 이유는 뭔가요?

A 결론부터 말씀드리면 스태프의 입장으로는 알 수 없는 부분입니다. 원장에게서 직접 듣지 않는 이상 알 수 없고, 동료 한의사라도 침을 놓은 원장이 적절히 설명하지 않으면 이해하기 어려울 수도 있어요. 그만큼 한의학에서의 침술은 어떤 우주와도 같이 무량하게 넓은 학문입니다.
단, 아픈 부위에서 먼 곳에 놓는 침을 '원위취혈'이라 하고, 가까운 곳에 놓는 침을 '근위취혈'이라고 부르며, 아픈 곳에 직접 놓는 침술을 '아시혈' 침자리라고 부릅니다(**제1장 참고**)(그림 9-3).

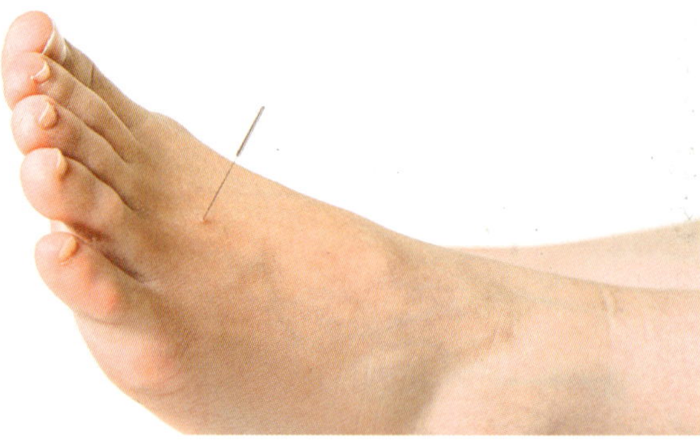

그림 9-3. 아픈 부위에서 먼 곳에 놓는 침을 '원위취혈'이라 한다.

환자가 '왜 여기가 아픈데 엉뚱한 곳에 침을 놓았느냐?'라고 질문한다면 스태프는 의연하게 답변하면 될 것 같아요.

> 아, 저희 원장님께서 원위취혈로 침을 놓으신 거 같아요. 아픈 곳과 동떨어진 경혈자리에 침을 놓는 경우가 있는데, ○○○ 님 아픈 곳이 꼭 그 자리에만 침을 놔서 다 나을 것이 아니어서 그렇게 놓으신 것 같아요.

Q 09. 빼놓은 침을 바닥에 흘려 잃어버릴 때도 있고, 환자의 몸에서 침을 안 빼는(미발침) 경우도 생기고, 침을 뺄 때 환자가 아파할 때도 있어요. 침 잘 빼는 노하우 있을까요?

A 이러한 실수는 분명 숙련자는 별로 하지 않는 것이긴 합니다. 여러 해 근무하다 보면 이런 일은 거의 발생하지 않아요. 그래도 챙겨 볼 수 있는 몇 가지 중 우선 침은 빠르게 뽑아야 환자가 느끼는 발침 통증이 줄어듭니다. 또 침을 뽑을 때 침이 꽂혀 있는 환부에 침 회수용 배트를 가까이 대고 발침하면 대체로 바닥에 침을 흘리는 경향을 최소화할 수 있습니다. 소독할 때 환자가 따끔거린다고 하면 '아, 많이 따끔거리세요?'라고 하며 발침 부위 주변을 손으로 톡톡 두드려 주면 통증이 경감됩니다. 미발침 예방은 주의 깊게 환자의 몸을 살피고, 손으로 한 번 훑은 뒤 환자에게 '혹시 빠지지 않은 침이 있나요?'라고 물어보는 것도 좋아요. 환자에게 물어보는 것을 이상하거나 어색하게 여길 필요도 없습니다. 세심하게 질문한다면 말이죠(**제6장 참고**).

Q 10. 환자가 침 맞은 후 샤워나 목욕은 언제 가능한지 물어봅니다.

A 침의 굵기와 침을 놓은 시간(유침 시간)에 따라 다르다고 할 수 있습니다. 혈당검사를 할 때 손끝에 란셋으로 살짝 피를 내어 검사하죠. 이처럼 순간적으로 몸에 작은 구멍을 내는 것 정도로 샤워나 목욕을 운운하지 않는 것처럼 침이 얼마나 몸에 오랫동안 꽂혀 있었는지, 침이 얼마나 굵은지에 따라 다릅니다. 하지만 일반적으로 굵기가 가는 침, 약 20분여의 유침 시간이면 대개 4~5시간 후부터 물로 샤워 정도 가능하다고 안내하고 있고, 목욕은 다음 날 하라고 권하고 있어요. 결국에는 이마저도 원장이 지정해 주는 것이 가장 정확하니 물어보면 확실한 답이 될 거예요.

Q 11. 침 맞은 후 몸살 기운이 있거나(침 몸살) 침 맞고 기력이 없는 환자가 있어요.

A 양방과 치료든 한방과 치료든, 모든 치료는 체력을 소모시킵니다. 치료하는 원장도, 스태프도 체력이 빠지겠지만 환자도 상당한 체력을 소모합니다. 그래서 침을 맞으면 체력 소모에 의한 몸살이 있을 수 있어요. 그리고 또 한 가지는 침은 원래 따끔합니다. 침이 들어갈 때 그 따끔함이 스트레스 요인으로 작용하여 피로감을 느낄 수 있어요.

필자가 느끼는 침 몸살의 가장 큰 이유는 뭉친 근육을 풀었을 때 긴장의 이완으로 일어나는 혈류량의 증가입니다. 뭉치고 충혈된 근육(근육에 축적된 피로물질)이 풀리면서 확 이완되는 경우가 있거든요. 특히 침을 넣었다 뺐다를 반복하는 도침, MPS침 시술에서 빈번하게 발생하는 것 같아요. 이러한 침술이 들어간 환자는 2~3일에 한 번씩 침을 맞으러 오라고 하기도 합니다.

결국 침 몸살을 부작용이라고 인식하기보다는 치료의 한 과정이고 순환 때문에 발생하는 것이라고 여기면 될 것 같아요. 침을 맞고 기력이 없는 상태로 대기실로 나오는 환자들이 있어요. 그럴 때는 대기실에 준비된 음료를 권하면서 숨 좀 돌리고 귀가하길 권하곤 합니다.

Q 12. 붙이는 T침, 자석침을 언제 떼냐고 환자가 물어봅니다.

A 물론 정해진 매뉴얼은 없습니다. 원장의 지시가 있어야 하는 것이지요. 가장 좋은 것은 다음날 내원하여 치료의 경과를 보면서 원장이 직접 교체하거나, 제거하고 다른 치료를 하는 것입니다.
그러나 환자가 그럴 여건이 되지 않는다면 집에서 제거하는 방법이 있습니다. 통상 T침이나 자석침의 경우 2~3일까지 붙이고 있는 경우가 있어요. 언제나 이런 질문을 받게 되면 무조건 한의사나 원장의 지시에 따라야 한다는 것을 명심하셔야 합니다.

Q 13. 겨울철에 건조해서 발침할 때 계속 정전기가 나요. 이럴 때 요령이 있나요?

A 스태프는 언제나 손이 청결해야 합니다. 손을 자주 씻으니 손이 건조해지고, 손 소독제도 손을 건조하게 만드는 제품이 있습니다. 손이 미끄럽지 않을 정도로 핸드크림을 바르거나 의료용 실리콘 장갑을 착용하고 발침하면 정전기로부터 해방됩니다.

Q 14. 부항이 계속 떨어져요.

A 부항이 떨어지는 경우는 (1) 해당 부위가 협소하거나 굴곡져 있을 때(팔꿈치, 무릎 등)입니다. 이 경우 크기가 작은 부항을 사용해야 하고, 관절 부위는 (2) 굳은살이 있거나 피부가 거칠고 두꺼워 잘 안 붙는 경향이 있으니 부항크림과 같은 윤활제를 도포한 뒤 부항을 붙이면 고정이 한결 잘 됩니다.
머리카락 때문에 목 부위에 부항이 안 붙는 경우가 있는데, 이는 그 머리카락을 면도하지 않는 이상 붙이기 힘듭니다. 그럴 때는 원장의 지도를 받아 다시 부항점을 잡아야 합니다. 체모가 많은 팔다리 등의 부위도 마찬가지입니다.

Q 15. 사혈 후 침치료 받은 환자가 한방파스 발라도 되냐고 묻습니다.

A 파스의 설명서를 보면 상처 난 부위에는 사용하지 말라고 되어 있습니다. 그러니 사혈한 부위에는 당연히 좋지 않을 수 있어요. 예전에 사혈하고 난 뒤 1일 정도 지나서 완전히 사혈부가 아물거나 손으로 문질러봤을 때 통증이 없다면 사용해도 무방하다고 원장으로부터 지도받은 기억이 있습니다.

Q 16. 치료실에서 환자가 '오늘 치료 끝나려면 얼마나 걸려요?'라고 물어봐요.

A 이 질문을 받았으면 우선 환자에게 되물어야 합니다.

> **스태프 :** 아, 치료 끝나고 어디 가시나요? 혹시 몇 시쯤 한의원에서 나가셔야 하나요?
>
> ① **환자 :** 네. 2시에 약속이니까 1시까지는 치료를 마쳐야 할 텐데요.
>
> ② **환자 :** 오래 누워 있으면 허리가 결리고 불편해서요.
>
> ③ **환자 :** 그냥 궁금해서 물어봤습니다. 계속 누워 있는 것이 지루할 수 있어서요.

①번 경우의 답변: '원래 치료는 30분 정도 더 진행되어야 하는데 20분 뒤에 나가셔야 한다고 하시니 원장님께 말씀드리고 시간 조정을 건의할게요. 잠시만 기다려 주세요.'

②번 경우의 답변: '치료는 앞으로 30분 정도 더 남으셨어요. 혹시 몸이 불편하시면 호출벨을 누르시거나 저를 불러 주시면 바로 조치해 드리겠습니다.'

③번 경우의 답변: '치료는 30분 정도 더 남았으니 하는 수 없이 좀 더 누워 계셔야 할 것 같아요. 혹시 많이 불편하시면 호출벨을 눌러주세요.'

Q 17. 환자가 치료는 어떻게 진행되는지 물어봅니다.

A 환자가 치료의 진행을 물어보기도 합니다. 미리 파악하고 있었다면 환자에게 안내해 주고, 파악이 안 된 부분은 차트를 확인한 뒤에 알려 주어야겠죠. 환자는 본인이 어떤 치료를 받게 될지 사전에 안내받아야만 합니다. 물론 원장이 상담 중에 모두 안내하지만, 환자가 이를 물어보는 것은 어찌 보면 치료의 순서가 어떻게 되는지 궁금해서 물어보는 것일 수도 있어요. 다음 치료가 무엇인지 순차적으로 안내해 주는 것도 좋고, 자세한 설명이 가능하다면 각 치료별로 진행 시간도 알려 주면 더욱 좋을 것 같다는 생각입니다.

3 한약 파트

Q 18. 환자가 한약 먹으면 간수치가 올라가는지 물어봅니다.

A 개인적으로 가장 싫어하는 질문 리스트 1~2위를 다투는 질문입니다. 아마도 한의사들은 진짜 가장 듣기 싫고 불편할 정도의 말이 바로 '한약 먹으면 간수치가 올라간다'일 겁니다. 우선 간수치는 밥만 먹어도 올라간다고 봐야 할까요? 한약을 먹으면 당연히 간이 움직입니다. 그런데 한약 복용 후 간수

치가 올라간다는 것이 건강에 악영향을 줄 정도로 무리를 주느냐? 그렇지는 않다는 것이죠. 그렇다면 한약을 먹으면 간수치가 올라가느냐? 아니요. 한약만 먹고 간이 나빠지는 경우는 알레르기 반응처럼 완벽하게 특이한 케이스 아니면 없습니다(그림 9-4).

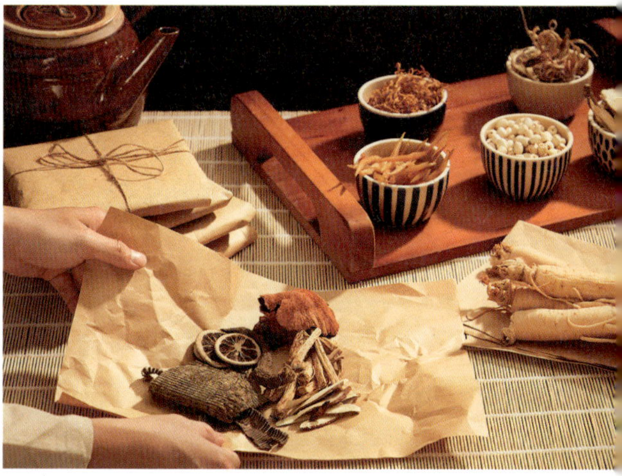
그림 9-4. 한약만 먹고 간수치가 나빠지는 경우는 극히 드물다.

단, 항암 환자나 독한 스테로이드, 항생제를 과량 투여하는 환자는 간 허용능력의 90% 정도를 써 버립니다. 그 환자가 밥도 먹고, 간식도 먹고, 양약도 먹으면 거의 간 능력의 100%를 써 버리는 거죠. 그런데 거기에 한약을 더 하면 간 능력이 오버되어 간수치가 이상 수치로 가게 되는 겁니다. 따라서 양약을 복용 중인 환자에게 한약을 복용하게 하기 위해서는 환자가 어떤 양약을 먹고 있는지 사전에 파악하는 것이 중요합니다.

따라서 아무리 간수치 운운하는 환자라고 하더라도 한약의 안정성을 설명한 뒤에 원장 상담을 통해서 한약 상담이 이루어지면 되겠습니다.

Q 19. 당뇨 환자가 한약(보험약제)을 먹고 맛이 달다고, 혈당 오르는 것 아니냐고 묻습니다.

A 한방 건강보험용 엑스제(산제, 과립제, 연조제)의 경우 맛이 단 것들이 있습니다. 그러나 함량을 보게 되면 엄청나게 **소량으로써 혈당에 거의 무의미**하다 할 정도입니다. 또 어떤 환자는 본인이 당뇨가 있어서 공진단을 복용할 수 없다고 말을 하곤 하는데요. 공진단은 하루에 1환 복용이고, 5g 환을 복용하게 되면 하루에 섭취하는 꿀의 양은 2~3g 사이입니다. 이는 엄청나게 적은 당이고 꿀 1g당 칼로리는 0.3kcal 정도 되니 보통 1,800~2,000kcal를 밥으로 섭취한다면 공진단이 차지하는 열량은 사실 상당히 미미한 수준입니다.

즉, 한의원에서 약으로 쓰이는 것들은 대체로 당뇨와 무관하다고 보는 것이 좋을 것 같다는 생각입니다.

Q 20. 공진단은 뭔가요?

A '누가 먹는 약인가요?'라고 질문하는 것과 같죠.

공진단은 보약 중의 보약이고, 몸에 기력이 떨어졌을 때 먹는 약이며, 동의보감에는 남성에게 더 잘 듣는 것처럼 설명되어 있는 일종의 '통치방(모든 병을 치료)'하는 약입니다. 물론 진맥을 짚고 꼭 맞는 분께 쓰면 더 좋겠습니다. 당귀, 산수유, 녹용, 사향으로 구성되고, 꿀로 빚어 현대적인 탄자대(3.65~3.75g) 크기의 제형(약의 형태)으로 겉에 금박을 씌워 제환(알약으로 제조)합니다.

당귀는 '보혈윤장'하는 약재로서 혈을 보호하고 장을 윤택하게 합니다.

산수유는 '보신삽정'한다고 하는데 신장을 보호하고 정기(정력)를 불어넣어 주는 약재라고 알려져 있습니다.

녹용은 두말할 것도 없이 약효가 많은데 기력도 올리고 뇌세포도 활성시켜 주는 약재입니다.

사향은 위·아래를 뻥 뚫어 주는 역할을 합니다.

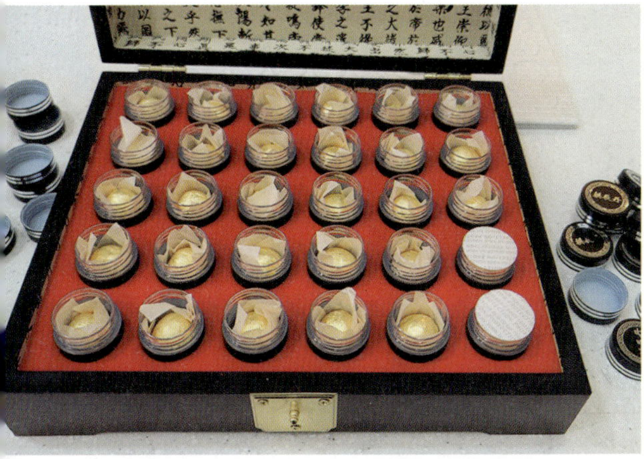

그림 9-5. 보약 중의 보약이라 일컬어지는 공진단.

이러한 약재의 조합은 아마도 '수승화강(머리는 차갑게 발은 따뜻하게)'이라는 효능을 지니면서 온몸의 막힌 것을 뚫고 신장과 더불어 소화계통에 보혈작용을 하니 몸에 안 좋을 수 없는 보약 중의 보약이 되는 것입니다. 심신이 급격하게 쇠락한 사람이나 기력이 없어서 툭하면 시들시들하고 잔병치레하는 사람이 복용하면 참 좋은 약입니다(그림 9-5).

그런데 환자에게 만병통치약이라고 하기 참 어려운 부분이 있죠. 그러니 '강력한 보약이고 탕약으로 된 한약의 복용이 어려울 때 빠르게 효과를 보는 보약 중의 보약'이라고 설명하는 것이 어떨까요?

Q 21. 경옥고는 뭔가요?

A 경옥고는 흔히 자양강장제로 많이 인식하고 있습니다. 약재의 구성이 인삼(소화 기능에 사용됨), 지황(심장 강화, 이뇨, 해열), 복령(이뇨, 항균, 혈당강하, 소화기)으로 되어 있어서 그렇게 많이 알고 있어요. 사실 경옥고를 먹게 되면 소화계통이 평화롭습니다. 그런데 지황에 주목하면 '심장 강화'. 그래서 필자는 경옥고를 먹게 되면 좀 졸리고 나른해지는 경험을 합니다. 필자의 몸에 딱 맞는다고 해야 할까요?

또 다른 효능은 바로 인삼에 있습니다. 인삼에 있는 '진세노사이드'는 사포닌의 일종인데, 이게 폐에 상당히 유익한 역할을 해서 감기에 대한 면역력을 높여 주기도 하고 항암효과가 매우 우수합니다. 인삼/홍삼 제제를 먹었을 때 상열감이 있어 못 먹는 사람이 지황의 해열작용, 복령의 혈당강하 작용으로 상부 열감의 부작용 없이 인삼의 고유 효능만을 누릴 수 있는 것. 이것이 경옥고의 장점이 된다고 봅니다. 식욕부진, 체중감소, 소멸성 질환의 환자에게 공진단/경옥고가 처방되는 것을 볼 수 있습니다만, 경옥고는 특히 암(癌) 전문 한방병원에서 처방 루틴이 될 정도로 체중(근육과 뼈)을 유지해 주는 참 좋은 약입니다.

경옥고 또한 보약으로서 기력이 쇠하고 감기에 자주 걸리며 툭하면 변비와 설사에 시달리는 사람에게 추천할 수 있습니다. 꾸준히 먹는 약이라고 보는 게 좋을 것 같아요.

Q 22. 경옥고랑 공진단이랑 뭐가 달라요?

A 어느 한의원이든 경옥고와 공진단을 많이 처방하고 홍보하는데, 뭐가 다른지 어떤 사람이 먹는지에 대한 정확한 설명이 안 되는 게 사실입니다. 왜냐하면 이 약들은 보약이기 때문입니다. 어디가 어떻게 딱 아파서 먹는 약이 아니라는 것이죠.

'**미병**(未病, 병이 아니다)'이라는 개념이 있습니다. 이것은 질병은 아니지만 신체적, 정신적, 사회적 이상 증상으로 인해 일상생활의 불편함을 겪거나 검사상 경계역의 이상소견을 보이는 상태를 뜻합니다. 즉, 병은 아닌 것 같은데 소화불량, 수면장애 등의 불편한 증상들이 나타날 때 사용되는 말이기도 합니다. '병은 아닌데 몸이 이상하다' 정도입니다. 미병은 한의학의 '예방의학'에 나오는 개념이기도 한 것이지요. 따라서 보약이라는 것은 어찌 보면 이러한 불편한 것들을 제거하고 나중에 쓰나미처럼 몰려올 큰 병을 막아내는 약이라 할 수 있습니다. 그래서 환자들이 '일 년에 보약 두 번 먹으니 감기도 안 걸리더라'라는 말을 하는 겁니다.

동의보감에는 **공진단**은 몸이 쇠약한 사람이 먹으라고 나오고, **경옥고**는 회춘하는 약으로 설명이 되어 있습니다. 미병의 코드가 기력회복과 빠른 효과에 있다면 공진단이 어울릴 것이고, 꾸준히 몸을 관리하면서 자양강장의 효능을 보고 매일같이 달고 먹을 약이라면(매일 먹는 영양제처럼) 경옥고가 어울릴 것입니다.

Q 23. 환자가 '보약 먹으면 살쪄요?'라고 물어봅니다.

A 필자는 '요즘처럼 다이어트가 대세인 시절에 한약 먹고 살쪘다고 하면 그 한의원 망합니다'라고 답변하곤 합니다. 농담 같은 말이지만, 사실 한약으로 살을 찌우는 것은 어려운 진료 분야라고 원장으로부터 들은 기억이 있습니다. 붙어 있는 살을 떨어지게 하는 것은 어찌 보면 쉬운 일이지만 '구슬이 서 말이어도 꿰어야 보배'라고 살과 근육이 없는 사람을 살찌우게 하는 것은 아주 힘든 일이죠.

한약은 풀, 뿌리, 열매, 잎사귀 등이 주를 이루고 있습니다. 그러므로 약 자체가 살을 찌게 하는 것이 아니고, 살을 찌우는 것은 결국 음식입니다. 그 음식의 소화 흡수를 잘되게 하는 것이 한약입니다. 결국 먹는 음식의 양이 많아야 살이 찌는 건데, 먹는 것을 좋아하지 않는 사람에게 갑자기 먹는 것을 좋아하게끔 성향을 바꾸는 일은 만만치 않습니다. 이처럼 살을 찌우는 게 더 어렵다는 이야기지요.

그러니 '한약을 먹으면 살이 찐다. 녹용을 먹으면 살이 찐다'라는 것은 말이 되지 않습니다. 한약을 먹고 나서 몸의 균형을 찾아 신체에서 오는 스트레스가 줄고 그만큼 적절한 식이요법이 가능한 몸 상태가 되니, 더욱 건강하고 좋은 몸과 몸매에 더욱 가까워지지 않을까 생각해 봅니다.

Q 24. 양약을 복용 중인데 한약을 먹어도 되는지 물어봐요.

A 환자가 양약을 복용 중에 한의원에서 치료를 받고 한약을 처방받으면 늘 물어보는 질문입니다. 결론부터 말씀드리면 복용하는 약의 종류에 따라 달라집니다. 한약과 상호작용을 하거나 한약이 소화, 흡수되지 못하게 하는 약이 있을 수 있고, 항생제, 스테로이드를 과량 투여하는 환자에게는 한약을 잘 처방하지 않기도 합니다(Q18 참고). 이 말인즉, 이미 원장(한의사)이 환자와의 상담을 통해 처방할지 말지를 결정한 상황이고, 이미 처방되어 나왔다면 원장이 적절한 한약을 처방한 경우라고 할 수 있어요. 그러니 이럴 때는 양약 복용 후 30분 뒤에 한약을 복용하라고 안내하는 것이 좋을 것 같습니다. 30분은 물로 된 양약이든 알로 된 양약이든 뱃속에서 붕괴되어(녹아서) 흡수되는 시간을 고려한 시간이므로, 좋은 효과를 보일 수 있다고 합니다.

그런데 여기서 짚고 넘어가야 하는 것은 환자가 본인이 복용하는 약을 원장에게 잘 알려 주고 처방받은 약인지를 확인해야 한다는 것입니다. 그러므로 환자에게 다시 확인하는 과정이 필요합니다.

환자 : 제가 지금 감기약을 복용 중인데 지금 받은 이 한약과 같이 먹어도 되나요?

스태프 : 네. ○○○님 혹시 원장님께 감기약 복용 중이라고 말씀하셨나요?

Case 1

환자 : 네. 말씀드렸습니다.

스태프 : 그렇다면 원장님께서도 알고 계신 상태에서 약을 처방해 주셨으니, 감기약 드시고 30분 뒤에 약을 드시면 될 것 같습니다.

Case 2

환자 : 아니요. 말씀 못 드린 것 같아요.

스태프 : 그러시군요. 그렇다면 그 감기약의 종류(약 이름을 알면 더 좋음)와 복용한 기간, 앞으로 남은 복용 기간은 얼마인지 알려 주시면 원장님께 말씀드리겠습니다.

환자 : 약 봉투가 있으니 보여 드릴게요. 약은 이제 1일 먹었고 앞으로 2일 더 먹어야 합니다.

스태프 : 네. 제가 잘 메모해서 전달하겠습니다. 잠시만 앉아서 기다려 주세요. 확인 후에 다시 안내해 드리겠습니다.

Q 25. 환자가 원장님이 처방한 보험약을 안 가져가려고 해요. 어떻게 하죠?

A 환자의 몸에 필요하여 처방된 한약을 환자가 거부한다면 이는 원장에게 알려 처방 여부를 확인하는 것이 정답일 것입니다. 이럴 때 원장은 (1) 한약 처방을 철회하거나 (2) 상담을 통하여 약 드시기를 권유하는 등의 결정을 하게 될 거예요. 그런데 이렇게 되면 일이 복잡해지고 불필요한 상담을 할 수 있으니, 안내하는 스태프는 꼭 환자에게 약 복용 거부의 이유를 확인하는 것이 중요합니다. 이럴 때 환자는 다음과 같이 말하니 그에 대한 안내를 알아봅시다.

① 내가 먹고 있는 약이 많아서

약이 무엇인지 물어봅시다. 영양제나 건강기능식품일 수 있어요(대체로 홍삼이나 오메가3 같은 것을 약이라고 말씀하시는 분들이 있습니다). 이럴 때는 지금 한의원에서 처방한 약은 건강기능식품이 아니며 현재 증상을 낫게 할 '치료약'이라고 설명한 후 다시 한번 약 복용을 권유해 봅니다.
양약을 복용 중이라고 하면 'Q24. 양약 복용 중 한약 복용 문의' 부분을 참고해 주세요.

② 약효가 없는 것 같아서

먹게 되면 바로 효능을 보이는 약(예: 진통제, 수면제)이 있을 것입니다. 반면 일정 기간 꾸준히 먹어야 효능을 보이는 약(예: 양약의 감기약)도 있죠. 이와 같이 한약도 꾸준히 먹을 때 도움이 되는 약이 있습니다. 이럴 때는 환자에게 이 한약은 진통제가 아니며(경우에 따라서) 해당 질환의 개선을 목적으로 복용하는 것이니 약효가 서서히 느껴질 수 있다고 안내할 수 있습니다.

③ 이 약이 무엇인지 몰라서

대체로 약에 대해 처음 안내해 드린 후 수일 동안 지속 내원하시는 환자 중에 간혹 이런 반응을 보이는 분이 있습니다. 그러니 약의 효능을 다시 안내해 드리는 것이 좋겠습니다.

부록

보험약

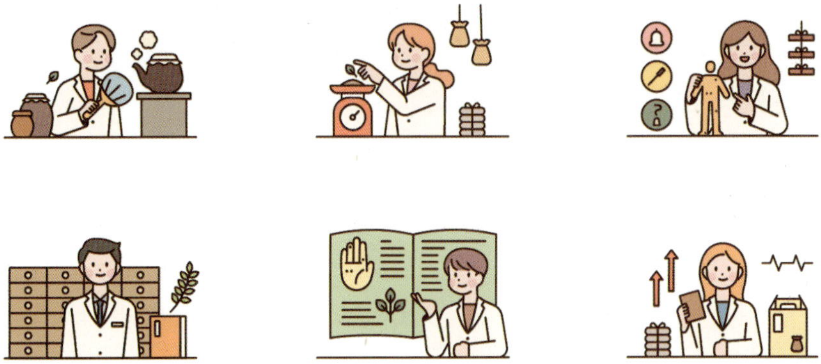

순번	처방명	적응증	비고
1	가미소요산	• 월경통, 과다월경, 빈발월경, 희발월경 • 규칙월경, 산후우울증 • 갱년기 및 폐경기의 다양한 심신 증상 • 소양감, 구내염, 입안마름, 수면장애, 어지러움 • 피로, 권태, 식욕부진, 오한과 발열의 교대 • 수족냉증, 상세불명의 발열 및 열감 • 온몸이 쑤시고 아픔, 어깨결림, 두통 • 수면 중의 과다발한 귓속의 통증 • 가슴과 유방 및 복부의 팽창감 • 소변이 시원하게 나오지 않는 증상 • 피가 섞인 가래, 심인성 기침, 신경증	
2	갈근탕	• 감기, 몸살, 뒷목과 등이 뻣뻣하게 아픔 • 머리와 얼굴이 아픈 증상 • 갈증, 설사 • 피부 발진, 비염, 부비동염 • 급성기관지염, 급성후두염, 성홍열 • 대장염	
3	갈근해기탕	• 인체 내부의 열증(양명경병)으로 인한 안구통증 및 비강 내 건조감 • 감기, 인플루엔자 • 알레르기성 비염, 위축성비염 • 수면장애, 급성부비동염 • 알레르기성 접촉피부염, 다형홍반	
4	구미강활탕	• 온몸이 쑤시고 아픈 증상, 감기, 인플루엔자 • 타박상, 각종 관절염 및 관절통, 각기	
5	궁소산	• 임신 중 혹은 산후에 발생한 감기, 몸살 • 기침, 천식, 인플루엔자, 기관지염	
6	궁하탕	• 각종 병적 수분 정체(담음)를 동반한 질환으로 인한 소화불량 • 복수, 복통, 협통, 흉통, 관절염 및 관절통 • 요각통, 정신불안증상, 늑막염, 폐쇄성폐질환	
7	내소산	• 식체, 소화불량, 구역, 구토, 복부팽만 • 명치끝이 답답하고 아픈 증세 • 변비, 설사, 복통, 식욕부진, 요통, 식도염, 식도의 궤양, 급만성 위십이지장염 • 위십이지장궤양, 대장염, 과민성장증후군 • 장중첩증, 만성 담낭염, 알코올성 위염 • 알코올성 간질환, 인후부의 결절, 갑상선 결절 • 우울한 기분, 심신증, 매핵기(히스테리구)	
8	당귀연교음	• 치통, 구취 및 구취를 유발하는 구강내 질환 • 구강과 입술의 건조, 구내염, 치은염, 치주염 • 아구창, 구각궤양	

순번	처방명	적응증	비고
9	당귀육황탕	• 수면 중 과다발한, 식은땀, 출산 후의 과다발한 • 산후풍으로 인한 발한과다 • 체액의 소실을 동반한 열감, 변비 • 소변이 진하고 혀가 붉으며 맥박이 빠른 상태 • 안면부 발적, 가슴 및 손발의 번열감 • 갱년기 및 폐경기의 다양한 심신 증상 • 권태감, 피로감, 두통, 현기증, 편두통, 심신증 • 자율신경장애, 빈혈 • 만성 소모성 질환으로 인한 체력저하	
10	대시호탕	• 헛소리, 딸꾹질, 비만, 변비, 소갈, 흉통 • 두근거림, 원인 미상의 열, 주기적인 발열 • 혈뇨, 간염, 담낭염, 담관염, 소화성궤양 • 급성충수염, 급성췌장염, 대장염, 복막염 • 과민성장증후군 • 소화기계통 악성신생물의 대증요법 • 구취 및 구취를 유발하는 구강내 질환, 설통 • 구내염, 치주염, 설염, 감기, 몸살, 고창, 구역 • 구토, 급성편도염, 급성후두염, 급성기관염 • 급성기관지염, 급성세기관지염, 급성 인후두염 • 중이염, 부비동염, 인플루엔자, 폐렴, 천식 • 폐의 괴저 및 괴사, 만성폐쇄성폐질환 • 유행성각결막염, 급성 결막염 • 만성 허혈성 심장질환, 정신분열증, 해리장애	
11	대청룡탕	• 땀은 나지 않으면서 가슴이 답답하여 인정하지 못하는 경우, 발열, 오한, 신체 동통 • 감기, 몸살, 천명, 급성편도염, 급성후두염 • 급성기관지염, 급성 후두기관염 • 급성 폐쇄성 후두염 및 후두개염, 인플루엔자 • 폐렴, 천식, 만성폐쇄성폐질환, 폐부종 • 급성부비동염, 급성 결막염, 단독	
12	대화중음	• 식체, 식욕부진, 소화불량, 고창, 복부팽만감 • 복강내 종괴감, 변비, 설사, 알코올 중독 • 위십이장염, 식도염, 대장염, 장관흡수장애 • 위십이지장궤양, 소화성궤양, 유문연축증 • 위의 급성확장, 소화기계통 처치후 장애	
13	대황목단피탕	• 변비, 복통, 급성충수염, 장 및 충수의 염증 • 체력이 있는 사람의 소화성궤양 • 치질, 골반 염증성 질환, 월경통	
14	도인승기탕	• 변비, 하복부의 강한 긴장감, 검은색의 대변 • 소변이 시원하게 나오지 않는 증상 • 혈뇨, 코피, 두통, 중풍 전조증 및 중풍 • 원인 미상의 열, 고열로 인한 의식불명 • 헛소리, 월경통, 과소월경, 골반 염증성 질환 • 만성 신염 증후군, 방광염, 알코올 중독 • 해리장애, 정신분열	

순번	처방명	적응증	비고
15	반하백출천마탕	• 소화불량, 안륜 색소 침착, 만성위염 • 소화 기능 약화에 동반된 이명, 현기증, 두통 • 편두통, 메스꺼움, 답답함, 숨참, 구역, 구토	
16	반하사심탕	• 명치끝이 꽉 차 있지만 아프지 않은 경우 • 감기 및 기타 감염으로 열이 나고 명치끝이 꽉 차면서 구토하는 경우 • 구내염, 숙취, 소화불량, 식욕부진, 구역, 구토 • 위의 급성확장, 위하수, 속쓰림, 트림 • 위십이지장궤양, 소화성궤양, 식도염 • 신경성 위염, 위십이지장염, 대장염, 고창 • 소화기계통 처치후 장애, 날문연축증 • 장관흡수장애, 묽은 변 혹은 설사 • 만성 허혈성 심장질환, 신경증	
17	반하후박탕	• 소화불량, 식욕부진, 구역, 구토, 고창 • 복부팽만감, 위염, 위궤양, 신경성 기침 • 매핵기(히스테리구), 쉰 목소리 • 입인두의 기타 부분 양성신생물의 대증요법 • 권태감, 피로감, 현기증, 동계, 우울한 기분 • 불안신경증, 입덧 • 갱년기 및 폐경기와 관련된 다양한 심신 증상	
18	백출탕	• 가래가 많은 기침, 만성기관지염, 숨 가쁨 • 만성 설사, 병후의 체력저하, 피로감 • 식욕부진, 몸이 무겁고 아픈 경우 • 달리 분류되지 않은 통증 • 구토와 설사가 오래되어 갈증이 심하고 경련이 발생하려고 하는 경우, 다음다갈증 • 다리에 쥐가 나는 경우, 과도 발한, 임신, 출산 • 산후기에 합병된 설사 이질과 같은 소화기계통 질환	
19	보중익기탕	• 소화불량, 복통, 식욕부진, 기능적 설사 • 위십이지장염, 위궤양, 위하수 • 창자의 만성 혈관성 장애, 병후의 체력저하 • 피로증후군, 권태감, 피로감, 다한증, 식은땀 • 과로 혹은 영양장애로 몸에 열이 나고 속이 답답하여 식은땀이 나고 피곤한 경우 • 기운 없고, 소변이 시원하게 나오지 않는 경우 • 방광염, 만성산염증후군, 오랜 기침 • 만성 후두기관염, 급성후두염, 딸꾹질 • 상지마비, 하지마비, 수족 마비 • 중추신경계통의 염증성 질환의 후유증 • 어깨 및 팔죽지 부위에서의 신경손상 • 엉덩신경의 병터, 달리 분류되지 않은 시상하부의 기능장애 • 대마비, 사지마비, 과다월경, 빈발월경 • 자궁경부의 악성신생물 후유증 및 회복기 치료 • 요실금, 여성 생식기 탈출, 자궁하수 대하 • 음취, 임신 중 당뇨, 자연유산, 산과적 외상 • 조기임신 중 출혈, 분만 중 회음부 열상 • 외음부 및 회음부의 비염증성 장애 • 임신/출산/산후기의 소화기계통 장애 • 기질적 장애 또는 질병에 의하지 않은 성기능 이상, 젖흐름증, 난청, 이명, 만성 고막염 • 몸통의 피부고름집, 종기, 불안, 긴장, 흉분	

순번	처방명	적응증	비고
20	보허탕	• 산후풍, 산후의 각종 질환 • 출산 시 출혈로 인한 빈혈 • 지속성 신체형 동통 장애 • 임신 중 혹은 산후기의 감염성 질환 • 수유와 관련된 유방 장애	
21	복령보심탕	• 가슴 및 손발에서 땀이 나는 경우, 권태감 • 피로감, 피로증후군, 홍조, 손발의 번열 • 과도한 정서적 긴장 및 스트레스로 피를 토하거나 땀을 흘리는 경우 • 코피, 다음다갈증, 구역, 구토, 위장관출혈 • 빈혈, 고혈압, 저혈압, 결핵 • 갱년기 및 폐경기와 관련된 다양한 심신 증상 • 기분장애, 불안장애 • 인지기능 및 각성에 관한 기타 증상 및 징후 • 신경계통의 기타 퇴행성 질환	
22	불환금정기산	• 맞지 않은 물과 음식으로 인해 생기는 각종 증상, 구역, 구토, 설사, 곽란 • 오한과 발열의 교대, 기침, 식도염 • 위십이지장염, 대장염, 기능적 창자 장애, 이질 • 식중독, 감기, 인플루엔자, 후두기관염 • 기관지염, 기관지확장증, 각기	
23	삼소음	• 기침, 콧물, 재채기, 코막힘, 풍한감모 • 후유증에 의한 불수의적 이상 운동, 주기적 발열 • 원인 미상의 발열 • 정서적 요인에 의한 가슴 답답함 • 감기, 인플루엔자, 급성 후두기관염, • 임신 혹은 산후기에 합병된 피부 및 피부밑조직의 질환 • 담낭염, 기관, 기관지, 폐, 종격동의 악성 혹은 양성신생물의 대증요법	
24	삼출건비탕	• 소화기계가 약한 사람의 소화 기능의 개선 • 소화불량, 식욕부진, 신경성 식욕부진, 고창 • 복부팽만, 위십이지장궤양, 소화성궤양 • 식도염, 위십이지장염, 대장염, 장관흡수장애 • 기능적 설사, 설사를 동반한 과민성장증후군 • 분문이완불능증, 식도의 수축, 식도의 운동장애 • 식도의 악성 및 양성 신생물의 대증요법 • 날문연축증, 만성 바이러스간염	
25	삼호작약탕	• 갈증, 심신불안정, 식욕부진 • 대변을 시원하게 보지 못하는 경우 • 소변을 시원하게 보지 못하거나 소변이 나오지 않는 경우 • 소변을 가리지 못하는 경우 • 재발성 및 지속성 혈뇨, 급성 신염 증후군 • 급속 진행성 신염 증후군, 만성 신염 증후군 • 상세불명의 신염 증후군, 신증후군 • 달리 분류된 질환에서의 사구체 장애 • 상세불명의 요도증후군 • 상세불명의 비뇨기계통 장애 • 급성 전립샘염, 요도협착, 급성 방광염 • 사이질성 방광염, 기타 만성 방광염 • 감기 및 기타 감염증 후 잔존한 발열	

순번	처방명	적응증	비고
26	삼황사심탕	• 체력이 있는 사람의 안면홍조, 불안, 변비 • 고혈압 수반증상(어깨결림), 이명, 불면 • 명치끝이 답답하고 단단하게 느껴지나 만지면 부드러운 경우 • 심장 기능의 약화 • 심장병의 불명확한 기록 및 합병증, 원인 미상의 발열 • 코피, 피를 토하는 경우, 재발성 구내염 • 혀유두의 비대, 심통, 소양증	
27	생맥산	• 여름철의 건강증진, 여름철의 무기력 • 여름철의 배탈, 열사병, 피로, 권태감 • 숨이 차고 입이 마르며 땀이 많이 나는 증상 • 급성 인두염 • 기침을 많이 해서 목소리가 잘 나오지 않는 증상 • 성대 및 후두질환의 대증요법	
28	소시호탕	• 입이 쓰고 가슴과 옆구리가 답답하고 그득함 • 식욕부진, 구역 및 구토, 식은땀 • 수면증과 다발한, 오한과 발열의 교대 • 눈앞이 아찔아찔함, 난청 • 감기가 나은 후에도 열이 지속되는 경우 • 편도 및 아데노이드의 만성질환, 인플루엔자 • 급성기관지염, 급만성 후두기관염, 심인성 기침 • 천식, 기관지확장증 • 위염, 급성담낭염, 급성췌장염, 식도염 • 분문이완불능증, 식도의 수축, 식도의 운동장애 • 식도의 악성 및 양성 신생물의 대증요법 • 임신 중 간기능장애 • 임신 및 산후기에 합병된 바이러스 감염 • 급만성 바이러스간염, 늑막염, 가로막의 장애 • 무월경 혹은 폐경과 동반된 열감이나 발열과 오한의 교대 • 월경전증후군, 월경통 • 월경 기간 중의 발열, 출산 후의 발열, 산욕열 • 급성 자궁목의 염증 및 난소염 • 자궁목을 제외한 자궁의 염증성 질환 • 여성의 급성 골반염, 늑간 신경병증, 심신증 • 급성 진행성 신염 증후군, 만성 신염 증후군 • 재발성 및 지속성 혈뇨 • 급성 세뇨관-사이질성 신염 • 만성 세뇨관-사이질성 신염 • 급성 또는 만성으로 명시되지 않은 상세불명의 사이질성 신염 • 방광염, 요도염 및 요도증후군 • 전립선의 염증성 질환 • 달리 분류되지 않은 남성 생식기관의 염증성 장애, 상세불명의 혈뇨, 신증후군 • 달리 분류된 질환에서의 사구체 장애 • 섬망, 우울병 에피소드	

순번	처방명	적응증	비고
29	소청룡탕	• 감기, 콧물, 재채기, 기침, 숨 쉴 때의 가슴 통증 • 명치 통증, 딸꾹질, 구역, 구토 • 갈증 있고 설사를 하면서 아랫배가 답답한 증상 • 관절통, 비염, 급만성 인두염, 인플루엔자, 천식 • 폐렴, 늑막염, 폐부종, 기타 사이질성 폐질환 • 달리 분류되지 않은 가슴막 삼출액 • 가슴막판, 기타 가슴막판의 병태 • 상세불명의 호흡기능상실 • 상세불명의 호흡기 장애 • 기관지 및 폐 악성신생물의 대증요법 • 가슴샘 악성신생물의 대증요법 • 심장, 종격동 및 가슴막 악성신생물의 대증요법 • 기타 및 부위불명의 호흡기 및 가슴내 장기의 악성신생물의 대증요법 • 기관, 기관지 및 폐 양성신생물의 대증요법 • 상세불명 호흡기계통 양성신생물의 대증요법 • 가슴샘 양성신생물의 대증요법, 급성 결막염	
30	승양보위탕	• 설사, 점액변, 혈변, 위장관출혈, 이급후증 • 몸이 무겁고 마디가 쑤시고 아픔 • 입이 쓰고 마름, 식욕부진, 권태감 • 양기가 부족하여 안색이 나쁘며 춥고 몸이 떨림 • 장관흡수장애, 이질, 위장염, 대장염 • 위 악성신생물의 대증요법 • 기타 소화기관 악성신생물의 대증요법	
31	시경반하탕	• 열이 나고 기침을 하며 가슴이 그득하고 옆구리가 아픈 경우 • 가래가 끓는 기침, 급성 후두기관염 • 인플루엔자, 폐렴 • 소화기 악성신생물의 대증요법	
32	시호계지탕	• 감기, 오한과 발열의 교대, 복통 • 옆구리가 아프고 가슴이 답답함, 두통, 항강통 • 땀이 많이 나고 헛소리를 하며 물을 많이 마심 • 늑간 신경병증, 소화성궤양, 급만성 바이러스간염 • 담낭염, 스트레스로 인한 통증, 심신증	
33	시호소간탕	• 식체 혹은 타박상으로 옆구리가 아픈 경우 • 발열과 오한의 교대, 늑막염, 늑간 신경병증 • 췌장의 기타 심신증, 우울증 에피소드	
34	시호청간탕	• 분노, 짜증을 잘 냄, 오한과 발열의 교대 • 귀, 뒷목, 유방, 옆구리, 가슴의 통증, 급성 간염 • 신경질을 잘 내는 소아의 만성 편도선염 • 늑막염, 습진, 아토피, 자극 과민성, 심신증	
35	안태음	• 임신 중 복통, 임신 중 출혈, 자연유산 • 습관적 유산, 조기진통	
36	연교패독산	• 감기 등 급성 상기도 감염, 이하선염 • 종기로 인한 오한 발열 두통, 부종	

순번	처방명	적응증	비고
37	오림산	• 배뇨장애, 혈뇨, 요도염 및 요도증후군, 방광염 • 신장 및 요관의 결석 등으로 소변이 시원하게 나오지 않거나 농뇨, 혈뇨, 결석, 하복통, 음경통이 동반되는 경우 • 급성 진행성 신염 증후군, 만성 신염 증후군	
38	오적산	• 요통, 요각통, 좌골신경통, 관절통, 낙침, 감기 • 두통, 두풍증, 구안와사, 신경통, 월경통 • 냉, 대하, 구역, 구토, 소화불량, 안구 피로 • 산후풍, 요부 염좌, 엉덩관절증, 발목 염좌 • 두경부 염좌, 각기, 근육의 분리, 윤활막염 • 건초염, 관절염, 파젯병의 대증요법 • 대뇌혈관 질환의 후유증 • 독성 뇌병증의 대증요법, 신경병증 • 갱년기 및 폐경기와 관련된 다양한 심신 증상 • 월경전 긴장 증후군, 자궁근종의 대증요법 • 여성 생식기 악성종양의 대증요법 • 외음부·질·자궁경부·자궁·난소 등 여성 생식기 염증성 질환의 보조요법 • 과민성장증후군, 각결막염, 우울병 에피소드 • 재발성 우울성 장애, 기분부전증 • 급성 스트레스 반응, 적응 장애, 건강염려증 • 신경쇠약증, 심신증	
39	이중탕	• 배가 아프고 설사를 하지만 갈증이 나지 않는 경우 • 구역, 구토, 감각장애, 냉증, 근육의 긴장 • 요통, 요각통, 허약한 사람의 기침 • 위십이지장염, 위궤양, 대장염, 기능적 설사 • 과민성장증후군, 임신 혹은 산후 호흡기계 질환 • 엉덩관절증	
40	이진탕	• 기혈순환이 좋지 못해서 발생하는 모든 증상 • 소화불량, 구역, 구토, 가벼운 입덧, 현기증 • 두근거림, 추웠다가 더웠다가 하는 증상 • 몸의 여기저기가 돌아다니면서 아픈 증상 • 만성위염, 임신 및 출산 후의 소화기계통 질환 • 두경부 염좌 • 중추신경계통의 염증성 질환의 후유증, 늑막염	
41	익위승양탕	• 기혈손상으로 인한 피로 권태감의 개선 • 대출혈 혹은 만성 출혈 후의 원기 회복 • 심번, 불안, 과다월경, 빈발월경, 불규칙 월경 • 자궁 및 난소의 기능장애로 인한 과다출혈 • 자궁내막 증식증 • 유산 혹은 자궁외임신 및 기타 임신의 합병증	
42	인삼패독산	• 오한을 동반한 고열, 두통, 안구통증, 전신통 • 기침, 코막힘, 몸살 • 근육의 과사용으로 인한 통증, 감기, 급성관염 • 급성기관지염, 만성기관지염, 폐렴	
43	인진호탕	• 황달, 구갈, 구내염 • 변비, 두드러기, 간염	

순번	처방명	적응증	비고
44	자음강화탕	• 기침, 객혈, 소변이 시원하게 나오지 않음 • 체액 소실에 수반되는 발열, 홍조, 식은땀 • 체중감소, 식욕부진, 만성 후두기관염 • 만성기관지염, 기관지확장증, 우울증 에피소드 • 반복성 우울장애, 지속성 기분장애	
45	조위승기탕	• 변비나 변비로 가슴이나 배가 답답한 증상 • 헛소리를 하면서 설사하는 경우, 주기적 발열 • 복통을 동반한 점액변 혹은 농혈변, 소갈 • 급성충수염, 다형홍반, 섬망, 정신분열증 • 분열형 장애, 급성 및 일과성 정신병적 장애	
46	청상견통탕	• 두통, 안면통, 현기증 • 기타 불안장애	
47	청서익기탕	• 여름 타는 것, 다한, 갈증, 식욕부진 • 더위로 인한 권태감 및 피로감, 열감, 설사, 이질 • 여름철의 감기, 인플루엔자	
48	청위산	• 위에 열이 쌓여 발생하는 재발성 구각 아프타 • 구내염, 치통, 치은염, 치주염	
49	팔물탕	• 허약한 사람의 피로, 무력감, 식욕부진, 이명 • 병후회복, 빈혈, 저혈압, 다리에 쥐가 나는 경우 • 저림, 신경통, 신경염, 혈뇨, 월경 과소 • 희발 월경, 과다월경, 빈발월경, 불규칙 월경 • 월경통, 사춘기 지연, 무월경, 일과성 대뇌 • 허혈성 발작 및 관련 증후군, 기타 뇌혈관 질환 • 기타 급성 허혈성 심장질환 • 기타 심장성 부정맥, 악성신생물의 대증요법	
50	평위산	• 급만성 식체로 인해 발생하는 모든 증상 • 소화불량, 위의 급성확장, 고창, 복부팽만 • 속쓰림, 복통, 구역, 구토, 설사 • 임신 및 산후에 발생하는 구역, 구토, 식체, 설사 • 권태감, 피로감, 기침, 요통, 요각통 • 위식도 역류 질환, 식도염, 위십이지장염 • 위십이지장궤양, 소화성궤양, 대장염 • 과민성대장증후군, 장관흡수장애 • 분문의 이완불능증, 식도의 운동장애 • 여름철의 감기 • 식도 및 위장관 악성신생물의 대증요법	
51	행소탕	• 감기, 기침, 가래 • 만성 후두기관염	
52	향사평위산	• 소화불량, 설사, 구역, 구토, 속쓰림, 복통 • 급만성 식체에 수반되는 다양한 증상 • 식도염, 위십이지장염, 여름철의 감기 • 우울병 에피소드	

순번	처방명	적응증	비고
53	**황금작약탕**	• 혈변, 복통을 동반한 발열, 이질 • 감염성 대장염으로 인한 점액변 • 위십이장염, 충수염	
54	**황련해독탕**	• 비교적 체력이 강한 살마의 각종 발열과 염증성 소견을 동반하는 질환 • 감염에 의한 고열, 경련, 의식혼탁, 불면증 • 기침, 코피, 구내염, 설염, 이명, 어지러움 • 동계, 알코올성 위염, 알코올성 간질환 • 자극성 접촉피부염, 단독, 급성 결막염 • 정신분열병, 약극성 정동장애, 해리장애, 신경증	
55	**형개연교탕**	• 코막힘, 콧물, 코의 소양감, 기침, 천식 • 귀의 통증, 외이의 수포나염증, 감기 • 인플루엔자, 비염, 알레르기성 비염, 부비동염 • 인두염, 편도염, 세기관지염, 기관지염, 기관염 • 후두기관염, 백일해, 중이염, 고막염	
56	**회춘양격산**	• 변비, 손발의 번열, 코피, 두통, 혀가 갈라짐 • 복통, 안면홍조, 여드름, 원인불명의 발열, 소갈 • 구내염, 설염, 아구창, 치은염, 치주염, 인두염 • 위십이지장궤양, 위십이지장염 • 갱년기 및 폐경기에 동반되는 각종 심신 증상	

찾아보기

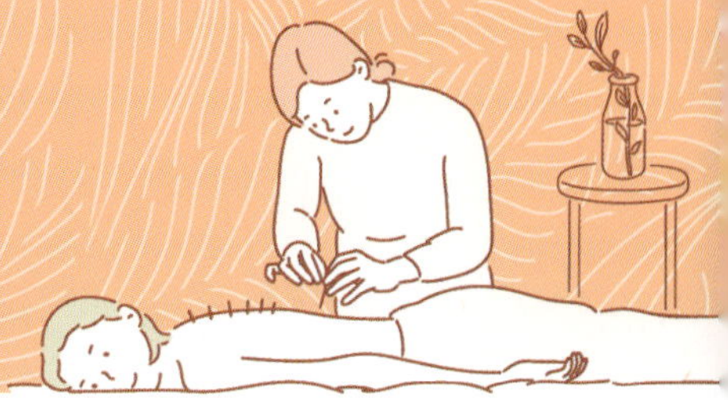